Orthodontic Treatment in Temporomandibular Disorders Case Review

颞下颌关节紊乱病中的正畸治疗

病例精解

主　编　焦　凯

副主编　王　爽　曾　光

编　者（按姓氏笔画排序）

王　燕	王可心	王雪东	丹睿宸
田　敏	吉兆华	刘宇博	孙唯夫
李　煌	李亚祯	李明瑶	李佳岭
杨宇轩	吴梦婕	辛乾英	冷　静
沈　佩	张红梅	张海娟	陈欣慰
陈新钊	赵　宁	俞燕芳	郭燕宁
韩　磊	覃文聘	程钰迅	熊　鑫

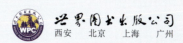

中国出版集团有限公司　　世界图书出版公司

西安　北京　上海　广州

图书在版编目（CIP）数据

颞下颌关节紊乱病中的正畸治疗：病例精解 / 焦凯
主编 . -- 西安：世界图书出版西安有限公司，2025. 7.
ISBN 978-7-5232-2293-5

Ⅰ . R782.6；R783.5

中国国家版本馆 CIP 数据核字第 2025FA8194 号

书　　名	颞下颌关节紊乱病中的正畸治疗：病例精解
	NIEXIAHE GUANJIE WENLUANBING ZHONG DE ZHENGJI ZHILIAO: BINGLI JINGJIE
主　　编	焦　凯
责任编辑	杨　菲
装帧设计	新纪元文化传播
出版发行	**世界图书出版西安有限公司**
地　　址	西安市雁塔区曲江新区汇新路 355 号
邮　　编	710061
电　　话	029-87214941　029-87233647（市场营销部）
	029-87234767（总编室）
网　　址	http://www.wpcxa.com
邮　　箱	xast@wpcxa.com
经　　销	新华书店
印　　刷	西安市久盛印务有限责任公司
开　　本	889mm×1194mm　　1/16
印　　张	17.25
字　　数	480 千
版　　次	2025 年 7 月第 1 版
印　　次	2025 年 7 月第 1 次印刷
国际书号	ISBN 978-7-5232-2293-5
定　　价	198.00 元

医学投稿　xastyx@163.com　‖　029-87279745　029-87285296

☆如有印装错误，请寄回本公司更换☆

作者名单

主　编　焦　凯（空军军医大学唐都医院）

副主编　王　爽（西安交通大学口腔医院）

　　　　　曾　光（空军军医大学唐都医院）

编　者（按姓氏笔画排序）

　　　　　王　燕（空军军医大学唐都医院）

　　　　　王可心（空军军医大学唐都医院）

　　　　　王雪东（北京大学口腔医院）

　　　　　丹睿宸（四川大学华西口腔医院）

　　　　　田　敏（空军军医大学口腔医院）

　　　　　吉兆华（空军军医大学军事预防医学系）

　　　　　刘宇博（空军军医大学唐都医院）

　　　　　孙唯夫（空军军医大学唐都医院）

　　　　　李　煌（南京大学医学院附属口腔医院）

　　　　　李亚祯（上海交通大学医学院附属第九人民医院）

　　　　　李明瑶（空军军医大学唐都医院）

　　　　　李佳岭（南京大学医学院附属口腔医院）

　　　　　杨宇轩（西安交通大学口腔医院）

　　　　　吴梦婕（浙江大学医学院附属口腔医院）

　　　　　辛乾英（空军军医大学唐都医院）

　　　　　冷　静（空军军医大学唐都医院）

　　　　　沈　佩（上海交通大学医学院附属第九人民医院）

　　　　　张红梅（空军军医大学唐都医院）

　　　　　张海娟（西安交通大学口腔医院）

　　　　　陈欣慰（上海交通大学医学院附属第九人民医院）

　　　　　陈新钊（空军军医大学唐都医院）

　　　　　赵　宁（上海交通大学医学院附属第九人民医院）

　　　　　俞燕芳（浙江大学医学院附属口腔医院）

　　　　　郭燕宁（中日友好医院）

　　　　　韩　磊（南京大学医学院附属口腔医院）

　　　　　覃文聘（空军军医大学唐都医院）

　　　　　程钰迅（空军军医大学唐都医院）

　　　　　熊　鑫（四川大学华西口腔医院）

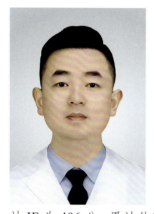

　　焦凯，空军军医大学第二附属医院（唐都医院）口腔科/口腔医学教研室主任、支部书记、主任医师、教授、博士生导师，国务院特殊津贴专家，获全球前2%科学家、国家"万人计划"青年拔尖人才、军队青年科技英才、陕西省杰青、陕西省科技新星、空军高层次人才等荣誉，为国家级人才项目、国科金及国家重点研发计划同行评审专家，兼任陕西省医师协会口腔医师分会副会长、陕西省口腔医学会常务理事、陕西省口腔医学会颞下颌关节病学及𬌗学专委会首任主任委员。

　　主要从事颞下颌关节疾病防治和修复重建教医研工作，近5年以通讯作者发表科技论文52篇，单篇最高IF为32.085分，IF>10的20篇，累计IF为406分，累计他引3600余次；主持国家重点研发计划课题1项，国科金面上项目5项，国家临床医学研究中心重点项目2项，军队后勤科研重点项目1项，军队青年拔尖项目2项等；荣获中华口腔医学会科技一等奖、陕西省科技一等奖、全国发明展览会金奖、中国医疗器械创新创业大赛二等奖、陕西省教学成果二等奖、陕西省优秀学术论文二等奖、陕西省优博、世界牙科研究协会联合利华奖、中华口腔医学会登士柏青年人才奖、全国医药卫生青年论坛二等奖等。所带团队荣获陕西省科技创新团队、"三秦学者"创新团队。授权国际发明专利3项，国家发明专利26项，其中16项为第一发明人。

　　长期从事《口腔系统疾病》《口腔解剖生理学》及《𬌗学》理论与（临床）实践教学；主持省部级教学课题6项，以通讯作者发表教学论文11篇，主编（译）专著3部，副主编专著1部，参编专著9部。

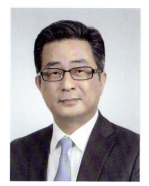

本书聚焦于"伴 TMDs 患者正畸治疗"这一核心议题，其内容结合了口颌生物力学、多元化分级诊疗理念及创新技术应用，指导临床医生甄别筛选、逐级治疗。作为深耕颞下颌关节外科三十载的临床医生，翻阅此病例集，如见刀锋破竹、剑指沉疴，本书直指颞下颌关节紊乱病的核心矛盾——"关节－颌骨－咬合（JJO）"的动态失衡。在设计治疗方案时，非止步于关节本身，更聚焦于颌骨、咬合、肌肉等口颌系统元素，最终实现"结构修复"与"功能重建"的双赢。本书必将推动 TMDs 诊疗标准化的进程，值得临床工作者深入研读与实践。

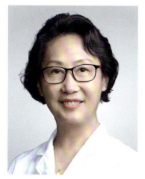

本书以临床实践为锚点，以成功病例为脉络，系统构建了从单纯正畸治疗、咬合板协同治疗到手术综合干预的全周期序列诊疗路径，层层剖析"咬合－颌位－关节"的动态平衡之道，填补了 TMDs 正畸治疗指南的空白。病例以患者报告结局为标尺，将主观症状转化为可量化的诊疗依据，提出可复现的临床路径，强调"见局部必见整体，见静态必见动态，见当下必见未来"的系统诊疗观。本书既为全科医生构建框架，亦助正畸医生优化决策，必将推动 TMDs 正畸从经验迈向循证整合，实现"关节稳定、咬合平衡、美学协调"的治疗目标。

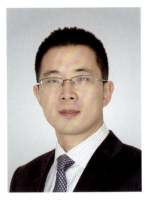

颞下颌关节对口颌系统功能至关重要，其损伤破坏可造成口颌功能障碍与继发颌骨畸形，严重影响患者身心健康。口颌系统结构及功能重建是 TMDs 一体化治疗的关键步骤。该病例集收录了各类伴 TMDs 的典型正畸治疗病例，涵盖从早期功能障碍到晚期结构畸形的完整诊疗过程。该书不仅详细阐述了保守治疗的适用场景，更重点剖析了外科手术，如关节微创手术和正颌手术，在治疗 TMDs 中的关键作用，展现了现代 TMDs 管理的整合思维，具有重要的临床指导意义和学术参考价值，是 TMJ 领域不可多得的实用指南。

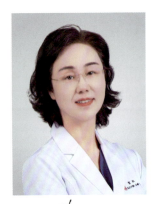

伴有 TMDs 的错𬌗畸形患者的治疗一直是口腔正畸临床中的难点。本书在简明回顾了颞下颌关节病相关诊断的基础上，利用不同的病例展示了对此类患者的多种处理方式，为破解伴 TMDs 的错𬌗畸形矫治难题提供了有效解决思路。本书精准把握学科前沿脉搏，融入顶尖院校相关案例，构建了治疗此类患者的相关路径。其核心价值体现在三大创新维度：建立多维度诊疗体系，以"咬合围栏"理论重塑功能导向的矫治思路，借"后牙分离"实现生物力学精准调控。此书实为正畸领域之佳作，相信不仅能为广大正畸医生开拓相关治疗思路，也能为此类患者造福。

本专著得到以下基金的资助

1. 国家高层次人才特殊支持计划青年拔尖人才（2022—2025）
2. 国家自然科学基金（82471000、82170978、81870787、81671012）
3. 国家重点研发计划课题（2023YFC2509100）
4. 军队创新人才工程青年科技英才（2024—2026）
5. 陕西省杰出青年科学基金项目（2021JC-34）

颞下颌关节，作为咬合的精妙延续，与咬合存在着紧密的解剖学、生物力学及功能运动学联系，彼此相互依存，相互制约。然而，颞下颌关节紊乱病（TMDs）与咬合的关联，犹如口腔医学领域的一片迷雾，历经近百年而未得彻底揭开。TMDs，这一口颌面部的常见顽疾，尽管其身影频现，但正畸医生在面对伴 TMDs 患者的正畸治疗时，往往持谨慎态度，视其为"雷区"，不敢轻易涉足，目前国内仍缺乏为 TMDs 患者正畸诊疗提供明确指导的指南或专家共识。

本书汇聚国内顶尖口腔医学院校的专家智慧，精选真实成功案例 35 例，从单纯正畸治疗到咬合板与正畸的协同治疗，再到关节微创手术与正畸正颌手术的综合治疗，试图全面阐释"伴 TMDs 患者正畸治疗"的全周期序列诊疗路径，尝试归纳与 TMDs 发病相关的病理性验因素。本书是诸位编者近年来医疗实践的结晶，对于"伴 TMDs 患者正畸治疗"这一议题提出了独到的见解和深刻的思考。此书不仅可供广大正畸医生作为临床实践的参考，也可为在读研究生提供宝贵的学术资源。然而，由于该议题仍存在诸多争议和未解之谜，我们尽量原汁原味地保留了各编者团队的诊疗优势及特点。书中难免存在偏颇和不足之处，我们诚挚地邀请广大读者批评指正，共同推动这一领域的进步和发展。

Contents
目 录

第一章
颞下颌关节紊乱病概述

颞下颌关节紊乱病（TMDs）是口颌面常见多发病，其患病率可高达30%~60%[1]。正畸医生经常面临以下与TMDs相关的问题：在开始正畸之前，要如何发现患者是否罹患TMDs？如果已患TMDs，是否可以正畸治疗或什么时候可以开始正畸治疗？如果未患TMDs，在正畸治疗过程中还会出现TMDs吗？如果出现了医生该如何应对？伴TMDs患者的正畸治疗计划和技术有什么特殊之处？这些问题的答案会对正畸临床决策产生非常重要的影响，这就要求正畸医生必须系统地掌握TMDs的检查、诊断、治疗等相关知识，深度理解相应的殆学原则，再结合规范的正畸理论和技术，才能更好的为患者提供高质量的正畸诊疗。

一、TMDs 定义

颞下颌关节紊乱病是咀嚼肌紊乱、颞下颌关节（TMJ）结构紊乱、TMJ骨关节病、退行性变、关节半脱位等一系列疾病的总称，可以累及咀嚼肌、颞下颌关节和（或）口颌面部的相关结构[2]。主要的临床表现为关节区域或咀嚼肌疼痛、关节异响、张口受限、咀嚼困难，对患者的日常生活和身心健康造成困扰[3]。TMDs在普通人群中的发病率较高，每年的新发病率约为4%，成年人TMDs患病率约为31%，儿童及青少年约为11%，以可复性关节盘移位最为常见。正畸患者的TMDs发生率（21.1%~73.3%）较高，其中成年人和女性更高，表现为疼痛、弹响、开口受限[4]。

二、TMDs 病因

TMDs的发病因素尚未完全阐明，疾病早期多为功能性紊乱，晚期可能出现关节的器质性破坏。

临床症状与X线检查表现可以不一致，X线检查显示器质性变化明显的患者，也可以没有明显的临床症状。TMDs的病因可分为易感因素、促发因素和持续因素[5-8]。

（1）易感因素：指具有降低机体对疾病的耐受力、增加疾病发病率作用的因素。其局部因素包括：咬合紊乱、口颌系统发育异常（髁突与关节窝大小不协调等）、副功能运动以及偏侧咀嚼等；全身因素包括：机体健康不良、心理性易感（焦虑和抑郁等精神特质）等。

（2）促发因素：指可以促使病症发生的因素，其局部因素包括咬合的快速变化、创伤以及口颌系统短期内过度负荷（如过度开口、咬食硬物、不良口腔习惯等）等。全身因素包括环境刺激（如寒冷刺激）、应激和突发性生活事件刺激等精神创伤性因素。

（3）持续因素：指具有作用持久、并对治疗有明确影响的因素，主要包括咬合紊乱、磨牙症、精神心理因素等。持续因素的存在是TMDs病程迁延的一个重要原因。

咬合异常既可以是易感因素，又可以是促发因素和持续因素。

三、TMDs 临床表现及 DC/TMD 分类诊断

TMDs的临床表现比较复杂，主要有咀嚼肌和颞下颌关节疼痛、颞下颌关节弹响或杂音、下颌运动异常等三大症状，三种症状可以同时存在，也可以单独存在，还可能有其他伴随症状[9]。

1. 疼 痛

疼痛是TMDs患者最常见的主诉症状，临床上往往体现为颞下颌关节区域与咀嚼肌区域的疼痛及

（或）压痛，并且通常与下颌的功能运动有着直接的关联[10]。与此同时，还可能伴有邻近的头颈部、肩部、背部等部位的疼痛，这类疼痛大多属于轻、中度的钝痛。临床上通常按疼痛的来源分为肌源性疼痛和关节源性疼痛。

肌源性疼痛系来源于肌肉的疼痛，其临床表现多样，疼痛程度或轻微或明显，常有触压痛、运动痛，可伴下颌运动功能障碍。关节源性疼痛为来源于关节及其周围软组织的疼痛的总称，包括关节盘的附着、盘后组织和关节囊等，这些结构具有较多感觉神经分布，在机械刺激作用下可以产生疼痛。一般难以区分其具体来源[11]。

2. 关节弹响或杂音

在 TMDs 的诸多症状里，关节弹响或杂音最为常见，一般都将其统称为弹响。依据音量与音质的差异，关节弹响能够被细分为弹响音、破碎音、摩擦音以及捻发音等不同类型。在临床诊疗中，常见的弹响借助触诊便能感知到异常振动，还有些关节弹响音量较大，可以直接被其他人听到。部分较为轻微的弹响，仅患者自身可以察觉，医生往往得借助听诊器等工具方能听到。关节弹响可在下颌运动进程的不同阶段中出现，比如开口的初、中、末期，闭口的初、中、末期，以及前伸、后退、侧方运动等运动均可能发生[12]。

3. 下颌运动异常

下颌运动同颌骨肌以及颞下颌关节之间存在着极为紧密的联系，颌骨肌是下颌运动的动力，颞下颌关节则是下颌运动的活动轴。在正常的下颌运动中，双侧颞下颌关节的运动流畅无碍，颌骨肌的收缩也相互协调，而 TMDs 可能产生诸如关节运动受限、开闭口型异常以及关节绞索等运动异常的症状表现[13]。

4. 其他临床表现

TMDs 患者可能出现头痛、耳症、眼症、神经衰弱以及记忆力减退等多种症状。就 TMDs 引发的头痛而言，其表现形式多样，多数属于紧张性头痛，疼痛主要源于肌肉，比如肌筋膜痛，呈现为持续的钝痛，大多是双侧发作，患者常常自述头部有紧束感，一般不会对日常生活造成明显影响。不过，少数 TMDs 患者会出现偏头痛，这类疼痛来源于神经血管，呈搏动性且为单侧发作，痛感较为剧烈，还可能伴有恶心、呕吐以及眩晕等症状，显著影响到

日常生活[14]。

耳症也是 TMDs 的常见表现之一。由于解剖上的毗邻关系、相同的胚胎来源和神经支配，有时耳痛可能是由于患者混淆了疼痛部位的结果。耳症还可能体现为耳鸣、耳闭以及眩晕等症状，通常认为这些症状和鼓膜张肌、腭帆张肌功能紊乱相关。因为鼓膜张肌收缩会影响鼓膜状态，进而改变内耳压力，而腭帆张肌收缩会影响咽鼓管的开闭，同样也会改变内耳压力[3]。

5. DC/TMD 诊断标准

DC/TMD 分类将 TMDs 躯体疾病的临床诊断分为以下两大类[15-17]：

1）疼痛性疾病：肌肉痛（局限性肌痛、肌筋膜痛、牵涉型肌筋膜痛），关节痛，TMDs 头痛。

2）关节疾病：可复性关节盘移位，可复性关节盘移位伴绞锁，不可复性关节盘移位有开口受限，不可复性关节盘移位无开口受限，退行性关节病，关节半脱位。

四、TMDs 治疗原则及方法

TMDs 的治疗目标是减轻疼痛，改善关节活动防止关节进一步损伤，提高患者的生活质量[18-19]。目前临床常用的治疗方法可分为三类。第一类为可逆性治疗，包括病情宣教、咬合板治疗、下颌功能锻炼、物理治疗、药物治疗、局部封闭、关节腔冲洗、心理及行为治疗[4,20-21]。第二类为咬合治疗，包括修复、正畸、调𬌗、正畸正颌联合治疗等[2,22]。第三类为外科治疗，包括关节镜手术及开放性手术。采用何种治疗方法需要根据具体诊断和病情严重程度遵循个体化治疗、保存和恢复关节功能及程序治疗的原则进行选择。一般情况下，优先采取保守、可逆的治疗方式，只有在可逆性治疗无效时再进一步考虑其他治疗，甚至手术治疗[23-24]。

五、伴 TMDs 正畸治疗的原则和策略

正畸治疗通过排齐、移动牙齿对牙列产生了影响，通过功能矫治或颌间牵引对下颌相对于上颌的位置（即颌位）产生了影响，所以正畸是一种缓慢进行的咬合重建，需要整个咬合系统做出适应性调整[25]。这就要求正畸医生在正畸治疗前的检查中、治疗方案制定时、复诊检查处置时、结束随访时都要对患者的咬合、TMJ、咀嚼肌进行关注、评

估，必要时给予适当的处置。在正畸治疗前，对患者进行美学评估的同时，还应关注咬合、关节、咀嚼肌、颌位等因素。在正畸前的检查应当对 TMDs 做出初步筛查、诊断，需要时应与颞下颌关节科会诊，共同制定治疗计划。当发现 TMDs 相关疼痛、张口受限、频繁发作的绞索，或者影像学检查发现 TMJ 进展性的骨吸收，都不应直接开始正畸治疗。在明确 TMDs 诊断，并进行规范治疗后，疼痛、张口受限消失，关节骨质稳定，颌位稳定，患者充分知情同意后才可开始正畸治疗。

伴 TMDs 的正畸治疗在遵循正畸治疗的一般原则的同时，还要更多的关注对患者病理性咬合因素的纠正，去除病理性咬合因素对 TMDs 的治疗是一种对因治疗，并且能够为 TMJ、咀嚼肌及整个咬合系统提供稳定的咬合支撑，是 TMDs 整体治疗计划中重要的一环。矫治计划中要注意按照"咬合围栏学说"和"咬合分离理论"，建立正常的前牙覆𬌗、覆盖。综合考虑关节 – 颌骨 – 咬合（JJO 理论），建立三者之间的平衡和稳定。

因为 TMDs 的复杂性，在矫治过程中、结束后都不排除某些症状的反复出现、甚至进一步发展，必要时要及时暂停正畸治疗并进行对应的关节治疗。TMDs 虽然病因多样、症状反复出现、严重时可影响颌骨的形态和位置，但并不是正畸的禁忌证。在规范的诊断治疗的基础上，在正畸医生和关节医生的紧密配合下，可以开展正畸治疗，帮助患者改善面部及牙列美观。此外，TMDs 患者多伴有咬合问题、颌骨问题等，正畸治疗可以作为 TMDs 治疗方案中的一环，帮助解决这些问题，有助于达到关节 – 颌骨 – 咬合的协调和健康。

（焦凯，王爽，曾光）

参考文献

[1] Sharma S,Gupta DS,Pal US,et al.Etiological factors of temporomandibular joint disorders[J]. Natl J Maxillofac Surg,2011,2(2):116–119.

[2] Gauer RL,Semidey MJ.Diagnosis and treatment of temporomandibular disorders[J].Am Fam Physician,2015, 91(6): 378–386.

[3] Busse JW,Casassus R,Carrasco-Labra A,et al. Management of chronic pain associated with temporomandibular disorders: a clinical practice guideline[J]. BMJ,2023,383:e076227.

[4] Ferneini EM.Temporomandibular Joint Disorders (TMD) [J].

J Oral Maxillofac Surg,2021,79(10):2171–2172.

[5] Scrivani SJ, Keith DA, Kaban LB. Temporomandibular disorders[J]. N Engl J Med,2008,359(25):2693–2705.

[6] Slade GD,Ohrbach R,Greenspan JD,et al. Painful Temporomandibular Disorder: Decade of Discovery from OPPERA Studies[J]. J Dent Res,2016,95(10):1084–1092.

[7] 焦凯，牛丽娜，王美青. 颞下颌关节紊乱病患者牙弓宽度的测量分析 [J]. 实用口腔医学杂志 . 2005,05:596.

[8] 孙磊，王美青，刘晓东，等. 渐进性咬合紊乱对大鼠颞下颌关节的影响 [J]. 口腔医学研究 ,2005(03):230–232.

[9] Hudson JM. Regarding recommendations for temporomandibular disorder and orthodontics[J]. Am J Orthod Dentofacial Orthop, 2023,163(1):3–4.

[10] Yao L, Sadeghirad B, Li M, et al. Management of chronic pain secondary to temporomandibular disorders: a systematic review and network meta-analysis of randomised trials[J]. BMJ,2023,383:e076226.

[11] Busse JW, Vankrunkelsven P, Zeng L, et al. Medical cannabis or cannabinoids for chronic pain: a clinical practice guideline[J]. BMJ,2021,374:n2040.

[12] Durham J,Newton-John TRO,Zakrzewska JM. Temporomandibular disorders[J]. BMJ,2015,350:h1154.

[13] Stoopler ET, Sollecito TP. Temporomandibular disorders[J]. CMAJ,2013,185(4):324.

[14] Christidis N, Al-Moraissi EA, Al-Ak'hali MS, et al. Psychological treatments for temporomandibular disorder pain-A systematic review[J]. J Oral Rehabil, 2024, 51(7):1320–1336.

[15] Ohrbach R, Dworkin SF. The Evolution of TMD Diagnosis: Past, Present, Future[J]. J Dent Res,2016,95(10):1093–1101.

[16] 唐军，郁春华，程蕙娟，等. DC/TMD 推荐心理量表在颞下颌关节紊乱病诊疗中的应用 [J]. 上海口腔医学 , 2023,32(01):109–112.

[17] 骆丹锋 . 应用 DC/TMD 诊断标准探讨心理因素与颞下颌关节紊乱综合征的相关性研究 [D]. 长春 : 吉林大学 , 2021.

[18] Wieckiewicz M,Boening K,Wiland P, et al. Reported concepts for the treatment modalities and pain management of temporomandibular disorders[J]. J Headache Pain,2015,16: 106.

[19] 马绪臣 , 张震康 . 颞下颌关节紊乱病的命名、诊断分类及治疗原则 [J]. 中华口腔医学杂志 ,2002,04:4–6.

[20] 王美青 . 颞下颌关节紊乱病咬合病因研究进展 [J]. 中国实用口腔科杂志 , 2009,2(03):131–134.

[21] 张海霞，亓坤，吴昊，等 . 颞下颌关节盘移位患者心理应激和咬合特征分析的研究 [C]// 中华口腔医学会第十五次全国颞下颌关节病学及𬌗学学术研讨会 ,2018.

[22] 王美青 . 颞下颌关节紊乱病的非手术治疗方法 [J]. 中华口腔医学杂志 ,2005,05:81–83.

[23] Wroclawski C, Mediratta JK, Fillmore WJ. Recent Advances in Temporomandibular Joint Surgery[J]. Medicina (Kaunas), 2023,59(8):1049

[24] 张震康 , 马绪臣 . 颞下颌关节紊乱病保守治疗 — 手术治疗 — 保守治疗的循环历程 [J]. 中华口腔医学杂志 , 2005,05:18–20.

[25] Mohlin B,Axelsson S,Paulin G,et al.TMD in relation to malocclusion and orthodontic treatment[J]. Angle Orthod, 2007,77(3):542–548.

第二章
咬合与颞下颌关节

颞下颌关节（TMJ）是咬合的延续，也被称为"第四磨牙"。TMJ与咬合之间存在解剖学物理联系、生物力学联系及功能运动复合体联系等密切关系，相互影响，相互制约。因此，咬合与TMDs之间的关联一直受到广泛关注和讨论。1934年Costen首次提出殆因素是TMDs的重要病因[1]，到20世纪50年代殆因素学说发展为殆－神经肌群反馈理论，再到20世纪70年代，近代牙科之父Pierre Fauchard提出异常咬合是TMDs的主要病因[2]，John Hunter、Angle也对此观点进行了肯定论述。直至1987年，美国有1例患者在接受正畸治疗期间出现了TMDs症状，法院判定正畸医师方负有责任，赔偿患者约100万美金。由于案例制是美国法律体系的重要组成部分，同类案件的判决对法官审理后续案件具有重要参考意义，这就意味着在美国正畸患者治疗过程中如出现TMDs症状，可参考上述1987年案件获得相当的经济赔偿，这对于正畸行业会是一场灾难性的破坏。就是在这样的案例背景下，美国正畸学协会于1992年在 *American Journal Of Orthodontics And Dentofacial Orthopedics* 发布专刊，专门讨论咬合与TMDs的关系[3]。著名学者Luther[4]撰文表达了对咬合是TMDs病因的否认态度，之后许多国内外学者均提出，没有足够的临床循证证据支持咬合是TMDs的直接病因[5-8]。随着临床和基础研究的深入，越来越多的研究结果证实，异常咬合可以作为诱发及易感因素参与TMDs的发生[9]。我们可以从解剖学关系、生物力学联系、功能运动及改建等方面理解咬合与TMJ的关系。

首先，对于咬合和TMJ的认知，不能"只见局部，不见整体"，要从咬合－颌骨－颞下颌关节复合体的角度去理解和考虑。从解剖生理学角度来看，髁突与下颌牙列位于同一块下颌骨上，下牙列与TMJ之间存在不可否认的物理联系[10-11]，同时，咬合、下颌骨及TMJ共同构成口颌系统生物力学复合体。咀嚼系统是一个复杂而精细的功能单位，TMJ在咀嚼、言语、吞咽等各种口颌功能中承担着至关重要的"枢纽"作用[12]，咬合信号传递至牙周膜力学感受器，后经牙周－神经反馈机制，调节升颌肌的收缩活动，从而影响TMJ的负荷[13]。同样，TMJ的病理性变化也会影响牙齿，这些变化可能包括但不限于开殆、咬合接触不均匀、反殆、异常咬合曲线等[14]。因此，咬合与TMJ之间，既存在物理连接又存在生物力学联系。

其次，殆最重要的作用是要行使咀嚼功能，咬合变化会引起颌位的改变，从而带来关节－肌肉生物力学及功能改变，因此研究咬合与TMJ的关系，不能"只见静止，不见运动"，要从静态和动态两个方面评估。无论是Angle提出的"理想正常殆"，还是在此基础上发展的"个别正常殆"，均属于静态殆标准[15]，而对于TMDs病理殆因素的研究，更需要从动态的角度进行。静态咬合即使符合正常殆标准，未必会是功能完好、美观的口颌面系统。"咬合围栏"学说认为，在闭口末期上牙列在三维方向上对下牙列通过止接触发挥一定的限制（"围栏"）作用。如果这种限制有碍于正常的功能活动，属于病理性殆因素，也被称为"围栏异常"。"围栏异常"可以分为前界异常、后界异常及侧界异常，通常认为，"围栏前界异常"是指病理性殆因素影响下颌前伸过程中的切牙正常引导，常见于内倾型深覆殆、个别前牙反殆、开殆、尖牙异常伸长等；"围栏后界异常"是指病理性殆因素影响下颌前伸过程中的后牙咬合分离，如第三磨牙伸长、不均匀磨耗、磨牙近中倾斜、纵殆曲线异常等；"围栏侧界异常"是指病理性殆因素影响侧方运动过程中工作侧的正常引导及非工作侧的咬合分离，如后牙反𬌗、锁𬌗等。"咬合围栏"学说的建立是为了便于临床对 TMDs 患者病因的分析及病理𬌗因素的甄别，当 TMDs 患者存在病理𬌗因素时，往往提示临床更宜采用咬合治疗手段干预，即 TMDs 症状解除后，需通过咬合治疗（调𬌗、正畸、修复等）去除病理性𬌗因素，防止 TMDs 症状复发，维持预后长期稳定[16]。

多年来，正畸临床一直沿用的治疗标准是 Andrews 在 20 世纪 60 年代提出的正常𬌗六要素，这一标准是静态的、形态学的标准[17]。然而，对于伴 TMDs 患者的正畸治疗，往往更需要注重功能学标准[18]。"功能正常𬌗"是指牙及牙弓在形态学及解剖学上可能不是理想或完美的，但牙颌的功能没有异常，如拔牙后排齐的牙列及磨耗的成人牙列等，都属于功能正常𬌗。对于伴 TMDs 的正畸治疗设计，功能𬌗的标准如下：①牙齿在下颌处于正中关系位时达到最大牙尖交错位，即 CO-CR 一致；②闭合时应力尽可能沿后牙长轴传递至牙周膜及牙槽骨；③闭合时保证后牙均匀接触，前牙稍空开，以避免前牙受到侧向力，即后牙保护前牙；④正常覆𬌗、覆盖，保证切牙及尖牙引导时后牙即刻分离，即前牙保护后牙；⑤牙尖高度、牙窝深度、边缘嵴及沟的方向、尖的位置，尽量与下颌在各个方向上的运动协调。这种相互保护的咬合机制及与关节的协调关系，有助于规避𬌗干扰，避免了对关节及肌肉的损伤。

第三，TMJ 具有较强的终身改建能力，髁突软骨、软骨下骨及关节盘会随年龄、功能位置、负荷大小变化而发生改建[19]，因此，对于 TMJ 疾病的诊疗不能"只见现状，不见将来"，要充分恢复有利于 TMJ 适应性改建的生物力学及理化环境。TMJ 在出生时的形态与成年后差异较大，其生长发育大部分是在出生之后完成的。关节的生长发育在青春期加速，高峰期后逐渐减缓，而乳牙、恒牙建𬌗分别在 6 个月至 2 岁、6~12 岁，这意味着关节的发育滞后于咬合。随着牙列萌出咬合建立，TMJ 持续改建至 20 岁左右趋于完成，并终身保持改建能力。髁突表面继发性纤维软骨中保留未分化的间充质干细胞，而纤维软骨较透明软骨有更强的改建能力，咬合在 TMJ 组织的改建中具有重要作用。研究表明，轻微的周期性生物力可引起髁突、关节盘、关节窝表面的改建和邻近附着区软组织的适应，以更

好地适应关节功能需要；但如果受到反复的过大载荷，会导致关节软骨退行性改变及软骨下骨异常改建。正常情况下，髁突软骨及软骨下骨复合体一直处在动态改建平衡中，使关节形态更好地适应功能活动需要，而在异常生物力等病理情况下，关节改建将导致其形态异常。如改建后的关节形态无法满足关节多种功能需求时，则会出现相应的临床症状。尸体解剖学研究结果显示，咬合对称者髁突形态也对称，咬合不对称者髁突形态也不对称，且咬合不对称程度与髁突形态不对称程度呈显著正相关[20]。动物实验结果显示，扰乱动物的咬合关系，可导致其髁突软骨和软骨下骨发生明显的病理性改建及形态变化[21]，进而影响关节间隙的大小、关节盘形态及盘髁关系。临床上常见后牙缺失、重度磨耗、𬌗平面陡峭、不良修复体等咬合问题的患者，其髁突的形状多有改变，并伴有髁突软骨退行性变及骨的异常改建。国内研究显示正畸患者中 69.02% 存在关节结构异常，这也解释了临床中一些特定错𬌗畸形的 TMDs 发病风险较高以及经过适当的咬合治疗后患者关节症状得到改善[22]。

综上所述，咬合与 TMJ 之间的关联既有物理联系，又有生物力学关联，无法否认也无法隔绝；𬌗最重要的作用是要行使咀嚼功能，因此研究咬合与 TMJ 的关系，要从静态和动态两个方面评估；TMJ 对生物力具有较强的适应性改建能力，但反复的过大载荷会导致髁突软骨退行性改变及软骨下骨异常改建，从而导致髁突及关节盘形态变化、盘髁关系紊乱等病理性改变。然而，并不是所有咬合异常都会引起 TMDs，如何去甄别筛选、逐级治疗，需要我们结合本书中的真实成功案例学习思考，从而更加接近真实答案。

（焦凯，王爽，曾光）

参考文献

[1] Costen JB. A syndrome of ear and sinus symptoms dependent upon disturbed function of the temporomandibular joint. 1934[J]. The Annals of otology,rhinology,and laryngology, 1997,106(10 Pt 1): 805–819.

[2] Leake D. Doctors afield: Pierre Fauchard (1678-1761)- "Father of Dentistry"[J]. N Engl J Med,1961 Jun 1,264: 1150–1151.

[3] Pocock PR,Mamandras AH,Bellamy N.Evaluation of an anamnestic questionnaire as an instrument for investigating potential relationships between orthodontic therapy and

temporomandibular disorders[J]. American Journal of Orthodontics and Dentofacial Orthopedics, 1992,102(3): 239–243.

[4] Luther F. TMD and occlusion part I. Damned if we do? Occlusion: the interface of dentistry and orthodontics[J]. British Dental Journal, 2007, 202(1): e2.

[5] DE Kanter RJAM,Battistuzzi PGFCM,Truin GJ.Temporomandibular Disorders: "Occlusion" Matters![J]. Pain Research & Management, 2018,2018:8746858.

[6] Kremenak CR,Kinser DD,Meicher TJ,et al. Orthodontics as a risk factor for temporomandibular disorders (TMD). II[J]. American Journal of Orthodontics and Dentofacial Orthopedics,1992, 101(1):21–27.

[7] Kremenak CR,Kinser DD,Harman HA,et al. Orthodontic risk factors for temporomandibular disorders (TMD). I: Premolar extractions[J]. American Journal of Orthodontics and Dentofacial Orthopedics,1992,101(1):13–20.

[8] Hans MG, Lieberman J, Goldberg J, et al. A comparison of clinical examination, history, and magnetic resonance imaging for identifying orthodontic patients with temporomandibular joint disorders[J]. American Journal of Orthodontics and Dentofacial Orthopedics, 1992,101(1):54–59.

[9] Eitner S, Stingl K, Schlegel AK, et al. Biopsychosocial correlations in patients with chronic oro-facial pain. Part II. Experiences of pain and dramatic events before the 16th year of life[J].J Oral Rehabil,2009 Jun,36(6):408–414.

[10] Alomar X,Medrano J,Cabratosa J,et al. Anatomy of the Temporomandibular Joint[J]. Seminars in Ultrasound, CT and MRI, 2007,28(3):170–183.

[11] Hatcher DC.Anatomy of the Mandible, Temporomandibular Joint,and Dentition[J].Neuroimaging Clinics of North America,2022,32(4):749–761.

[12] Lekaviciute R,Kriauciunas A.Relationship Between Occlusal Factors and Temporomandibular Disorders: A Systematic Literature Review[J]. Cureus,16(2):e54130.

[13] 王美青 . 颞下颌关节紊乱病咬合病因研究进展 [J]. 中国实用口腔科杂志 ,2009,2(03): 131–134.

[14] Thomas DC,Singer SR,Markman S. Temporomandibular Disorders and Dental Occlusion: What Do We Know so Far?[J]. Dental Clinics of North America,2023,67(2):299–308.

[15] McNamara DC.Pathophysiology of occlusal balance[J]. Aust Dent J,1976 Jun,21(3):247–251.

[16] Albagieh H,Alomran I,Binakresh A,et al.Occlusal splints-types and effectiveness in temporomandibular disorder management[J].The Saudi Dental Journal,2023,35(1):70–79.

[17] Andrews LF.The 6-elements orthodontic philosophy: Treatment goals, classification, and rules for treating[J]. American Journal of Orthodontics and Dentofacial Orthopedics, 2015,148(6): 883–887.

[18] 冯雪 . 功能𬌗及其在正畸诊治中参照标准作用 [J]. 中国实用口腔科杂志 ,2013,6(05): 264–269.

[19] Qin W,Zhang Z,Yan J,et al. Interaction of Neurovascular Signals in the Degraded Condylar Cartilage[J]. Frontiers in Bioengineering and Biotechnology,2022,10:901749.

[20] Wang MQ,He JJ,Chen CS,et al. A preliminary anatomical study on the association of condylar and occlusal asymmetry[J]. Cranio,2011 Apr,29(2):111–116.

[21] Liu YD, Liao LF, Zhang HY, et al. Reducing dietary loading decreases mouse temporomandibular joint degradation induced by anterior crossbite prosthesis[J]. Osteoarthritis and cartilage/OARS, Osteoarthritis Research Society,2014,22(2):302–312.

[22] 刘加强 . 正畸就诊患者中颞下颌关节结构异常的类型分析 [J]. 中国口腔颌面外科杂志 , 2014,12(4):337–343.

第三章
患者报告结局

患者报告结局（PRO）是指完全由患者本人报告的疾病症状、健康状况或健康相关的生活质量。在科学设计的基础上，严谨收集的 PRO 结果可作为临床决策、医疗成本效益分析和保险赔付的参考，也可作为指南撰写和卫生政策制定的依据，其在临床研究／实践中的重要性已被业内广泛认可。

一、PRO 的发展

2009 年，美国食品药品监督管理局对 PRO 的定义为：直接来自患者对自身健康状况、功能状态以及治疗感受的报告，不包括医护人员及其他任何人员的解释。PRO 包含一系列内容，如患者身体、心理和社会活动的功能状态（生活质量）；包括患者的健康行为，如患者锻炼频率、是否吸烟饮酒等；也包括患者对治疗的满意度和依从性，患者对医疗服务的体验等方面。

2022 年我国国家药品监督管理局药品审评中心发布了《患者报告结局在药物临床研发中应用的指导原则（试行）》（以下简称《指导原则》）[1]。《指导原则》提出，新药研发需践行以患者为核心的研发理念，鼓励收集 PRO 数据，实践疗效和生活质量并重。严格采集的 PRO 数据对药物使用和用药决策有重大影响，甚至会影响重大卫生政策。PRO 已被广泛用于了解临床试验和临床实践中患者的情况，其优点突出，如无创性、以患者为中心和容易获取。

"以患者为中心"的药物研发是以患者的需求为出发点，让患者参与药物研发，该理念已经成为目前药物研发的核心指导思想，因此为了指导以患者为中心的临床试验设计，国家药品监督管理局药品审评中心于 2023 年发布了《以患者为中心的药物临床试验设计技术指导原则》，临床结局

评估从医生报告结局、观察者报告结局扩展到了 PRO，且逐步上升到了法规指南层面。

二、PRO 的主要应用场景

PRO 常用于以下几个方面：①作为评价治疗效果的指标。对于大多数非器质性疾病，如抑郁症、更年期综合征、失眠等，只有患者能切实感受到治疗的效果，因此 PRO 是获得治疗效果信息的唯一来源。②用于慢性病的评价。对于很多慢性疾病，如高血压、糖尿病、肿瘤等，治疗目标已经从治愈疾病转变为缓解症状和提高患者生活质量，PRO 成为慢性病评价的重要指标。③用于选择治疗手段的参考因素之一。充分获取患者对其身体、心理、治疗期望等方面的表达，给予患者参与治疗决策及选择治疗手段的权利，是"以患者为中心"这一服务理念落到实处的体现。④用于了解患者对医疗服务的满意度和依从性等。

三、PRO 的主要测量方法和工具

PRO 测量方法主要有三种：患者自填量表、面对面访谈和电话访问，其中以患者自填量表最为常用。可靠且有效的 PRO 量表需要有明确的测量目标、测量纳入标准，以及测量方式，需要有合适的条目数、条目选项，以及条目和量表计分方法。目前国内最常使用的 PRO 工具为生活质量视觉模拟量表（VAS）、健康状况调查问卷（SF-36）和汉密尔顿抑郁量表，口腔领域常用的有 OHIP-14 量表及其改版。2022 年 5 月 11 日，*JAMA* 子刊 *JAMA Network Open* 在线发表了关于 PRO 在中国临床试验中应用情况的分析，分析显示 PRO 的应用在近 10 年间有所增长。然而，患者意见似乎仍

然很少被评估。在纳入的 34 033 项试验中，10 093 项（29.7%）将 PRO 作为主要或次要结局，其中 6915 项（20.3%）明确指出 PRO 测量工具，其中，VAS（34.7%）、SF-36（8.8%）、汉密尔顿抑郁量表（6.6%）、匹兹堡睡眠质量指数（5.3%）和数字疼痛评分表（4.9%）是使用最多的 5 种工具。这些 PRO 工具绝大部分来自国外，对这些 PRO 工具在中国人中进行评价或研发适合中国人的 PRO 测量工具，将非常有意义。

四、临床研究中 PRO 的报告规范

2009 年 PRO 被美国 FDA 正式列为临床疗效评价及药物试验的必要报告项目，但目前试验者尚未形成准确、完整、有效地报告 PROs 的规范标准。

CONSORT-PROs 扩展版是基于 CONSORT[临床试验报告的统一标准（CONSORT）——概述] 而研制的，是目前公认的涉及 PROs 的随机对照试验（RCT）报告规范[2]。CONSORT-PROs 扩展版包括 6 个部分，共 25 个条目。其对 CONSORT 2010 进行了补充说明，并确定了以 PROs 为主要结局指标或关键的次要结局指标的 RCT 所需报告的 5 个重要条目（详见表 3-1），分别是：①在摘要中列出作为主要或次要结局的 PRO；②陈述 PRO 相关假设及相关维度（如使用多维度 PRO 测量工具）；③提供或引用 PRO 测量工具信效度相关证据；④明确说明处理缺失数据的统计方法；⑤讨论 PRO 相关的局限性及其对推广性和临床实践的影响[3]。

表 3-1　CONSORT-PROs 扩展版条目清单

内容	条目序号	标准清单内容	PRO 扩展版内容
标题与摘要	1b	结构化摘要，包括试验设计、方法、结果和结论（详见 CONSORT 摘要）	P1b. 摘要中列出作为主要或次要结局指标的 PRO
引言			
背景和目的	2a	研究的科学背景和试验的理由	包括 PRO 作为评价指标的背景和理由
	2b	研究目的或假设	P2b. 如适用，陈述 PRO 相关假设及相关维度（如使用多维度 PRO 测量工具）
方法			
研究对象	4a	研究对象的纳入排除标准	通常不需要考虑 PRO，除非 PROs 作为纳入或分层标准
结局	6a	完整明确地定义预先规定的主要和次要结局指标，包括何时、如何评价	P6a. 提供或引用 PRO 测量工具信效度相关证据，包括完成 PRO 的人员和数据收集的方法（纸质、电话、电子版或其他形式）
样本量	7a	样本量如何确定	通常不需要考虑 PRO，除非 PRO 作为主要结局指标
统计方法	12a	组间比较，主要结局与次要结局的统计方法	P12a. 明确说明处理缺失数据的统计方法
结果			
研究对象纳入流程（推荐流程图）	13a	各组接受随机分配、接受干预和进入主要结局分析的研究对象数量	应清楚报告在基线和随后时间节点 PRO 相关例数
基线数据	15	反映各组基线人口学特征和临床特征的表格	收集 PRO 基线资料
分析数量	16	各组纳入分析的研究对象数量（分母），是否按照最初分组进行分析	有 PRO 相关结果时均需要描述
结局和效应估计	17a	对每个主要和次要结局，报告各组结果、效应估计和精度（如 95% 可信区间）	对于多维度的 PRO 结果，要列出每个维度和每个时间点的数据
其他分析	18	报告其他分析（包括亚组分析和校正分析）结果，区分预先设定的分析和探索性分析	在 PRO 相关时，包括对 PRO 数据的分析

续表

内容	条目序号	标准清单内容	PRO 扩展版内容
讨论			
局限性	20	试验局限性；关注偏倚的来源；不精确程度；多重比较问题	P20/21. 讨论 PRO 相关的局限性及其对推广和临床实践的影响
外推性	21	试验结果的外推性（外部有效性、适用性）	
结果解释	22	权衡收益和损害，并考虑其他相关证据，对结果进行解释	PRO 结果的解读需考虑相关的临床结局（如生存资料等）

五、颞下颌关节紊乱病中的 PRO 参数

PRO 的重要性已在治疗应用或临床实践指南的推荐临床试验中得到认可，PRO 是由患者直接提供的关于特定健康状况的报告，无需临床医生修改或解释，症状或其他仅患者知道的无法观察到的概念（疼痛或恶心的严重程度）只能使用 PRO 进行评估。尽管疼痛、弹响、关节绞锁等通常被用作衡量 TMDs 严重程度及对比 TMDs 治疗前后病情变化的指标，但目前尚无规范性的用于制定 TMDs 临床实践指南的系统性 TMDs 症状测量指标列表[4]。同时，评估 TMDs 的指标非常多样化，不易整合，如果能融入 PRO 参数统一整合主观、无法量化的 TMDs 相关指标，将对 TMDs 的分析诊断及病情发展转归有更进一步的帮助和量化体现。在此我们以数十年 TMDs 临床诊疗经验、数十万临床病例为基础，以现有量表工具为参考，结合本病例集中的具体应用，对 TMDs 中的 PRO 参数进行一个分级总结（表 3-2）。

1. 疼痛相关症状

TMDs 中涉及两大方面的疼痛指标，即 TMDs 相关疼痛（关节痛、咀嚼肌痛）和 TMDs 伴发疼痛（耳痛、头痛、颈痛、四肢痛等），一般来说我们对疼痛的评估主要包括频率、时间跨度、特征（钝痛、酸痛、困痛等）、强度四个方面[5]，其中最主观难量化的为疼痛强度指标。目前临床及研究领域评估疼痛强度最常用的方法为视觉模拟量表（VAS），VAS 是一种单维度测量评估工具，量表主要由一条 100mm 的直线组成，该直线的一端表示"完全无痛"，另一端表示"能够想象到的最剧烈的疼痛"或"疼痛到极点"等。患者会被要求在这条线上相应的位置做标记（用一个点或一个"×"等）以代表他们体会到的当时的疼痛强烈程度，最终通过测量标记直线长度来对应 0~10 的评分。举例来说，一般孕妇分娩的疼痛为 8 分，癌性疼痛为 10 分，而 TMDs 所引起的疼痛一般在 3~5 分。VAS 评分具有准确、简便易行、灵敏度高等特点，它的一大优势就是其数值是连续变化的，一方面可以更好地反映出疼痛细微的变化，另一方面在统计时更有利于比较评估。

2. 频率相关性症状

TMDs 相关的指标中弹响、关节绞锁、夜磨牙/紧咬牙、耳鸣、打鼾、咬颊咬舌、关节脱位、失眠等八个指标在评估时主要依据其发生发展的频率，因为八个指标发生频率的差异变异度较大，又可分为偶发症状及频发症状指标进行细分。Durham 于 2011 年提出 TMDs 的口腔健康影响概况（OHIP-TMDs），用于评估与 TMDs 相关的口腔健康相关生活质量的各个方面[6]。简单而言分为七个领域，以描述功能受限、身体疼痛、心理不适、身体残疾、心理残疾、社交残疾和缺陷不便，可选答案包含五个选项：从不、几乎从不、偶尔、经常、总是。OHIP-TMDs 可用于评估与 TMDs 特别相关的负面影响，并有助于为 TMDs 制定有效的干预措施和卫生政策，本病例集的分级方法为 OHIP-TMDs 分级方法的进一步改良和具体适配化[6]。

（1）偶发症状指标

咬颊咬舌及关节脱位在临床中相对偶发，因而常采用 4 分制评分量表，等级划分为：0 - 从未出现；1 - 极少（1 次 / 年）；2 - 很少（2~5 次 / 年）；3 - 偶尔（5~10 次 / 年）；4 - 经常（10 次以上 / 年）。以梯度等级的方式展示，简单快捷，便于理解对照。

（2）频发症状指标

弹响、关节绞锁、耳鸣、夜磨牙 / 紧咬牙、打鼾、失眠在临床中相对频发，需要对频率进一步细化，因而常采用 6 分制评分量表，其中前三条与张闭口明显相关，后三条与睡眠周期相关，又可进一步划分。对于弹响、关节绞锁、耳鸣，等级划分为：0 - 从未发生；1 - 极少（1~2 月 1 次，特殊事件诱

发）；2 - 很少（每月 1~2 次）；3 - 偶尔（1 次 / 周）；4 - 有时（多次 / 周）；5 - 经常（每天）；6 - 总是（每次张口）。对于夜磨牙 / 紧咬牙、打鼾、失眠，等级划分为：0 - 从未发生；1 - 极少（1~2 月 1 次，特殊事件诱发）；2 - 很少（每月 1~2 次）；3 - 偶尔（1 次 / 周）；4 - 有时（多次 / 周）；5 - 经常（每天）；6 - 总是（每次睡眠）。需要注意的是，以上量表均有一定的适应证，测量时需要患者视觉正常，躯体运动功能（特别是书写功能）基本正常，临床应用时严格把握、灵活使用。

在临床诊断及治疗前后病例管理过程中，推荐使用 PRO 来指导和评估 TMDs 程度及干预措施的效果，并作为治疗目标的基准[7]。此外，PRO 可以促进个性化护理管理，筛查以前未被发现的健康问题，监测疾病预后和疾病进展，使患者与卫生专业人员的沟通更容易，并促进共同决策[8-10]。

表 3-2 颞下颌关节紊乱病中的 PRO 参数

TMDs 相关指标			方法	分数
疼痛类指标		TMDs 疼痛	VAS 量表	0 代表无痛 10 代表能够想象到的最剧烈的疼痛
		伴发疼痛		
频率类指标	偶发指标	关节脱位	4 分评分量表	0 - 从未出现 1 - 极少（1 次 / 年） 2 - 很少（2~5 次 / 年） 3 - 偶尔（5~10 次 / 年） 4 - 经常（10 次以上 / 年）
		咬颊咬舌		
	频发指标 张闭口相关	弹响	6 分评分量表	0 - 从未发生 1 - 极少（1~2 月 1 次，特殊事件诱发） 2 - 很少（每月 1~2 次） 3 - 偶尔（1 次 / 周） 4 - 有时（多次 / 周） 5 - 经常（每天） 6 - 总是（每次张口 / 睡眠）
		关节绞锁		
		耳鸣		
	睡眠相关	夜磨牙		
		打鼾		
		失眠		

（吉兆华，田敏）

参考文献

[1] Zhou H, Yao M, Gu X, et al. Application of Patient-Reported Outcome Measurements in Clinical Trials in China[J]. JAMA Network Open, 2022, 5(5): e2211644.

[2] Patrick D. Reporting of Patient-Reported Outcomes in Randomized Trials: The CONSORT PRO Extension[J]. Value in Health, 2013, 16(4): 455–456.

[3] 宗旭倩，袁长蓉，吴傅蕾，等 . 患者报告结局测量工具的大型研制与临床应用项目介绍 [J]. 护士进修杂志，2023, 38(11): 983–987+992.

[4] Ooi K, Aihara M, Matsumura H, et al. Therapy outcome measures in temporomandibular disorder: a scoping review[J]. BMJ Open, 2022, 12(8): e061387.

[5] Garstka AA, Kozowska L, Kijak K, et al. Accurate Diagnosis and Treatment of Painful Temporomandibular Disorders: A Literature Review Supplemented by Own Clinical Experience[J]. Pain Research & Management, 2023, 2023: 1002235.

[6] Durham J, Steele JG, Wassell RW, et al. Creating a patient-based condition-specific outcome measure for Temporomandibular Disorders (TMDs): Oral Health Impact Profile for TMDs (OHIP-TMDs): OHIP-TMDs: PATIENT-BASED OUTCOME MEASURE[J]. Journal of Oral Rehabilitation, 2011, 38(12): 871–883.

[7] He SL, Wang JH. Validation of the chinese version of the oral health impact profile for TMDs (OHIP-TMDs-C)[J]. Med Oral Patol Oral Cir Bucal,2015,20(2):e161-166.

[8] Kyte DG, Calvert M, Wees PJ van der, et al. An introduction to patient-reported outcome measures (PROMs) in physiotherapy[J]. Physiotherapy, 2015, 101(2): 119–125.

[9] Santos Aguiar AD, Nogueira Carrer HC, De Lira MR, et al. Patient-Reported Outcome Measurements in Temporomandibular Disorders and Headaches: Summary of Measurement Properties and Applicability[J]. Journal of Clinical Medicine, 2021, 10(17): 3823.

[10] Boyce MB, Browne JP, Greenhalgh J. The experiences of professionals with using information from patient-reported outcome measures to improve the quality of healthcare: a systematic review of qualitative research[J]. BMJ Quality and Safety, 2014, 23(6): 508–518.

伴 TMDs 患者的单纯正畸治疗

第四章
伴 TMDs 患者的单纯正畸治疗

病例 1
伴关节痛／可复性关节盘移位的不对称咬合正畸治疗

一、病例简介

本病例患者为一例双侧颞下颌关节弹响、疼痛，安氏Ⅱ类亚类，咬合不对称，个别牙反𬌗的病例。我们采用全口直丝弓拔牙矫治，矫治结束后，患者牙列排齐整平，尖磨牙关系中性，覆𬌗、覆盖正常，个别牙反𬌗纠正，动态咬合无𬌗干扰，双侧关节症状缓解。在正畸过程中密切关注患者关节状况，并进行健康宣教，随访咬合稳定，关节症状无复发。

二、基本信息

性别：男
年龄：20 岁
主诉：双侧颞下颌关节弹响、疼痛 1 年
病史：患者自述双侧颞下颌关节弹响、疼痛 1 年，咀嚼或受凉后加重

三、临床检查

口外检查

面部检查情况：面部软组织轻度不对称，左侧面部略丰满；直面型（图 4-1-1）。

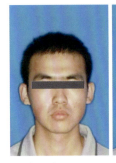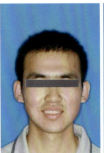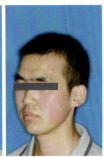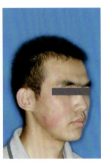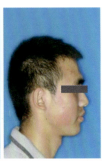

图 4-1-1 初诊面相照

口内检查

口内检查情况：恒牙列，18~27、38~47；左侧磨牙Ⅰ类关系，右侧磨牙Ⅱ类关系；15 舌侧弓外牙，15、45 反𬌗；13、43 对刃𬌗（图 4-1-2）。

TMJ 检查

TMJ 功能检查：
1. 双侧 TMJ 开口初、闭口末弹响。

2. 双侧关节区疼痛（++），咀嚼肌疼痛（-）。
3. 双侧 TMJ 张闭口痛、咀嚼痛、侧𬌗痛；张口度正常（42mm），张口型正常，无关节绞锁（表 4-1-1）。
4. T-scan 显示：左侧方移位时，右侧后牙区有咬合干扰点；右侧方移位时，左侧后牙区有咬合干扰点；前伸移位时，右侧前磨牙区有咬合高点（图 4-1-3）。

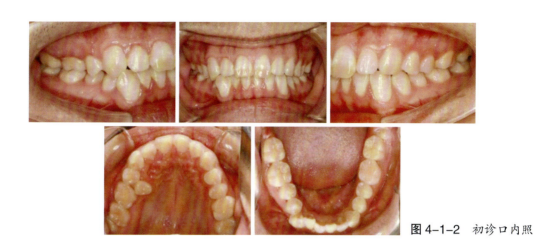

图 4-1-2　初诊口内照

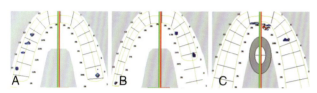

图 4-1-3　初诊 TMJ 检查。A. 左侧方移位 T-scan 图谱。B. 右侧方移位 T-scan 图谱。C. 前伸移位 T-scan 图谱

表 4-1-1　初诊颞下颌关节 VAS 量表

	初诊 VAS 评分
关节弹响	7
关节疼痛	3
张口受限	0
关节绞锁	0
夜磨牙 / 紧咬牙	0
咬颊 / 咬舌	2
耳鸣	0
打鼾	0
颈 / 肩 / 背 / 上肢疼痛	3
睡眠情况	0
VAS 总评分	15

TMJ 影像学检查：

CBCT 显示：双侧髁突后移，骨质未见异常（图 4-1-4）。

下颌轨迹描记显示：下颌横向轨迹偏斜（图 4-1-5）。

X 线检查

全口曲面体层片显示：18、28、38、48 存（图 4-1-6）。

头颅侧位片显示：骨性 I 类，下颌平面角高、下前牙舌倾（图 4-1-7，表 4-1-2）。

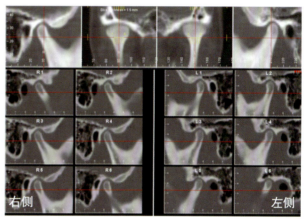

图 4-1-4　初诊 CBCT

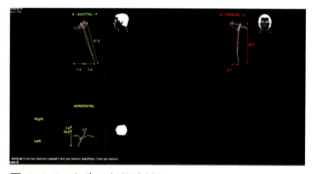

图 4-1-5　初诊下颌轨迹描记

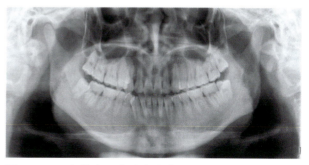

图 4-1-6　初诊全口曲面体层片

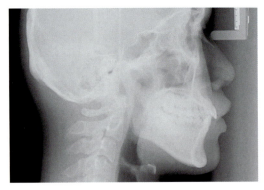

图 4-1-7 初诊头颅侧位片

表 4-1-2 初诊头影测量值

测量项目	初诊	标准值范围
SNA（°）	81.5	82.8 ± 4.0
SNB（°）	77.8	80.1 ± 3.9
ANB（°）	3.7	2.7 ± 2.0
SND（°）	75.5	77.3 ± 3.8
GoGn-SN（°）	40.2	31.2 ± 3.6
OP-SN（°）	17.5	16.1 ± 5.0
U1-L1（°）	131.9	124.2 ± 8.2
U1-NA（mm）	5.5	5.1 ± 2.4
U1-NA（°）	22.4	22.8 ± 5.7
L1-NB（mm）	5.3	6.7 ± 2.1
L1-NB（°）	22.0	30.3 ± 5.8
FMA（°）	31.8	26.0 ± 4.0
FMIA（°）	65.9	57.8 ± 6.9
IMPA（°）	82.3	92.5 ± 6.9

四、问题列表

1. TMDs，TMJ 弹响、疼痛。
2. 高角。
3. 安氏Ⅱ类亚类，15 舌侧弓外牙，15、45 反𬌗，13、43 对刃𬌗。

五、诊 断

1. DC/TMD 诊断 双侧关节痛，可复性关节盘移位
2. 错𬌗畸形诊断 软组织：直面型；牙性：安氏Ⅱ类亚类，咬合不对称，15 弓外牙，13、43 对刃𬌗，牙列拥挤；骨性：骨性Ⅰ类，高角

六、治疗计划

1. 口腔卫生及关节健康宣教，嘱患者居家理疗（热敷关节）、避免大张口及吃硬物。
2. 直丝弓矫治，拔除 15、24、34、45，利用上下颌拔牙间隙纠正上下颌中线，解除牙列拥挤及个别牙错𬌗，建立尖牙、磨牙Ⅰ类关系。
3. 择期拔除 18、28、38、48。

七、治疗过程

1. 全口直丝弓拔牙矫治。
2. 拔除 15、24、34、45、18、28、38、48，粘接全口托槽，以 0.014 英寸镍钛丝排齐整平上、下牙列（图 4-1-8）。
3. 逐步更换弓丝至 0.019 英寸 × 0.025 英寸不锈钢方丝，以滑动内收法关闭上、下颌拔牙间隙（图 4-1-9、图 4-1-10）。
4. 矫治 22 个月时，在 33、34 牙根之间植入 8mm × 1.4mm 微螺钉，辅助磨牙近中移动（图 4-1-11、图 4-1-12）。
5. 精细调整，结束矫治，压膜保持器保持。

治疗过程中照片（图 4-1-8 至图 4-1-12）

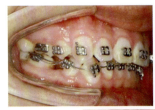
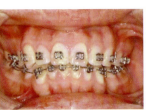
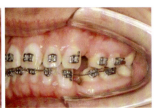
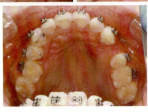
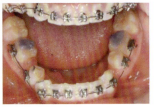

图 4-1-8 正畸治疗初粘托槽阶段口内照

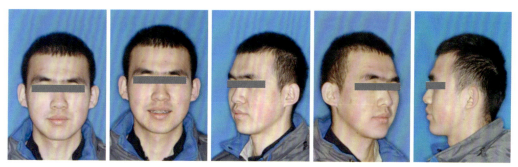

图 4-1-9　正畸治疗 5 个月阶段面相照

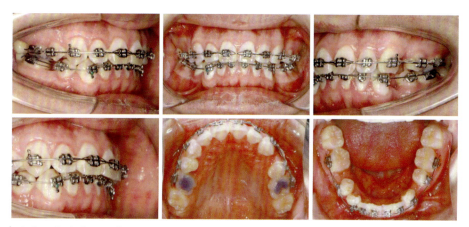

图 4-1-10　正畸治疗 5 个月阶段口内照

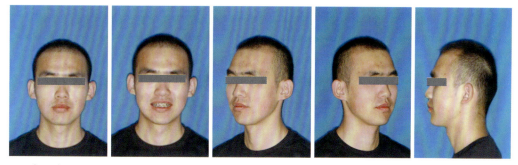

图 4-1-11　正畸治疗 22 个月阶段面相照

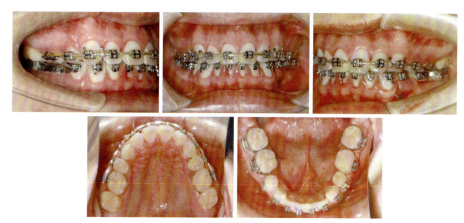

图 4-1-12　正畸治疗 22 个月阶段口内照

结束正畸面相照

总疗程 28 个月，结束矫治时颏部偏斜有所改善，口裂基本平直（图 4-1-13）。

结束正畸口内照

上下牙列排齐整平，拥挤解除，双侧尖磨牙关系调整为中性，前牙覆𬌗、覆盖基本正常，𬌗平面无明显偏斜，上下中线基本一致（图 4-1-14）。

结束正畸 X 线检查

矫治后全口曲面体层片显示：牙根无明显吸收，牙周附着无进一步丧失，18、28、38、48 已拔除（图 4-1-15）。

矫治后头颅侧位片及头影测量分析显示：∠ANB 为 2.92°，较治疗前降低，上下颌前牙唇倾度基本不变（图 4-1-16，表 4-1-3）。

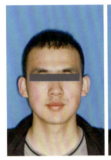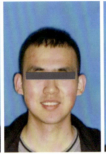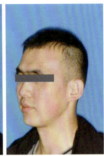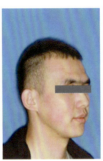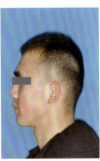

图 4-1-13　矫治后面相照

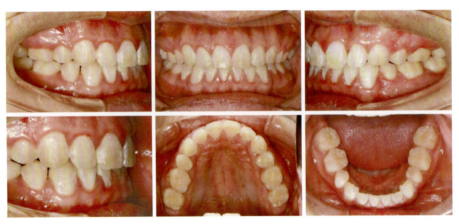

图 4-1-14　矫治后口内照

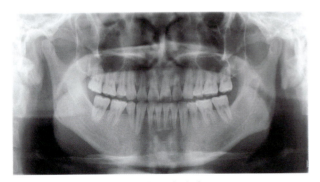

图 4-1-15　矫治后全口曲面体层片

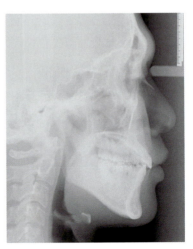

图 4-1-16　矫治后头颅侧位片

表 4-1-3　矫治后头影测量值

测量项目	矫治后	标准值范围
SNA（°）	81.4	82.8 ± 4.0
SNB（°）	78.5	80.1 ± 3.9
ANB（°）	2.9	2.7 ± 2.0
SND（°）	78.5	77.3 ± 3.8
GoGn-SN（°）	40.7	31.2 ± 3.6
OP-SN（°）	15.6	16.1 ± 5.0
U1-L1（°）	129.9	124.2 ± 8.2
U1-NA（mm）	4.3	5.1 ± 2.4
U1-NA（°）	26.1	22.8 ± 5.7
L1-NB（mm）	5.3	6.7 ± 2.1
L1-NB（°）	21.1	30.3 ± 5.8
FMA（°）	31.8	26.0 ± 4.0
FMIA（°）	67.1	57.8 ± 6.9
IMPA（°）	81.1	92.5 ± 6.9

结束正畸 TMJ 检查

TMJ 功能检查：

1. 双侧 TMJ 弹响消失。

2. 双侧关节区疼痛（−），咀嚼肌疼痛（−）。

3. 双侧 TMJ 张闭口痛、咀嚼痛、侧殆痛消失，张口度正常（42mm），张口型正常，无关节绞锁（表4-1-4）。

4. T-scan 显示：前伸及侧方移位无咬合干扰点（图 4-1-17）。

表 4-1-4　矫治后颞下颌关节 VAS 量表

	矫治后 VAS 评分
关节弹响	0
关节疼痛	0
张口受限	0
关节绞锁	0
夜磨牙 / 紧咬牙	0
咬颊 / 咬舌	0
耳鸣	0
打鼾	0
颈 / 肩 / 背 / 上肢疼痛	1
睡眠情况	0
VAS 总评分	1

TMJ 影像学检查：

矫治后 CBCT 显示：双侧颞下颌关节骨皮质连续，无明显吸收影像（图 4-1-18）。

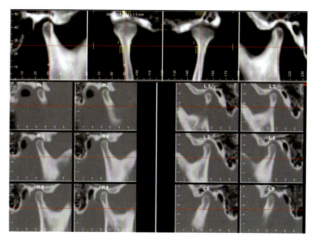

图 4-1-18　矫治后 CBCT

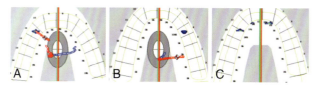

图 4-1-17　矫治后 TMJ 检查。A. 左侧方移位 T-scan 图谱。B. 右侧方移位 T-scan 图谱。C. 前伸移位 T-scan 图谱

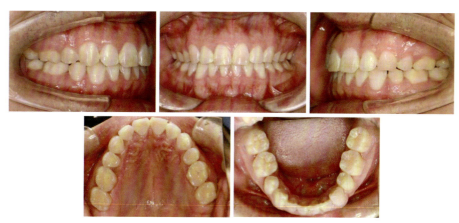

图 4-1-19　保持 1 年口内照

保持 1 年随访

治疗结束后 1 年，患者行常规复查。口腔检查示牙列排齐整平，拔牙间隙关闭后无复发，咬合关系稳定（图 4-1-19）；TMJ 功能检查（表 4-1-5）示双侧关节区无疼痛，扪诊无压痛，关节弹响消失，张口度正常（42mm）。

表 4-1-5　保持 1 年后颞下颌关节 VAS 量表

	保持 1 年后 VAS 评分
关节弹响	0
关节疼痛	0
张口受限	0
关节绞锁	0
夜磨牙 / 紧咬牙	0
咬颊 / 咬舌	0
耳鸣	0
打鼾	0
颈 / 肩 / 背 / 上肢疼痛	0
睡眠情况	0
VAS 总评分	0

八、分析小结

1. 本例患者情况分析

本病例患者以弹响为主诉求诊，弹响是 TMDs 的主要症状之一。弹响的发生机制是关节盘后连接松弛导致关节盘前移位，在开口运动中，髁突的横嵴越过关节盘后带后缘，同时关节盘向后反跳，伴随弹响的出现[1-2]。随着疾病发展，关节盘后连接更加松弛，关节盘进一步前移位，每次弹响的时间出现得越晚。关节盘前移位患者常伴有关节区疼痛，这是由于关节盘前移位盘后组织受摩擦和压力发生了炎性病变[3]，故本患者出现关节区压痛。综上，该患者 DC/TMDs 诊断为双侧关节痛，可复性关节盘移位。口内检查可见患者存在错𬌗畸形，牙列拥挤，15 号外牙，13、43 对刃𬌗；动态咬合测试可见前伸运动及侧方运动存在后牙咬合干扰；牙尖磨耗较同龄人重，问诊患者否认夜磨牙及紧咬牙，但喜食硬物。

2. 伴 TMDs 患者正畸治疗时机

颞下颌关节盘移位中国专家共识指出[4]，TMDs 患者若近期（3 个月内）出现弹响、疼痛、张口受限等急性症状时，不建议直接开始正畸治疗。因此，TMDs 患者的正畸治疗需要选择合适的时机。经过临床总结，一般认为当满足以下条件时，即可开始正畸治疗：①关节疼痛程度 VAS 评分在 4 分以下；②张口度大于等于 25mm；③ CT 上骨质缺损基本处于静止期；④张闭口绞锁频率较低；⑤下颌无须再定位。本病例患者关节疼痛度 VAS 评分为 3 分，无张口受限，CT 显示髁突无明显吸收，无张闭口绞锁，因此可以直接开始正畸治疗。

3. 从病理性𬌗因素理解本病例发病机制

（1）咬合围栏学说

"咬合围栏"学说认为，在闭口末期上牙列在三维方向上对下牙列通过止接触发挥一定的限制（"围栏"）作用[5-6]。如果这种限制有碍于正常的功能活动，则属于病理性𬌗因素。本病例初诊时 13、43 对刃𬌗，15 舌侧弓外牙。当上下颌尖牙覆𬌗、覆盖正常，下颌在张闭口过程中，运动轨迹正常为泪滴型，而当上下颌尖牙为反覆𬌗、反覆盖时，下颌运动轨迹为 "8" 字型。本病例患者左侧尖牙覆𬌗、覆盖正常，右侧尖牙反覆𬌗、反覆盖，这种不对称咬合导致前侧方运动轨迹异常，增大了双侧 TMJ 的负荷，使患者 TMDs 发生概率增高，本病例患者下颌轨迹描记可见下颌横向轨迹偏斜。除此之外，15 号外牙使得双侧咬合不一致，下颌侧方运动受碍，加重关节负担。

（2）咬合分离理论

正常牙列的前牙覆𬌗、覆盖正常，适当的覆𬌗深度能保证前牙在各个方向的运动中引导上下颌后牙迅速分离，形成前牙对后牙的保护，这种保护机制被称为"咬合分离"[5-6]。T-scan 显示该患者在侧方及前伸移动时均存在咬合干扰点，说明该患者前伸及侧方运动过程中后牙未完全分离，存在动态𬌗干扰。𬌗干扰会对肌肉活动水平产生负面影响[7]，在下颌运动过程中异常𬌗接触通过牙周膜感受器将反馈信号传入中枢神经系统，进而对闭口肌群行负向调节，改变下颌运动轨迹[8]，最终导致正中关系—最大牙尖交错位不协调（CO-CR 不调），此为肌肉对咬合异常的代偿。长期的肌肉异常会削弱口颌系统的耐受力，对于适应能力有限的人群会在一些诱发因素的作用下发展为 TMDs[9]。

4. 患者报告结局（PRO）在 TMDs 诊疗中的应用

PRO 是指完全由患者本人报告的疾病症状、

健康状况或健康相关的生活质量[10]。在临床中，严谨收集的 PRO 结果可作为临床决策的依据。由于髁突位置及形态存在个体差异性，影像学指标存在一定误差，故目前 TMDs 诊断主要依靠患者临床症状，而 TMDs 的主要症状包括弹响、疼痛等，较为主观，难以通过仪器测量，PRO 在没有外界干预的情况下使以上主观指标量化，便于诊断分析。目前国内最常使用的 PRO 工具为生活质量视觉模拟量表（VAS），我们常规使用该 VAS 评价指标评估 TMDs 患者的初诊病情、治疗计划及效果[5-6]。

本例患者治疗之前的 VAS 评分为弹响 7 分、关节疼痛 3 分、咬颊咬舌 2 分、颈 / 肩 / 背 / 上肢疼痛 3 分。经过患者 TMJ 自我保健和规范的正畸治疗，关节 VAS 评分显示治疗后总分为 1 分，说明患者报告结局良好，治疗有效，生活满意度显著提升。

除上述情况外，PRO 还可应用于 TMDs 患者的随访追踪，本病例在患者结束矫治 1 年后进行随访，VAS 总评分为 0 分，可见伴病理性𬌗因素的 TMDs 在规范的咬合治疗后效果稳定。

九、思维流程图

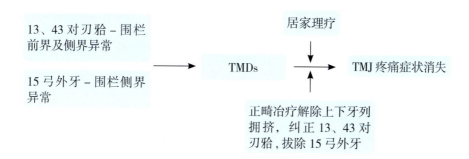

（程钰迅，焦凯）

参考文献

[1] Michael Miloro.Peterson 口腔颌面外科学 [M]. 蔡志刚，译 . 北京：人民卫生出版社，2011.

[2] 谷志远，傅开元，张震康 . 颞下颌关节紊乱病 [M]. 人民卫生出版社，2008.

[3] 马绪臣 . 颞下颌关节病的基础与临床 . 第 2 版 [M]. 北京：人民卫生出版社，2004

[4] 郑有华，张志光，孔繁军，等 . 颞下颌关节盘移位中国专家共识研讨会纪要 [J]. 中华口腔医学杂志，2017, 52(7): 443–444.

[5] 王美青 . 现代𬌗学 [M]. 北京：人民卫生出版社，2006.

[6] 王美青 . 𬌗学 [M]. 第 4 版 . 北京：人民卫生出版社，2020.

[7] Kerstein RB,Radke J.Masseter and temporalis excursive hyperactivity decreased by measured anterior guidance development[J]. Cranio. 2012, 30(4): 243–254.

[8] 贺淑贞，厉松，王丁 . 第二磨牙纳入正畸治疗对咬合接触指标的影响 [J]. 北京口腔医学，2016, 24(1): 40–43.

[9] 顾姣娜，焦博强，李志勇 . 颞下颌关节盘前移位病因研究进展 [J]. 口腔医学，2022, 42(10): 942–945.

[10] Zhou H, Yao M, Gu X, et al. Application of Patient-Reported Outcome Measurements in Clinical Trials in China[J]. JAMA Network Open, 2022, 5(5): e2211644.

病例 2
伴肌肉痛 / 关节痛 / 可复性关节盘移位伴绞锁的前牙对刃𬌗及牙列散隙成人正畸治疗

一、病例简介

本病例患者为一例左侧颞下颌关节弹响伴张闭口咀嚼肌疼痛，安氏 I 类，牙列散隙的成人病例。通过激光治疗缓解关节症状，直丝弓非拔牙矫治改善前牙对刃𬌗，在正畸过程中密切关注患者关节状况，并进行健康宣教，矫治结束后患者咬合关系良好，关节症状明显改善。

二、基本信息

性别：女

年龄：22 岁

主诉：左侧颞下颌关节弹响 1 月，伴张闭口、

咀嚼痛 1 周

病史：否认口腔疾病治疗史及全身系统性疾病史

三、临床检查

口外检查

面部检查情况：面部软组织左右不对称，颏部偏左（图 4-2-1）。

口内检查

口内检查情况：恒牙列，18~28，38~48，前牙对刃牙合，双侧尖牙、磨牙 I 类关系，上、下前牙散隙，舌体边缘可见齿痕，前牙 Bolton 比不协调（图 4-2-2）。

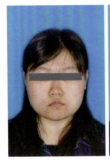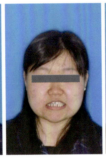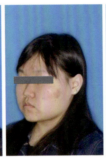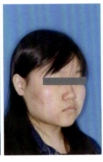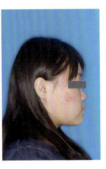

图 4-2-1　初诊面相照

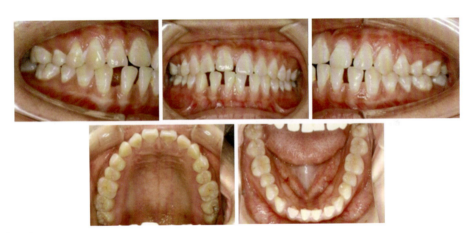

图 4-2-2　初诊口内照

TMJ 检查

TMJ 功能检查：

1. 下颌运动过程中，牙位与肌位一致，RCP 与 ICP 协调。

2. 张口度 28mm，中度张口受限，张口型正常，张口过程中下颌无偏斜。

3. 左侧髁突颈部压痛，左侧关节张口时清脆弹响音，咀嚼肌压痛。

4. 前伸运动时，后牙无接触，下颌偏斜；左右侧方运动为尖牙保护牙合（表 4-2-1）。

TMJ 影像学检查：

CT 显示：双侧髁突骨皮质连续，位置尚可（图 4-2-3）。

表 4-2-1　初诊颞下颌关节 VAS 量表

	初诊 VAS 评分
关节弹响	3
关节疼痛	3
张口受限	5
关节绞锁	0
夜磨牙 / 紧咬牙	0
咬颊 / 咬舌	0
耳鸣	0
打鼾	0
颈 / 肩 / 背 / 上肢疼痛	3
睡眠情况	0
VAS 总评分	14

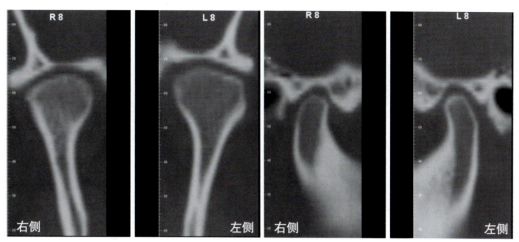

图 4-2-3　初诊 CT

X 线检查

全口曲面体层片显示：双侧髁突形态不对称，双侧下颌升支高度不同，上、下颌牙槽骨水平吸收，18、28、38、48 存（图 4-2-4）。

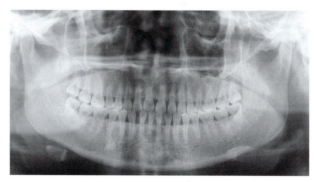

图 4-2-4　初诊全口曲面体层片

头颅侧位片及头影测量分析显示：骨性 I 类，均角，上下前牙唇倾（图 4-2-5，表 4-2-2）。

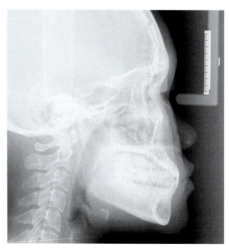

图 4-2-5　初诊头颅侧位片

表 4-2-2　初诊头影测量值

测量项目	初诊	标准值范围
SNA（°）	88.6	82.8±4.0
SNB（°）	88.4	80.1±3.9
ANB（°）	-0.2	2.7±2.0
SND（°）	79.8	77.3±3.8
GOGN-SN（°）	26.7	31.2±3.6
OP-SN（°）	8.1	16.1±5.0
U1-L1（°）	118.1	124.2±8.2
U1-NA（mm）	6.2	5.1±2.4
U1-NA（°）	28.6	22.8±5.7
L1-NB（mm）	6.8	6.7±2.1
L1-NB（°）	33.0	30.3±5.8
FMA（°）	27.5	26.0±4.0
FMIA（°）	58.2	57.8±6.9
IMPA（°）	94.3	92.5±6.9

四、问题列表

1. TMDs，中度张口受限，左侧髁突颈部压痛，张闭口期间弹响。

2. 前牙对刃𬌗，上下前牙散隙。

3. 上下前牙唇倾。

4. 18、28、38、48 存。

五、诊　断

1. DC/TMD 诊断　左侧肌肉痛，关节痛，可复性关节盘移位伴绞锁

2. 错𬌗畸形诊断　软组织：直面型，左侧丰满；牙性：安氏 I 类，双侧尖牙、磨牙 I 类关系，前牙对刃𬌗，上下前牙散隙，上下前牙唇倾，18、28、

38、48阻生；骨性：骨性Ⅰ类，均角，面部不对称；其他：舌体肥大

六．治疗计划

1. 理疗缓解TMDs症状。

2. 全口直丝弓非拔牙矫治。

3. 排齐整平上、下牙列，建立尖牙、磨牙Ⅰ类关系。

4. 舌肌训练纠正不良习惯。

5. 患者上下前牙为对刃𬌗，存在𬌗创伤，11、21、32~42牙槽骨已出现吸收，治疗过程中可能出现牙龈退缩，患者已知情同意。

6. TMDs患者病情复杂，合并上下前牙牙槽骨吸收，治疗周期可能会较长，已告知患者。

7. 尽早拔除18、28、38、48。

七、治疗过程

1. TMJ激光治疗缓解症状，配合舌肌训练纠正不良习惯。

2. 全口直丝弓非拔牙矫治。

3. 排齐整平上下牙列，剩余间隙用于内收下前牙，协调覆𬌗、覆盖，建立尖牙、磨牙Ⅰ类关系。

4. 压膜保持器保持。

结束正畸面相照（图4-2-6）

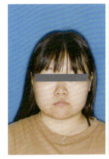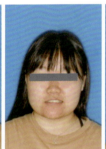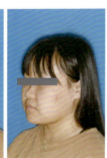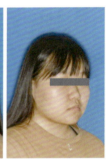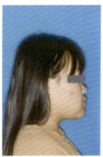

图4-2-6　矫治后面相照

结束正畸口内照（图4-2-7）

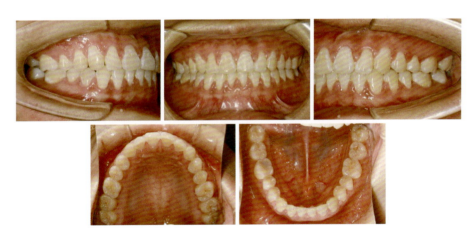

图4-2-7　矫治后口内照

结束正畸X线检查

矫治后曲面体层片显示：牙根未见明显吸收，平行度良好（图4-2-8）。

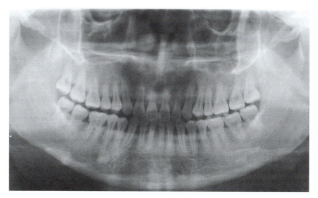

图 4-2-8 矫治后全口曲面体层片

矫治后头颅侧位片及头影测量分析显示：上下前牙唇倾度减小，面型维持（表 4-2-3，图 4-2-9）。

表 4-2-3 矫治后头影测量值

测量项目	矫治后	标准值范围
SNA（°）	91.4	82.8 ± 4.0
SNB（°）	89.5	80.1 ± 3.9
ANB（°）	1.9	2.7 ± 2.0
SND（°）	77.8	77.3 ± 3.8
GOGN–SN（°）	26.3	31.2 ± 3.6
OP–SN（°）	6.9	16.1 ± 5.0
U1–L1（°）	130.1	124.2 ± 8.2
U1–NA（mm）	21.8	5.1 ± 2.4
U1–NA（°）	5.7	22.8 ± 5.7
L1–NB（mm）	26.2	6.7 ± 2.1
L1–NB（°）	4.7	30.3 ± 5.8
FMA（°）	25.3	26.0 ± 4.0
FMIA（°）	67.0	57.8 ± 6.9
IMPA（°）	87.7	92.5 ± 6.9

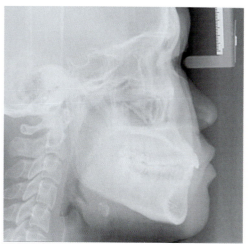

图 4-2-9 矫治后头颅侧位片

结束正畸 TMJ 检查（表 4-2-4）

表 4-2-4 矫治后颞下颌关节 VAS 量表

	矫治后 VAS 评分
关节弹响	0
关节疼痛	0
张口受限	0
关节绞锁	0
夜磨牙 / 紧咬牙	0
咬颊 / 咬舌	0
耳鸣	0
打鼾	0
颈 / 肩 / 背 / 上肢疼痛	0
睡眠情况	0
VAS 总评分	0

TMJ 影像学检查：

矫治后 CT 显示：双侧髁突骨皮质连续，位置尚可（图 4-2-10）。

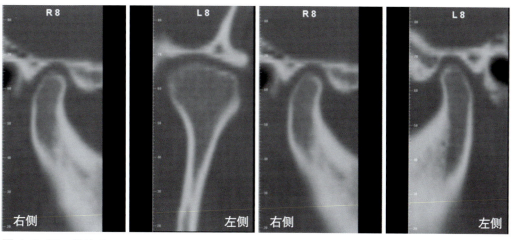

图 4-2-10 矫治后 CT

八、分析小结

1. 治疗方案的选择

该患者的 TMJ 功能检查发现：左侧关节张闭口时清脆弹响音，咀嚼肌轻度压痛。所以根据颞下颌关节紊乱病 DC/TMD 双轴诊断[1-2]，该患者关节弹响的可能原因是可复性关节盘移位，同时患者存在骨性面部发育不对称，双侧升支长度不同，下颌的前伸运动偏斜，双侧髁突在关节窝的压力不均衡，是 TMDs 的易感因素[3]。同时患者前牙散隙，影响美观，自身有强烈的正畸需求，因而正畸治疗对于该患者为首选治疗方法[4-5]。由于该患者疼痛 VAS 评分小于 4 分，无绞锁和张口受限，髁突骨皮质连续，故我们在物理治疗消除疼痛症状后，直接开始正畸治疗。通过正畸治疗，该患者建立了良好的咬合关系（前牙覆𬌗、覆盖正常，尖牙、磨牙Ⅰ类关系，后牙尖窝关系良好），TMDs 症状均消失，治疗效果稳定。

2. 本病例生物力学角度机制分析

（1）病理性𬌗因素分析

本病例中，患者初诊检查时发现 12-22 对刃𬌗，在前伸运动功能检查时表现出下颌偏斜的情况，属于"围栏"前界异常，这种异常咬合长期作为病理性𬌗因素对下颌在各个方向的功能运动产生持续限制。TMJ 的补偿机制将会失去平衡，偏离其生理位置[6]。

（2）颜面不对称畸形的诊断及与 TMDs 的关联

沈刚等[7]认为临床的偏𬌗及颜面不对称患者大致可以分为单纯颌位性、关节源性及颌骨发育型三个大类。对于本例患者，初诊影像学检查显示：上颌骨结构正常、左右对称；双侧下颌升支高度不一致，但体部长度一致、形态对称，因而属于关节源性颜面不对称。双侧髁突在关节窝的压力不均衡，下颌升支较短侧下颌后牙区牙槽骨因失去支撑而咬合力增加，导致对应上牙槽区压低而产生下颌骨向下颌支较短侧抬撬型偏斜，同时还伴有下颌水平向旋转，临床表现出下颌的前伸运动偏斜。对于关节源性偏𬌗，其正畸治疗是手术以外的一个特别选项[8]，通过非拔牙矫治改善咬合关系，较大程度地纠正下颌骨偏斜，并有限度地改善面部美观。由于实施颌位重建，可能缓解或阻止髁突吸收。对于部分患者，髁突甚至可发生修复性改建。

（3）舌体运动与 TMDs 的关联

患者初诊检查时发现其舌体边缘存在明显齿痕，及上下颌前牙散隙的临床表现，提示其存在舌体肥大或不良舌习惯。舌体的排泄运动有利于维持牙齿的正常咬合[9]，而异常的舌体位置及运动会对上下牙弓产生异常的内部作用力量，则可能造成异常咬合，同时因肌肉力量的不稳定也影响咬合位置的稳定性，进而使下颌骨长期处于非稳态环境，成为 TMDs 的危险因素。因而临床检查发现此类情况应当尽早指导患者配合舌肌训练，以去除不良肌肉因素干扰[10]。

3. TMDs 患者正畸治疗时的注意事项

对于合并 TMDs 的患者，正畸治疗的难度更大，周期更长，除了在治疗前充分告知患者，在治疗中更应谨慎使用正畸手段，正畸结束仔细检查咬合均衡性并选择合理的保持器[11]。

（1）及时发现咬合创伤

正畸牙齿移动过程中，不可避免地产生一些暂时性的早接触，如错位牙。由于牙尖斜面、边缘嵴等缺少正常的磨耗而形成的早接触，磨牙支抗丢失造成磨牙的近中或颊侧倾斜，矫治器的干扰或托槽定位不准造成牙齿高低不齐等，若这类异常早接触长期存在就会变成咬合创伤，进而诱发或加重 TMDs。正畸治疗结束时及保持期间也应仔细检查咬合[12]，可通过咬合纸或 T-scan 咬合分析仪进行咬合微调，消除精细调整阶段未发现的早接触与咬合创伤。此外，第三磨牙的萌出异常可能会使第二磨牙发生近中倾斜，进而产生咬合干扰，有关第三磨牙的萌出和咬合情况也需要重点关注并及时治疗。

（2）合理使用颌间牵引

解剖学研究显示，在应用颌间牵引时，因受到弹性橡皮圈所施加的力量，颞下颌关节区应力分布发生变化且髁突受力后会发生适应性改建。正畸治疗中主要应用的颌间牵引包括Ⅱ类牵引、Ⅲ类牵引、垂直牵引及不对称的斜形牵引等。既往研究发现，Ⅱ类牵引对髁突前斜面主要形成压应力，对后斜面主要形成拉应力，髁突总体向前下方移位，并出现一定顺时针方向的转动[13]。Ⅲ类牵引时髁突向后上方移位，压迫关节盘后区，关节盘相对前移位。同时颞下颌关节前间隙增大、后间隙减小，使髁突向后偏移。斜形牵引所导致 TMJ 的改变是不对称的，更应当慎用或短时间应用。在颌间牵引治疗时，正畸医生应全面评估患者治疗前的 TMJ 状态[14]，并在牵引过程中对患者进行 TMDs 相关知识的普及，及时发现 TMDs 的发生，并在每次复查时仔细检查 TMJ 状态，根据治疗情况，适时暂停颌间牵引治疗[15]。

（3）注意殆平面及颌间高度的改变

正畸治疗中，下颌的向前或向后旋转均会引起盘髁关系的改变。深覆殆病例中往往需要用到平面导板、摇椅弓等治疗手段来整平过深的 Spee 曲线，在曲线整平的过程中，颌间高度增加，殆平面会随之改变。有研究发现，TMDs 症状与 Spee 曲线呈现明显的相关性[16]，矫治后的 Spee 曲线越平坦，TMDs 发生的可能性越大。此外，支抗牙近移引起的楔形效应、颌间牵引、上下前牙的唇舌倾度及覆殆关系等也会导致殆平面的改变，可能使下颌发生顺时针旋转，加重髁突的负担，诱发 TMDs。

九、思维流程图

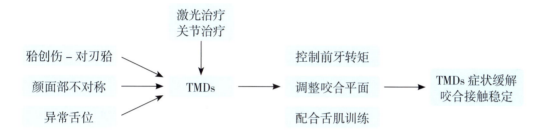

（冷静，焦凯）

参考文献

[1] 赵宁，房兵．正畸治疗与颞下颌关节紊乱病的研究进展[J]．口腔医学，2024,44:20–23.

[2] 马绪臣，张震康．颞下颌关节紊乱病双轴诊断的临床意义和规范治疗的必要性 [J]．中华口腔医学杂志，2005,5:6–8.

[3] Asquini G, Pitance L, Michelotti A, et al. Effectiveness of manual therapy applied to craniomandibular structures in temporomandibular disorders: A systematic review[J]. Journal of Oral Rehabilitation,2022,49(4):442–455.

[4] 武杰，孟昭松，赵艳红．颞下颌关节紊乱病在正畸治疗中的研究进展 [J]．天津医药，2021,49(01):98–102.

[5] Michelotti A, Iodice G. The role of orthodontics in temporomandibular disorders[J]. J Oral Rehabil,2010,37(6): 411–429.

[6] Guo SX, Li BY, Qi K, et al. Association Between Contact from an Overerupted Third Molar and Bilaterally Redistributed Electromyographic Activity of the Jaw Closing Muscles[J]. J Oral Facial Pain Headache,2018,32(4):358–366.

[7] 沈刚．偏颌与颜面不对称畸形的诊断、分类及临床意义[J]．上海口腔医学，2021,30:1–6.

[8] Lee WJ, Park KH, Kang YG, et al. Automated Real-Time Evaluation of Condylar Movement in Relation to Three-Dimensional Craniofacial and Temporomandibular Morphometry in Patients with Facial Asymmetry[J]. Sensors (Basel), 2021,21(8):2591.

[9] Ekprachayakoon I, Miyamoto JJ, Inoue-Arai MS, et al. New application of dynamic magnetic resonance imaging for the assessment of deglutitive tongue movement[J]. Prog Orthod, 2018,19(1):45.

[10] Melchior MO, Valencise Magri L, Da Silva AMBR, et al. Influence of tongue exercise and orofacial myofunctional status on the electromyographic activity and pain of chronic painful TMDs[J].Cranio,2021, 39(5):445–451.

[11] 冯靖雯，刘奕．正畸治疗中对颞下颌关节紊乱病的防治策略 [J]．中国实用口腔科杂志，2023,16:143–146.

[12] Antunes Ortega AC, Pozza DH, Rocha Rodrigues LL, et al. Relationship Between Orthodontics and Temporomandibular Disorders: A Prospective Study[J]. J Oral Facial Pain Headache, 2016,30(2):134–138.

[13] 胡敏，相亚宁，李洪，等．4 种不同类型颌间牵引对颞下颌关节应力分布影响的三维有限元研究 [J]．华西口腔医学杂志，2010,28(02): 145–148.

[14] Minervini G, Franco R, Marrapodi MM, et al. Prevalence of temporomandibular disorders in children and adolescents evaluated with Diagnostic Criteria for Temporomandibular Disorders: A systematic review with meta-analysis[J]. J Oral Rehabil, 2023,50(6):522–530.

[15] Zhang Y, Keilig L, Dörsam I, et al. Numerical investigation of the biomechanical effects of orthodontic intermaxillary elastics on the temporomandibular joint[J]. Journal of the Mechanical Behavior of Biomedical Materials, 2023,141: 105764.

[16] Fueki K, Yoshida E, Okano K, et al. Association between

occlusal curvature and masticatory movements with different test foods in human young adults with permanent dentitions[J]. Arch Oral Biol, 2013,58(6):674–680.

病例 3
伴关节痛 / 可复性关节盘移位的前牙散隙成人正畸及 6 年随访

一、病例简介

本病例患者为一例右侧颞下颌关节张口咀嚼痛伴前牙散隙的成人病例，患者前牙切导及侧方咬合均较差，通过药物及物理治疗缓解症状后，采用全口直丝弓非拔牙矫治技术，前牙散隙内收关闭，覆𬌗、覆盖改善，右侧颞下颌关节弹响及张口咀嚼痛症状消失。在正畸过程中密切关注患者关节状况，并进行健康宣教。

二、基本信息

性别：男
年龄：21 岁

主诉：右侧关节张口咀嚼痛 3d
病史：患者自述 3d 前右侧关节疼痛，张口咀嚼时最为明显，影响生活，遂来我院就诊

三、临床检查

口外检查

面部检查情况：双侧面部不对称，右侧面部略丰满，右侧口角宽且高；直面型（图 4-3-1）。

口内检查

口内检查情况：恒牙列，17~27，37~47；双侧磨牙中性关系，双侧尖牙近中关系，前牙覆𬌗、覆盖尚可；上下颌前牙散隙，13、43 磨耗严重（图 4-3-2）。

TMJ 检查

TMJ 功能检查：
1. 右侧 TMJ 弹响。
2. 张口度 42mm，张口型正常。
3. 前伸运动时，有咬合干扰（表 4-3-1）。

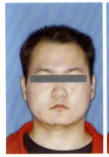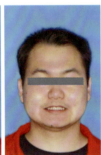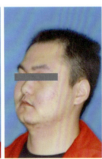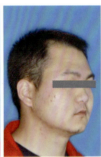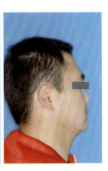

图 4-3-1 *初诊面相照*

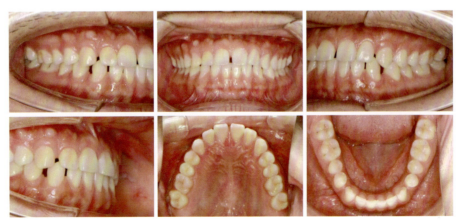

图 4-3-2 *初诊口内照*

表 4-3-1　初诊颞下颌关节 VAS 量表

	初诊 VAS 评分
关节弹响	2
关节疼痛	2
张口受限	0
关节绞锁	0
夜磨牙 / 紧咬牙	0
咬颊 / 咬舌	0
耳鸣	0
打鼾	0
颈 / 肩 / 背 / 上肢疼痛	0
睡眠情况	0
VAS 总评分	4

TMJ 影像学检查：

CBCT 显示：双侧髁突骨皮质不连续，双侧髁突后移位（图 4-3-3）。

X 线检查

全口曲面体层片显示：上颌窦底较低，上颌前牙牙根较短（图 4-3-4）。

头颅侧位片及头影测量分析显示：骨性Ⅲ类，低角，前牙覆𬌗、覆盖较浅（图 4-3-5，表 4-3-2）。

四、问题列表

1. TMDs，关节弹响。
2. 面部不对称。
3. 牙列散隙。

五、诊　断

1. DC/TMD 诊断　双侧关节痛，可复性关节盘移位

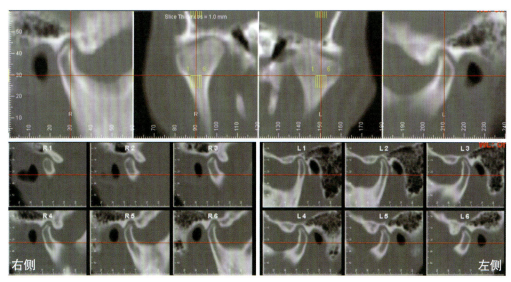

图 4-3-3　初诊 CBCT

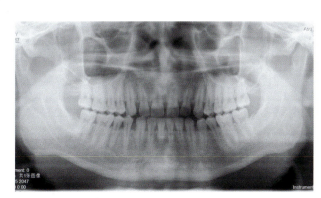

图 4-3-4　初诊全口曲面体层片

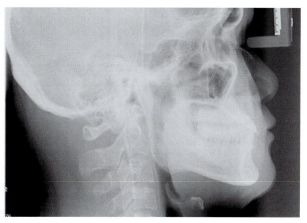

图 4-3-5　初诊头颅侧位片

表 4-3-2 初诊头影测量值

测量项目	初诊	标准值范围
SNA（°）	87.5	82.8 ± 4.0
SNB（°）	86.9	80.1 ± 3.9
ANB（°）	−0.1	2.7 ± 2.0
SND（°）	84.6	77.3 ± 3.8
GoGn-SN（°）	21.7	31.2 ± 3.6
OP-SN（°）	22.1	16.1 ± 5.0
U1-L1（°）	119.2	124.2 ± 8.2
U1-NA（mm）	2.7	5.1 ± 2.4
U1-NA（°）	36.4	22.8 ± 5.7
L1-NB（mm）	2.2	6.7 ± 2.1
L1-NB（°）	23.9	30.3 ± 5.8
FMA（°）	16.9	26.0 ± 4.0
FMIA（°）	69.4	57.8 ± 6.9
IMPA（°）	93.7	92.5 ± 6.9

2.**错𬌗畸形诊断** 软组织：直面型，右侧丰满；牙性：安氏Ⅰ类，双侧磨牙中性关系，双侧尖牙近中关系，前牙浅覆𬌗、浅覆盖；骨性：骨性Ⅲ类，低角

六、治疗计划

1. 药物治疗。
2. 全口直丝弓非拔牙矫治。
3. 排齐整平上、下牙列，集中散隙，内收上下前牙。
4. 建立尖牙、磨牙Ⅰ类关系。
5. TMDs 患者病情复杂，矫治时间较长，已告知患者，患者知情同意。

七、治疗过程

1. 药物治疗，服用氨基葡聚糖、硫酸软骨素等软骨保护剂，关节疼痛时，服用洛索洛芬钠。
2. 排齐整平上颌牙列，集中间隙至 12、22 远中，内收上前牙。
3. 排齐整平下颌牙列，先远移 33、43，待其到位后内收下前牙。
4. 制戴压膜保持器保持。

结束正畸面相照（图 4-3-6）

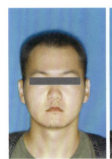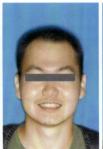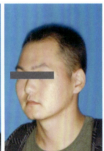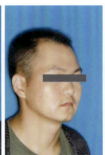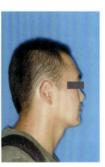

图 4-3-6 矫治后面相照

结束正畸口内照

牙列排齐整平，前牙覆𬌗、覆盖基本正常，双侧尖牙、磨牙中性关系，无咬合干扰（图 4-3-7）。

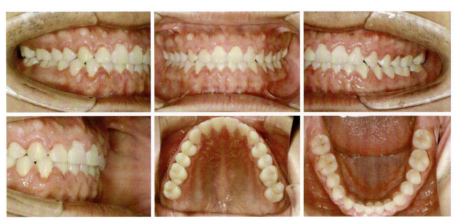

图 4-3-7 矫治后口内照

结束正畸 X 线检查

矫治后全口曲面体层片显示：牙根平行度良好，无明显吸收（图 4-3-8）。

矫治后头颅侧位片及头影测量分析显示：上颌前牙唇倾度改善（图 4-3-9，表 4-3-3）。

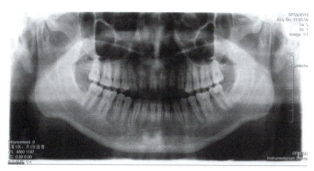

图 4-3-8　矫治后全口曲面体层片

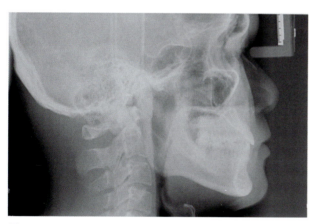

图 4-3-9 矫治后头颅侧位片

表 4-3-3　矫治后头影测量值

测量项目	矫治后	标准值范围
SNA（°）	86.5	82.8 ± 4.0
SNB（°）	86.1	80.1 ± 3.9
ANB（°）	0.4	2.7 ± 2.0
SND（°）	85	77.3 ± 3.8
GoGn-SN（°）	21.0	31.2 ± 3.6
OP-SN（°）	10.9	16.1 ± 5.0
U1-L1（°）	130.9	124.2 ± 8.2
U1-NA（mm）	3.3	5.1 ± 2.4
U1-NA（°）	30.1	22.8 ± 5.7
L1-NB（mm）	2.2	6.7 ± 2.1
L1-NB（°）	18.5	30.3 ± 5.8
FMA（°）	17.3	26.0 ± 4.0
FMIA（°）	73.2	57.8 ± 6.9
IMPA（°）	89.5	92.5 ± 6.9

结束正畸 TMJ 检查

TMJ 功能检查：

1. TMJ 弹响症状消失。

2. 张口度 42mm，张口型正常。

3. 前伸及侧方运动无咬合干扰（表 4-3-4）。

表 4-3-4　矫治后颞下颌关节 VAS 量表

	矫治后 VAS 评分
关节弹响	0
关节疼痛	0
张口受限	0
关节绞锁	0
夜磨牙 / 紧咬牙	0
咬颊 / 咬舌	0
耳鸣	0
打鼾	0
颈 / 肩 / 背 / 上肢疼痛	0
睡眠情况	0
VAS 总评分	0

TMJ 影像学检查：

矫治后 CBCT 显示：双侧髁突骨皮质基本连续（图 4-3-10）。

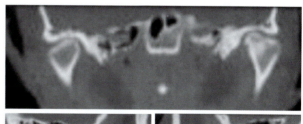
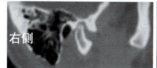
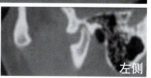

图 4-3-10　矫治后 CBCT

保持 6 年随访

矫治结束 6 年后，对患者进行随访，患者上、下牙列排齐整平，尖牙、磨牙关系中性，前牙覆𬌗、覆盖良好（图 4-3-11、图 4-3-12）。关节症状无复发，CBCT 显示两侧髁突骨皮质连续，无明显异常，患者对治疗效果满意（图 4-3-13）。

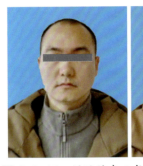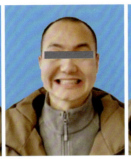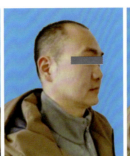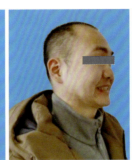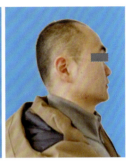

图 4-3-11　矫治结束 6 年后面相照

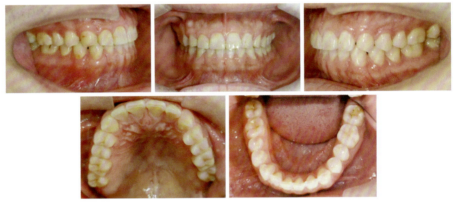

图 4-3-12　矫治结束 6 年后口内照

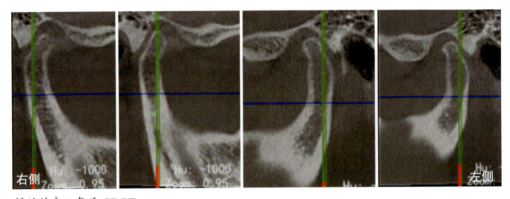

图 4-3-13　矫治结束 6 年后 CBCT

八、分析小结

1. TMDs 序列治疗

　　TMDs 是一种多因素的慢性疾病[1-4]，需要根据病情的严重程度进行序列治疗，遵循一个合理的、合乎逻辑的治疗程序。治疗程序应先选择可逆性保守治疗，其中物理治疗、药物治疗和稳定型咬合板治疗是最行之有效的治疗手段，然后用不可逆性保守治疗，如调𬌗、修复及正畸治疗等。我们建议：当异常咬合接触点位于支持尖牙尖斜面内 1/3，采用调𬌗法；位于中 1/3 时，采用修复治疗；位于外 1/3 时，采用正畸治疗（图 4-3-14）[5-6]。最后选用外科手术治疗，包括关节镜及开放手术等[7]。同时，心理及行为治疗包括戒除不良习惯、心理药物治疗及宣教医嘱等也是必不可少的。

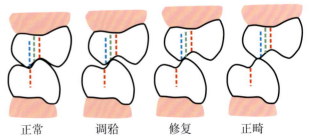

正常　　　调𬌗　　　修复　　　正畸

图 4-3-14　咬合治疗三分法原则示意图

本例患者 TMDs 发生与围栏前侧界异常较为密切，且该患者关节疼痛程度 VAS 评分较低，为 2 分，无张口受限，最大张口度为 42mm，CBCT 显示骨质缺损基本处于静止期，无张闭口绞锁，因此我们认为该患者可以在药物治疗及热敷理疗控制疼痛症状后，开始正畸治疗。

2. 正畸治疗对于 TMDs 症状改善的意义

正畸医生需要综合分析患者病理性𬌗因素对关节的影响。正畸治疗作为一种可以有效移动牙齿、重塑咬合的治疗方法，能够去除部分 TMDs 中存在的病理性𬌗因素，使咬合与关节、咀嚼肌功能相协调[8]。对于有可能引起关节紊乱的后牙锁𬌗、前牙反𬌗、早接触及𬌗干扰等问题，可以考虑先佩戴𬌗垫暂时性去除病理性𬌗因素，观察患者本身的关节症状是否改善，从而明确该患者 TMDs 症状与病理性𬌗因素的相关性，对于确实相关者，正畸治疗往往能够取得较好的预后。本患者前牙存在散隙，尖牙保护𬌗不佳，在正畸治疗关闭前牙散隙后，尖牙保护𬌗恢复正常，有利于 TMDs 症状改善。

患者报告结局（PRO）可用于 TMDs 患者的康复评定[9]，本患者治疗前关节 VAS 总评分为 4 分，治疗结束后及 6 年随访时，关节 VAS 总评分均为 0 分，最大张口度正常，下颌功能运动无异常，髁突吸收影像消失，因此本患者康复评定优秀。

九、思维流程图

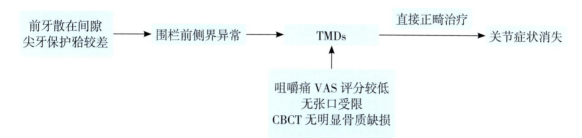

前牙散在间隙 尖牙保护𬌗较差 → 围栏前侧界异常 → TMDs → 直接正畸治疗 → 关节症状消失

咀嚼痛 VAS 评分较低 无张口受限 CBCT 无明显骨质缺损

（程钰迅，焦凯）

参考文献

[1] Turp JC, Schindler H. 颞下颌关节病的病因问题：咬合因素的流行病学和病因学依据 [J]. 实用口腔医学杂志，2015,3: 417–424

[2] Sun R, Zhang S, Si J, et al. Association between oral behaviors and painful temporomandibular disorders: a cross-sectional study in the general population[J]. J Pain Res, 2024,17:431–439.

[3] Zhu R, Zhang L, Zheng YH, et al. Association between stigma and pain in patients with temporomandibular disorders[J]. Int J Clin Pract,2022,21:2803540.

[4] Xiong X, Zhang SY, Zhang J, et al. Exploring the relationship between perfectionism and pain in patients with temporomandibular disorders: a cross-sectional study[J]. Int J Clin Pract, 2023 , 31: 2857115.

[5] 王美青 . 现代𬌗学 [M]. 北京：人民卫生出版社 ,2006.

[6] 王美青 . 𬌗学 [M]. 第 4 版 . 北京：人民卫生出版社 ,2020.

[7] 张志愿 . 口腔颌面外科学 [M]. 第 8 版 . 北京：人民卫生出版社 ,2020

[8] 赵宁，房兵 . 正畸治疗与颞下颌关节紊乱病的研究进展 [J]. 口腔医学 ,2024,44,1:20–23.

[9] 杨浩伦，郑坤，张黎明 . 颞下颌关节紊乱病的临床康复治疗进展 [J]. 华西医学 ,2024,39(06):960–964.

病例 4
伴关节痛／可复性关节盘移位的前牙反𬌗正畸治疗

一、病例简介

本病例患者为一例伴有关节弹响、疼痛及面部渐进性偏斜的反𬌗病例。该患者前牙反𬌗，下颌前牙散在间隙，通过肩颈锻炼及药物治疗缓解症状后，采用全口直丝弓非拔牙矫治技术，纠正前牙反覆𬌗、反覆盖，并配合双侧Ⅲ类牵引纠正尖牙、磨牙关系，患者关节弹响症状消失，面部渐进性偏斜停止。在正畸过程中密切关注患者关节状况，并进行健康宣教。

二、基本信息

性别：女

年龄：35 岁

主诉：双侧关节大张口时弹响、疼痛，伴面部渐进性偏斜 1 年

病史：患者自述近 1 年来，双侧关节大张口时弹响伴面部渐进性偏斜，肩颈酸痛，睡眠质量差，影响生活，遂来我院就诊

三、临床检查

口外检查

面部检查情况：双侧面部不对称，左侧面部略丰满，左侧口角宽，右侧口角高；低角，凹面型（图 4-4-1）。

口内检查

口内检查情况：恒牙列，18~28，38~48；双侧尖牙、磨牙Ⅲ类关系，上、下颌中线不一致，前牙（11、21、22、33~42）反覆𬌗、反覆盖；下牙列拥挤度 −2mm；下颌前牙散在间隙，下颌牙弓前部较窄，16 远中尖下垂（图 4-4-2）。

TMJ 检查

TMJ 功能检查：

1. 下颌运动过程中，牙位与肌位不一致，RCP 与 ICP 不协调。

2. 无张口受限，无关节绞锁，无关节脱位，张口型正常，双侧髁突动度一致。

3. 张口初、闭口末双侧髁突清脆弹响声；双侧髁突外极疼痛（压痛、张闭口痛、侧𬌗痛、咀嚼痛）。

4. 前伸及侧方咬合均有咬合干扰（表 4-4-1）。

TMJ 影像学检查：

CBCT 显示：双侧髁突位置后移，右侧髁突顶部骨皮质不连续（图 4-4-3）。

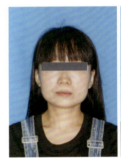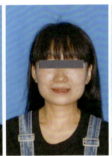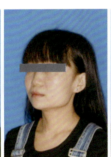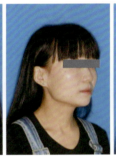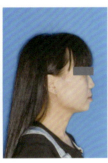

图 4-4-1 初诊面相照

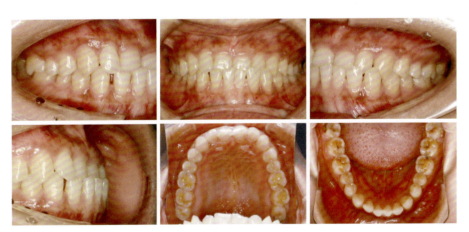

图 4-4-2 初诊口内照

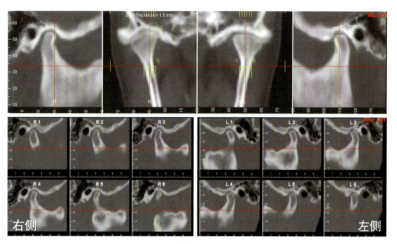

图 4-4-3 初诊 CBCT

表 4-4-1 初诊颞下颌关节 VAS 量表

	初诊 VAS 评分
关节弹响	5
关节疼痛	2
张口受限	0
关节绞锁	0
夜磨牙 / 紧咬牙	0
咬颊 / 咬舌	0
耳鸣	0
打鼾	0
颈 / 肩 / 背 / 上肢疼痛	2
睡眠情况	0
VAS 总评分	9

X 线检查

全口曲面体层片显示：18、28、38、48 存（图 4-4-4）。

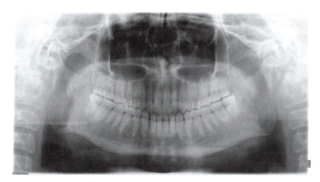

图 4-4-4 初诊全口曲面体层片

头颅侧位片及头影测量分析显示：骨性Ⅲ类，低角，上、下颌前牙较直立，前牙反覆𬌗、反覆盖（图 4-4-5，表 4-4-2）。

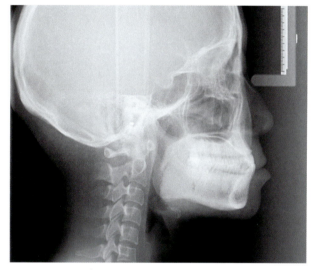

图 4-4-5 初诊头颅侧位片

表 4-4-2 初诊头影测量值

测量项目	初诊	标准值范围
SNA（°）	72.1	82.8 ± 4.0
SNB（°）	73.6	80.1 ± 3.9
ANB（°）	−1.6	2.7 ± 2.0
SND（°）	69.3	77.3 ± 3.8
GoGn–SN（°）	25.2	31.2 ± 3.6
OP–SN（°）	19.2	16.1 ± 5.0
U1–L1（°）	126.2	124.2 ± 8.2
U1–NA（mm）	2.2	5.1 ± 2.4
U1–NA（°）	22.5	22.8 ± 5.7
L1–NB（mm）	2.0	6.7 ± 2.1
L1–NB（°）	32.8	30.3 ± 5.8
FMA（°）	20.1	26.0 ± 4.0
FMIA（°）	51.5	57.8 ± 6.9
IMPA（°）	108.4	92.5 ± 6.9

四、问题列表

1. TMDs。
2. 前牙反𬌗。
3. 下颌前牙散在间隙。
4. 面部渐进性偏斜。
5. 18、28、38、48 存。
6. 16 远中尖下垂。

五、诊　断

1. DC/TMD 诊断　双侧关节痛、可复性关节盘移位

2. 错𬌗畸形诊断　软组织：凹面型，左侧丰满；牙性：安氏Ⅲ类，尖磨牙近中关系，前牙反覆𬌗，反覆盖；骨性：骨性Ⅲ类，低角

六、治疗计划

1. 口腔卫生及关节健康宣教，药物治疗，肩颈锻炼。
2. 全口直丝弓非拔牙矫治。
3. 建立稳定尖牙、磨牙关系及正常覆𬌗、覆盖。
4. TMDs 病情复杂，治疗时间较长，已告知患者，患者知情同意。

七、治疗过程

1. 全口牙周洁治，行口腔卫生宣教；嘱患者热毛巾湿敷两侧关节，配合氨基葡聚糖，硫酸软骨素、洛索洛芬钠药物治疗；嘱患者行肩颈锻炼。

2. 非拔牙矫治，𬌗垫打开咬合，上颌先排齐整平，小摇椅弓唇展前牙。

3. 上颌唇展完成后粘下半口托槽，排齐整平下牙列。

4. 双侧短Ⅲ类牵引（上4下3），改善尖牙、磨牙关系。

5. 建立稳定尖牙、磨牙关系以及正常覆𬌗、覆盖。

6. 应用透明压膜保持器进行保持。

结束正畸面相照

面部偏斜改善（图 4-4-6）。

结束正畸口内照

上下牙列排列整齐，覆𬌗、覆盖恢复正常，无咬合干扰（图 4-4-7）。

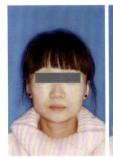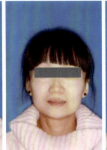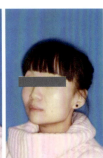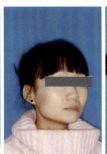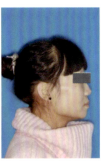

图 4-4-6　矫治后面相照

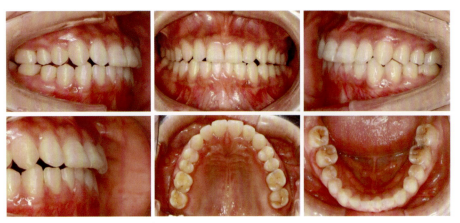

图 4-4-7　矫治后口内照

结束正畸 X 线检查

矫治后全口曲面体层片显示：牙根未见明显吸收（图 4-4-8）。

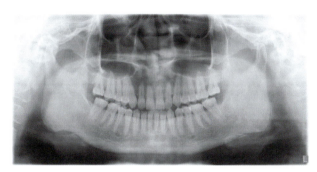

图 4-4-8　矫治后全口曲面体层片

矫治后头颅侧位片及头影测量分析显示：前牙反覆𬌗、反覆盖得到明显纠正，上颌前牙唇倾度增加，下颌前牙唇倾度减小，下颌平面角增大（表4-4-3，图 4-4-9）。

表 4-4-3　矫治后头影测量值

测量项目	矫治后	标准值范围
SNA（°）	72.5	82.8 ± 4.0
SNB（°）	73.9	80.1 ± 3.9
ANB（°）	−1.4	2.7 ± 2.0
SND（°）	69.4	77.3 ± 3.8
GoGn-SN（°）	27.8	31.2 ± 3.6
OP-SN（°）	21.1	16.1 ± 5.0
U1-L1（°）	115.4	124.2 ± 8.2
U1-NA（mm）	4.8	5.1 ± 2.4
U1-NA（°）	38.1	22.8 ± 5.7
L1-NB（mm）	1.7	6.7 ± 2.1
L1-NB（°）	27.9	30.3 ± 5.8
FMA（°）	10.0	26.0 ± 4.0
FMIA（°）	66.8	57.8 ± 6.9
IMPA（°）	103.1	92.5 ± 6.9

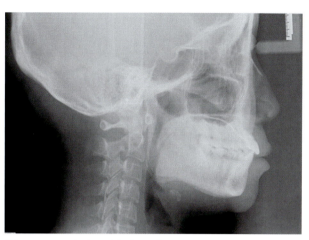

图 4-4-9　矫治后头颅侧位片

结束正畸 TMJ 检查（表 4-4-4）

表 4-4-4　矫治后颞下颌关节 VAS 量表

	矫治后 VAS 评分
关节弹响	0
关节疼痛	0
张口受限	0
关节绞锁	0
夜磨牙 / 紧咬牙	0
咬颊 / 咬舌	0
耳鸣	0
打鼾	0
颈 / 肩 / 背 / 上肢疼痛	0
睡眠情况	0
VAS 总评分	0

TMJ 影像学检查：

矫治后 CBCT 显示：双侧髁突及关节窝未见明显异常（图 4-4-10）。

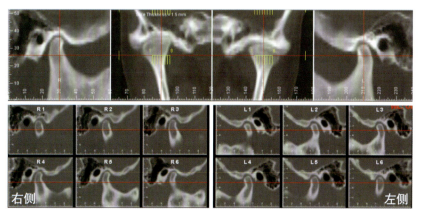

图 4-4-10　矫治后 CBCT

八、分析小结

1. 本例患者 TMDs 发病机制探究

有研究指出静态的"牙排列异常"与 TMDs 发生之间的关联并不显著，可能并不是引发 TMDs 的主因，而咬合的变化可能引起牙列与上、下颌骨的空间位置关系发生改变，这些因素与 TMDs 之间的关系或许更为密切[1-3]，这可以从"咬合围栏"学说和"咬合分离"理论来进行讨论。首先，正常的上、下颌牙列通过围栏限制保证上牙列对下牙列的正常止接触，如果这种限制有碍于正常的功能活动，就会增加下颌运动的难度，加重关节区负担，诱发 TMDs 的发生[4-5]。在本病例中，患者前牙区（11、21、22、33~42）反覆𬌗、反覆盖，属于围栏前界异常[6]，16 远中尖下垂，属于围栏后界异常，这种围栏异常限制了下颌正常的前伸及后退运动，促进了该患者 TMDs 的发生。此外，患者在前伸及侧方运动中均存在咬合干扰，使得患者咬合分离异常，这导致升颌肌长时间处于高度激活状态，无法完全放松。当下颌前伸及后退运动由于"围栏效应"受到限制时，髁突运动范围随之受限，而翼外肌等附着于关节盘的肌肉却异常紧张，这就容易引发关节盘移位，久之导致关节内生物力学效应异常，引起髁突吸收等骨质改变现象。

2. 正畸治疗对于本例患者髁突改建的意义

本例患者通过正畸治疗排齐整平上下牙列，解除前牙反𬌗，消除𬌗干扰后，髁突运动限制缓解，肌肉紧张度下降，关节盘移位现象有所缓解，关节内生物力学环境改善，有利于髁突改建，因此正畸治疗结束后该患者的髁突骨皮质连续，这是髁突适应性改建的结果。另外，三维有限元研究发现，髁突相对于𬌗平面的高度与关节内紊乱关系密切，相

对高度越大，髁突受力越小。本例患者在正畸治疗结束后，下颌平面角增大，髁突受力减小，有利于髁突适应性改建[7]。

3. 肩颈疼痛神经机制

王美青等指出咬合会刺激牙周本体觉，从而将神经信号上传到中脑核，中脑核又将神经信号传递至运动核，引起咬肌收缩，完成神经信号传递。当患者咬合不稳定时，牙周本体觉受到刺激而将紊乱的神经信号向上传递，最后引起咬肌异常收缩，加重关节负担，从而形成恶性循环[8]。中脑核不仅支配运动核，还支配动眼神经核、滑车神经核、外展神经核等，使眼外肌、胸锁乳突肌、舌肌及躯干异常，从而引起眼症、耳症、舌症和肩颈疼痛等全身症状，睡眠也因此受到影响[9-13]。本患者由于前牙反覆𬌗、反覆盖，以及 16 远中尖下垂，导致咬合不佳，根据神经传递机制，最终导致 TMDs，同时引发肩颈异常状态。根据此机制，有专家指出合理的肩颈锻炼，有利于 TMDs 的康复。因此，我们嘱本例患者多做肩颈运动，患者反馈良好。

4.TMDs 的药物治疗

针对 TMDs 的药物包括镇痛药、糖皮质激素类药物、软骨保护剂、肌松剂、抗焦虑药、抗抑郁药、关节/肌肉内注射药等[14]，针对 TMDs 疼痛首选非甾体类解热镇痛药，对中重度、顽固性炎性疾病可以考虑联合应用糖皮质激素类药物。对存在明显关节退行性变的患者可以同时应用软骨保护剂。在怀疑存在咀嚼肌痉挛时可以考虑应用肌松剂。对迁延不愈且伴有心理问题的慢性疼痛患者可以考虑应用抗焦虑药、抗抑郁药[15]。本患者右侧关节髁突吸收，且伴有关节疼痛，因此嘱患者服用软骨保护剂（氨基葡聚糖、硫酸软骨素），配合非甾体类解热镇痛药（洛索洛芬钠）。

九、思维流程图

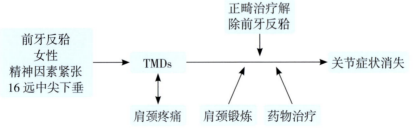

（程钰迅，焦凯）

参考文献

[1] 王美青，张旻，王一兵.七种不同𬌗型对颞下颌关节应力影响的三维有限元分析 [J]. 中华口腔医学杂志,2004, 39(3):242–244.

[2] 万英明，毕铭，韩慧，等.施佩曲线改变对颞下颌关节应力影响的三维有限元分析 [J]. 中华口腔医学杂志,2012, 47(5):277–280.

[3] 林有籁，刘月华，王冬梅，等.个别后牙反𬌗对颞下颌关节应力影响的三维有限元研究 [J]. 中华口腔医学杂志, 2013,48(2):86–90.

[4] 王美青 . 现代𬌗学 [M]. 北京：人民卫生出版社 , 2006.

[5] 王美青 . 𬌗学 [M]. 第 4 版 . 北京：人民卫生出版社，2020.

[6] Wang Y L, Zhang J, Zhang M, et al. Cartilage degradation in temporomandibular joint induced by unilateral anterior crossbite prosthesis[J]. Oral Dis, 2014,20(3):301–306.

[7] 朱锦怡，龚衍吉，郑芳杰，等.咬合异常与颞下颌关节紊乱症的关系再思考 [J]. 口腔医学 ,2024,44(01):24–30.

[8] Xu J, Wang D, Yang C, et al. Reconstructed magnetic resonance image-based effusion volume assessment for temporomandibular joint arthralgia[J]. J Oral Rehabil, 2023 Nov;50(11): 1202–1210.

[9] 刘鑫 . 颞下颌关节紊乱 "综合征" 三叉神经本体觉中枢机制的动物实验初步研究 [D]. 第四军医大学 ,2017.

[10] Luo PF, Moritani M, Dessem D. Jaw-muscle spindle afferent pathways to the trigeminal motor nucleus in the rat[J]. J Comp Neurol,2001,435:341–353

[11] Zhang J, Luo P, Ro JY, et al. Jaw muscle spindle afferents coordinate multiple orofacial motoneurons via common premotor neurons in rats: an electrophysiological and anatomical study[J].Brain research,2012,1489:37–47.

[12] Silveira A, Armijo-Olivo S, Gadotti IC, et al. Masticatory and cervical muscle tenderness and pain sensitivity in a remote area in subjects with a temporomandibular disorder and neck disability[J]. J Oral Facial Pain Headache. 2014, 28(2):138–146.

[13] Walczyńska-Dragon K, Baron S. The biomechanical and functional relationship between temporomandibular dysfunction and cervical spine pain[J]. Acta Bioeng Biomech, 2011,13(4):93–98.

[14] 王东，查能愉.TMDs 的药物治疗 [J]. 天津医科大学学报，2000,03:371–372.

[15] 时子文，祝颂松，毕瑞野 . 颞下颌关节骨关节炎的药物治疗基础与临床研究进展 [J]. 中国现代应用药学 ,2022, 39(04):552–559.

病例 5
伴关节痛 / 可复性关节盘移位的个别牙反𬌗重度拥挤拔牙矫治

一、病例简介

本病例患者为一例重度拥挤伴关节弹响疼痛的病例，通过直丝弓拔牙矫治改善咬合，在正畸过程中密切关注患者关节状况，并进行健康宣教，正畸结束后，患者的咬合关系得到改善，关节症状得到缓解。

二、基本信息

性别：女
年龄：23 岁
主诉：自觉关节弹响疼痛 2 个月，出现咬合问题
病史：自替牙来自觉咬合问题，2 个月前出现关节弹响未曾治疗，今求诊

三、临床检查

口外检查

面部检查情况：面部左右不对称，颏部右偏，直面型（图 4–5–1）。

口内检查

口内检查情况：恒牙列，17~27、37~47，双侧磨牙Ⅰ类关系，尖牙Ⅲ类关系，上中线左偏2mm，上、下颌重度拥挤（图 4–5–2）。

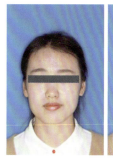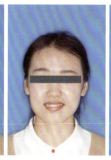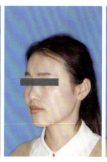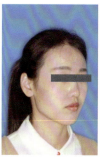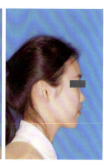

图 4–5–1 初诊面相照

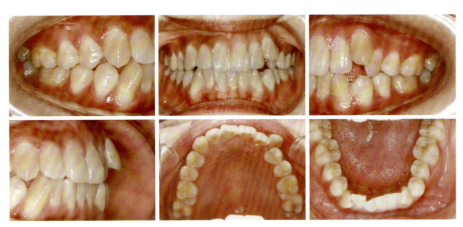

图 4-5-2 初诊口内照

TMJ 检查

TMJ 功能检查：

1. 下颌运动过程中，牙位与肌位一致。

2. 张口度正常，张口时有弹响。

3. 右侧关节压痛。

4. 前伸运动时，后牙无接触；左右侧方运动时，存在非工作侧咬合干扰点（表 4-5-1）。

表 4-5-1 初诊颞下颌关节 VAS 量表

	初诊 VAS 评分
关节弹响	2
关节疼痛	1
张口受限	0
关节绞锁	0
夜磨牙 / 紧咬牙	0
咬颊 / 咬舌	0
耳鸣	0
打鼾	0
颈 / 肩 / 背 / 上肢疼痛	0
睡眠情况	0
VAS 总评分	3

TMJ 影像学检查：

CT 显示：右侧关节间隙改变（图 4-5-3）。

X 线检查

全口曲面体层片显示：左右下颌支长度不对称，18、38、48 存（图 4-5-4）。

头颅侧位片及头影测量分析显示：骨性 I 类，均角，上下前牙唇倾（图 4-5-5，表 4-5-2）。

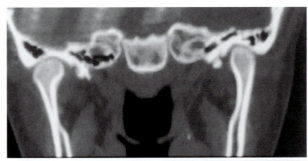
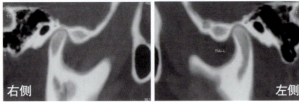

右侧　　　　　　　　左侧

图 4-5-3 初诊 CT

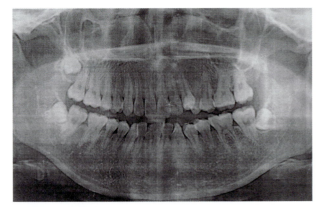

图 4-5-4 初诊全口曲面体层片

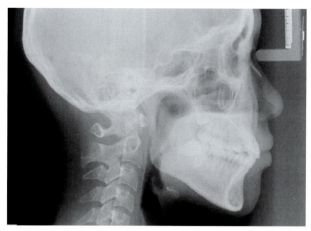

图 4-5-5　初诊头颅侧位片

表 4-5-2　初诊头影测量值

测量项目	初诊	标准值范围
SNA（°）	80.4	82.8 ± 4.0
SNB（°）	76.2	80.1 ± 3.9
ANB（°）	4.2	2.7 ± 2.0
SND（°）	74.3	77.3 ± 3.8
GoGn-SN（°）	33.7	31.2 ± 3.6
OP-SN（°）	17.5	16.1 ± 5.0
U1-L1（°）	110.1	124.2 ± 8.2
U1-NA（mm）	7.0	5.1 ± 2.4
U1-NA（°）	28.9	22.8 ± 5.7
L1-NB（mm）	9.6	6.7 ± 2.1
L1-NB（°）	36.8	30.3 ± 5.8
FMA（°）	25.8	26.0 ± 4.0
FMIA（°）	48.1	57.8 ± 6.9
IMPA（°）	106.1	92.5 ± 6.9

四、问题列表

1. TMDs，右侧关节压痛，张口弹响，左右下颌支长度不对称。

2. 直面型，面部不对称。

3. 骨性Ⅰ类，均角。

4. 双侧尖牙Ⅲ类关系，23 号外牙，24 对刃𬌗，上中线偏左 2mm。

5. 牙弓形态不对称，上、下颌重度拥挤，18、38、48 存。

五、诊　断

1. DC/TMD 诊断　右侧关节痛，可复性关节盘移位

2. 错𬌗畸形诊断　软组织：面部不对称（颏部右偏），直面型；牙性：安氏Ⅰ类，牙列重度拥挤，上中线左偏，18、38、48 阻生；骨性：骨性Ⅰ类，均角

六、治疗计划

1. 全口直丝弓拔牙矫治，建立尖牙、磨牙Ⅰ类关系。

2. 择期拔除 18、38、48。

3. 患者为骨性不对称，面型偏斜改善有限，已告知患者。

4. 口腔卫生及关节健康宣教。

七、治疗过程

1. 全口直丝弓拔牙矫治，拔除 14、24、34、44。

2. 排齐整平上下牙列，匹配弓形，对齐中线。

3. 滑动法内收上下前牙，最终建立尖牙、磨牙Ⅰ类关系。

4. 拔除 38、48。

5. 压膜保持器保持。

结束正畸口内照

矫治后牙齿排列整齐，中线对齐，尖牙、磨牙Ⅰ类关系，前牙覆𬌗、覆盖正常，后牙咬合关系良好（图 4-5-6）。

结束正畸 X 线检查

矫治后全口曲面体层片显示：牙根未见明显吸收，平行度良好，18 存（图 4-5-7）。

矫治后头颅侧位片及头影测量分析显示：前牙角度正常（表 4-5-3，图 4-5-8）。

表 4-5-3　矫治后头影测量值

测量项目	矫治后	标准值范围
SNA（°）	80.7	82.8 ± 4.0
SNB（°）	77.1	80.1 ± 3.9
ANB（°）	3.6	2.7 ± 2.0
SND（°）	75.1	77.3 ± 3.8
GoGn-SN（°）	32.7	31.2 ± 3.6
OP-SN（°）	16.4	16.1 ± 5.0
U1-L1（°）	119.9	124.2 ± 8.2

续表

测量项目	矫治后	标准值范围
U1-NA（mm）	2.8	5.1±2.4
U1-NA（°）	20.9	22.8±5.7
L1-NB（mm）	6.6	6.7±2.1
L1-NB（°）	29.5	30.3±5.8
FMA（°）	28.8	26.0±4.0
FMIA（°）	55.5	57.8±6.9
IMPA（°）	95.7	92.5±6.9

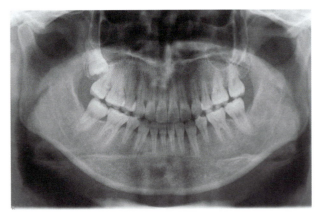

图 4-5-7 矫治后全口曲面体层片

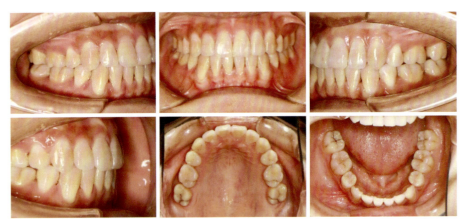

图 4-5-6 矫治后口内照

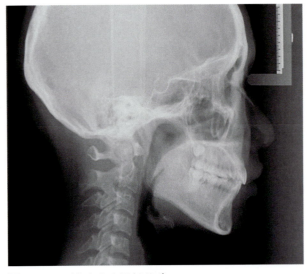

图 4-5-8 矫治后头颅侧位片

结束正畸 TMJ 检查（表4-5-4）

表 4-5-4 矫治后颞下颌关节 VAS 量表

	矫治后 VAS 评分
关节弹响	0
关节疼痛	0
张口受限	0
关节绞锁	0
夜磨牙/紧咬牙	0
咬颊/咬舌	0
耳鸣	0
打鼾	0
颈/肩/背/上肢疼痛	0
睡眠情况	0
VAS 总评分	0

TMJ 影像学检查：

矫治后 CBCT 显示：双侧 TMJ 间隙未见异常（图 4-5-9）。

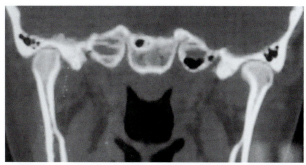

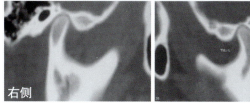

右侧　　　　　左侧

图 4-5-9　矫治后 CBCT

八、分析小结

1. 本病例治疗方案的选择

对于首诊为正畸的患者，TMJ 检查是常规检查项目，正畸治疗前应警惕的 TMDs 易感因素包括内倾型深覆𬌗、高角Ⅱ类开𬌗、个别牙反𬌗及跨𬌗、第三磨牙及类第三磨牙伸长、颜面偏斜等[1]。除临床检查外，影像学分析是诊断 TMDs 最有效的手段，一旦确认有 TMDs 迹象，必须在正畸治疗开始前告知患者已经显示髁突形态不良或确诊 TMDs。正畸治疗前大致了解患者 TMJ 状态，并对相关预后作出有效预判，既是正畸医生的职责所在，也是避免 TMJ 相关风险的关键[2]。对 TMDs 程度轻且尚未引起不良咬合加重的患者（不伴有疼痛及下颌功能受限等的单纯关节弹响、疼痛 VAS < 4 分，张口度大于 25mm，CT 显示没有明显骨质缺损者），可以直接开始正畸治疗，正畸治疗中密切观察 TMJ 状态。本例患者在治疗前仅有轻度关节疼痛，张口弹响。患者颜面不对称，左、右下颌支长度不对称，告知患者可采取手术治疗，患者拒绝。因此，对患者直接开始正畸治疗，过程中进行关节健康宣教、热敷等保守治疗手段，同时密切关注关节情况。

2. 面部偏斜与 TMDs 的发生与关联

髁突是下颌骨的生长发育区，下颌形态受基因和环境因素的共同影响。TMJ 的盘颞关节和盘髁关节保持协调一致，对于维持咀嚼、吞咽、言语和表情等功能具有重要意义[2]。TMJ 形态特征研究可应用全口曲面体层片、许勒位片、CT、MRI 及放射性核素扫描等成像方式[3-5]。下颌偏斜作为一种临床特征复杂的错𬌗畸形，很容易引发错𬌗，严重时可引起 TMDs，甚至对患者颜面美观性造成影响，导致不同程度的社会心理问题[6]。咬合因素对 TMJ 有很大的影响。咬合对称性与髁突形态对称性间相关关系的解剖学研究发现，咬合不对称者，其双侧髁突形态明显不对称，而且形态也不规则[7]。研究显示，偏𬌗患者髁突相对关节窝位置发生改变，偏斜侧髁突相对关节窝发生后、内旋转，乙状切迹相对关节窝发生后、上、外旋转；而非偏斜侧髁突变化与之相反。这表明髁突和乙状切迹的位置改变与下颌偏斜程度存在相关性。下颌偏斜和𬌗平面倾斜影响 TMDs 的发生[8-9]。杨驰等认为，青少年单侧关节盘前移位患者可表现出明显的面部不对称，且与单侧盘前移位患病侧紧密相关[10]。面部不对称以下颌骨最为明显，表现为颏部偏向移位侧，以及下颌骨整体向移位侧旋转，上颌骨则表现出移位侧垂直向发育受影响的趋势。

3. 下颌偏斜的治疗策略

对于生长期的儿童骨性偏𬌗，功能矫治器可通过生长调节在一定程度上纠正偏𬌗，但其治疗效果难以预测，需要持续监控至生长期结束，肉毒素注射也可被用于与双侧咀嚼肌不对称相关的生长期偏𬌗[11]。对于成人而言，单纯的牙性、功能性及轻度的骨性下颌偏斜，可采用不对称拔牙及其他正畸掩饰性治疗。正确对齐牙齿中线是正畸掩饰性治疗的关键，虽然不能完全消除面部不对称，但仍可显著改善美观问题并建立正常咬合关系。对于严重的骨性下颌偏斜以及对颜面部美观要求较高者，单纯正畸治疗的效果并不显著，而正畸正颌联合治疗的预后更好，效果也比较稳定。还有学者利用牵张成骨治疗严重的骨性安氏Ⅲ类错𬌗伴偏𬌗，最大限度缩短了治疗时间并优化了面部美观。正畸正颌联合治疗偏𬌗仍存在一定的局限性。首先，手术不能完全消除骨性结构的不对称性，且软组织对手术的反应常较硬组织差且难以准确预估，因此，单纯的双颌手术可能仍不足以获得最佳美学效果，需要局部骨轮廓和软组织轮廓的二期修整；其次，偏𬌗会随着年龄的增长而加重，因此，手术截骨部位和范围应根据患者的个性特点进行预估，并且可能有二次手术的需要[12-13]。本例患者为轻度的骨性下颌偏斜，经过

与患者沟通后，选择正畸掩饰性治疗方案，已告知其面部偏斜改善有限，矫治结束后患者牙齿咬合关系良好，中线对正，美观和功能得到一定程度改善。

九、思维流程图

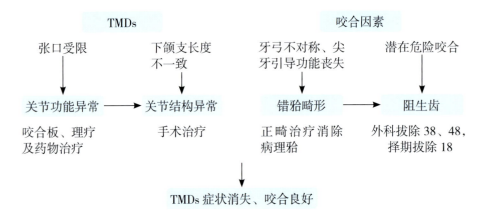

| TMDs | | 咬合因素 | |

张口受限 → 关节功能异常 → 关节结构异常（下颌支长度不一致）
咬合板、理疗及药物治疗 | 手术治疗

牙弓不对称、尖牙引导功能丧失 → 错𬌗畸形 → 阻生齿（潜在危险咬合）
正畸治疗消除病理𬌗 | 外科拔除 38、48，择期拔除 18

→ TMDs 症状消失、咬合良好

（李明瑶，焦凯）

参考文献

[1] 高博韬，刘奕. 正畸联合多学科治疗 TMDs 的研究进展 [J]. 中国实用口腔科杂志，2023,16(04): 398–401.

[2] 贺红，刘志坚. 正畸相关的颞下颌关节问题及临床应对策略 [J]. 中华口腔医学杂志，2019,54(12): 7.

[3] 周芳，李东，丁寅. 成人下颌偏斜患者颞下颌关节对称性研究 [J]. 实用口腔医学杂志，2007,03: 390–393.

[4] 唐汝萍，刘帅，赵震锦，等. 骨性Ⅲ类下颌偏斜患者颞下颌关节形态位置及上颌骨特征的三维评估 [J]. 上海口腔医学，2023,32(01): 91–96.

[5] 史聪翀，刘超，张晓蓉，等. SPECT-CT 对成人下颌偏斜患者双侧颞下颌关节代谢及形态对称性研究 [J]. 口腔医学研究，2015,31(11): 1151–1153.

[6] 周芳，李东，丁寅. 成人下颌偏斜患者颞下颌关节形态及位置的变化 [J]. 临床口腔医学杂志，2007,23(3): 4.

[7] 刘梦超，马艺萌，尼娜. 下颌偏斜患者双侧颞下颌关节三维有限元对称性研究 [J]. 齐齐哈尔医学院学报，2020,41(03): 307–309.

[8] 李爽，王珺璆，王明锋. 偏颌患者𬌗平面偏斜特征及非手术治疗 [J]. 中国实用口腔科杂志，2018,11(6): 369–373.

[9] 周芳，李东. 成人下颌偏斜患者颞下颌关节形态变化与 TMD 的关系 [J]. 实用口腔医学杂志，2009,25(3): 4.

[10] 谢千阳，马志贵，杨驰，等. 青少年单侧颞下颌关节盘前移位患者面部不对称的特征 [J]. 中国口腔颌面外科杂志，2014,12(01): 69–73.

[11] 张秦兰蕙，刘方，吴利娜，等. 骨性安氏Ⅲ类错𬌗伴偏颌及与 TMDs 的关联研究进展 [J]. 口腔疾病防治，2022,30(01): 63–67.

[12] 高翔，宋锦磷，王涛，等. 牵张成骨术联合正畸治疗矫治单侧颜面不对称畸形患者一例 [C]// 国际颅面生长发

育与功能研讨会暨全国口腔正畸学术会议，2012.

[13] 许杰，龙星，邓末宏，等. 改进的髁突牵张成骨治疗颞颌关节强直伴面部畸形 [C]// 中华口腔医学会第四届 TMDs 学及𬌗学专业委员会换届大会暨第十一次全国 TMDs 学及𬌗学学术研讨会，2014.

病例 6
伴关节痛 / 可复性关节盘移位的高角骨性Ⅱ类非拔牙矫治

一、病例简介

本病例患者为一例左侧颞下颌关节大张口疼痛，牙列拥挤，内倾型深覆𬌗，个别牙反𬌗的成人病例。我们通过药物及物理治疗控制关节症状后，采用直丝弓非拔牙矫治排齐整平上、下牙列，改善内倾型深覆𬌗。矫治结束后，患者牙列排齐整平，尖牙、磨牙关系中性，覆𬌗、覆盖正常，内倾型深覆𬌗消除，个别牙反𬌗纠正，双侧关节症状缓解。在正畸过程中密切关注患者关节状况，并进行健康宣教。

二、基本信息

性别：男
年龄：20 岁

主诉：左侧颞下颌关节大张口疼痛 3 月余

病史：患者自述左侧颞下颌关节大张口疼痛 3 月余，睡眠不佳，影响生活，于外院就诊，并拍摄 CT，对关节进行理疗，无好转，遂来我院就诊

三、临床检查

口外检查

面部检查情况：双侧面部不对称，右侧面部略丰满，左侧口角高且宽；突面型，高角，下颌后缩（图 4-6-1）。

口内检查

口内检查情况：恒牙列，18~28，37~48；左侧尖牙、磨牙 II 类关系，右侧尖牙 III 类关系，右侧磨牙 I 类关系，牙列中线不一致，前牙深覆盖、深覆𬌗；上牙列拥挤度 4mm，下颌牙列拥挤度 6mm；上、下颌牙弓形态为尖圆形，前牙 Bolton 比为 80.27%，28 伸长，左侧前磨牙段反𬌗，左侧上、下颌第一磨牙覆盖浅（图 4-6-2）。

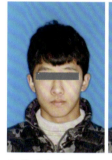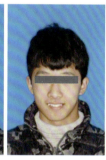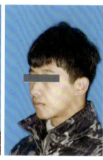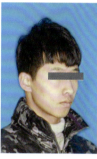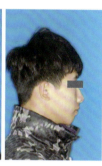

图 4-6-1　初诊面相照

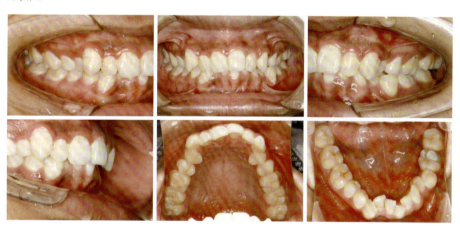

图 4-6-2　初诊口内照

TMJ 检查

TMJ 功能检查：

1. 下颌运动过程中，牙位与肌位一致，RCP 与 ICP 协调。

2. 张口度正常，张口型正常，无关节绞锁。

3. 左侧髁突弹响，左侧髁突后外极压痛。

4. 前伸运动时，后牙有咬合干扰点；侧方运动时，为组牙功能𬌗，无干扰点（表 4-6-1）。

TMJ 影像学检查：

CBCT 显示：左侧髁突顶部有不连续骨皮质影像，双侧髁突位置后移（图 4-6-3）。

表 4-6-1　初诊颞下颌关节 VAS 量表

	初诊 VAS 评分
关节弹响	2
关节疼痛	3
张口受限	0
关节绞锁	0
夜磨牙 / 紧咬牙	0
咬颊 / 咬舌	0
耳鸣	0
打鼾	0
颈 / 肩 / 背 / 上肢疼痛	0
睡眠情况	0
VAS 总评分	5

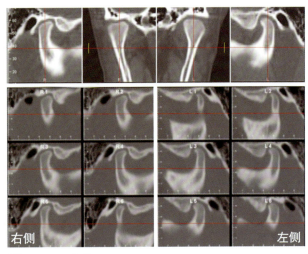

图 4-6-3　初诊 CT

X 线检查

全口曲面体层片显示：36 远中修复体，18、28、48 存（图 4-6-4）。

头颅侧位片及头影测量分析显示：骨性Ⅱ类，下颌平面角较高（图 4-6-5，表 4-6-2）。

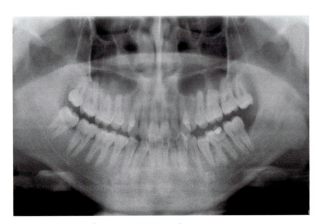

图 4-6-4　初诊全口曲面体层片

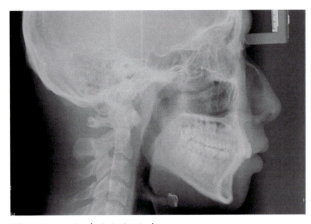

图 4-6-5　初诊头颅侧位片

表 4-6-2　初诊头影测量值

测量项目	初诊	标准值范围
SNA（°）	84.3	82.8 ± 4.0
SNB（°）	78.6	80.1 ± 3.9
ANB（°）	6.5	2.7 ± 2.0
SND（°）	75.6	77.3 ± 3.8
GoGn-SN（°）	38.3	31.2 ± 3.6
OP-SN（°）	22.0	16.1 ± 5.0
U1-L1（°）	128.4	124.2 ± 8.2
U1-NA（mm）	1.7	5.1 ± 2.4
U1-NA（°）	16.1	22.8 ± 5.7
L1-NB（mm）	4.4	6.7 ± 2.1
L1-NB（°）	29.8	30.3 ± 5.8
FMA（°）	22.7	26.0 ± 4.0
FMIA（°）	66.1	57.8 ± 6.9
IMPA（°）	91.2	92.5 ± 6.9

四、问题列表

1. TMDs。
2. 突面型。
3. 牙列拥挤。
4. 左侧前磨牙段反𬌗。
5. 前牙深覆𬌗。
6. 左侧尖牙、磨牙Ⅱ关系，右侧尖牙Ⅲ类关系，右侧磨牙Ⅰ类关系。
7. 下颌牙弓狭窄。
8. 18、28、48 存，28 伸长。

五、诊　断

1. DC/TMD 诊断　左侧关节痛、可复性关节盘移位
2. 错𬌗畸形诊断　软组织：突面型，下颌后缩；牙性：牙列拥挤，安氏Ⅱ类亚类，个别牙反𬌗；骨性：骨性Ⅱ类，高角

六、治疗计划

1. 先试行非拔牙矫治。
2. 排齐整平上牙列，控制前牙转矩。
3. 平导打开咬合后，排齐整平下牙列。
4. 上下牙列排齐整平后，视面型情况决定是否改为拔牙矫治（拔除 14、24、34、44）。
5. 建立中性尖牙、磨牙关系及正常覆𬌗、覆盖。

6. TMDs 患者病情复杂，矫治时间较长，已告知患者，患者知情同意。

7. 正畸治疗前拔除 18、28、48。

七、治疗过程

1. 全口牙周洁治，行口腔卫生宣教；嘱患者热毛巾湿敷两侧关节，配合氨基葡聚糖及硫酸软骨素药物治疗。

2. 拔除 18、28、48。

3. 先行非拔牙矫治，上颌先排齐整平，打开咬合后，粘下半口托槽，交互牵纠正左侧前磨牙段正锁𬌗。

4. 下颌摇椅弓唇展下前牙。

5. 左侧Ⅱ类牵引，前牙斜牵纠正中线。

6. 建立中性尖牙、磨牙关系以及正常覆𬌗、覆盖。

7. 应用透明压膜保持器进行保持。

正畸治疗 9 个月口内照（图 4-6-6）

结束正畸面相照（图 4-6-7）

结束正畸口内照

牙列排齐整平，前牙覆𬌗、覆盖正常，双侧尖牙、磨牙中性关系，无咬合干扰（图 4-6-8）。

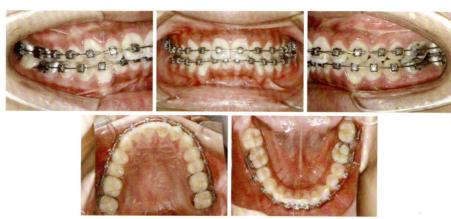

图 4-6-6 正畸治疗 9 个月口内照

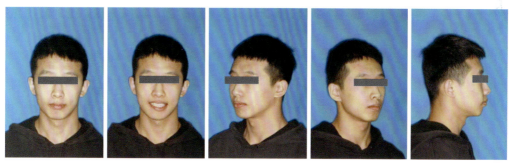

图 4-6-7 矫治后面相照

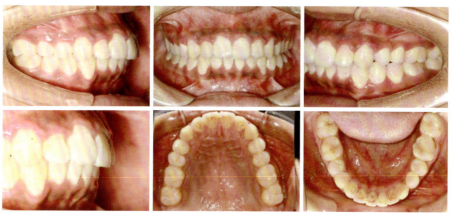

图 4-6-8 矫治后口内照

结束正畸 X 线检查

矫治后全口曲面体层片显示：牙根未见明显吸收，平行度良好（图 4-6-9）。

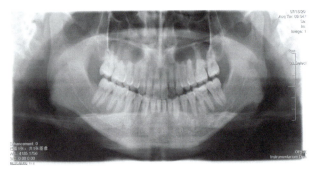

图 4-6-9 矫治后全口曲面体层片

矫治后头颅侧位片及头影测量分析显示：ANB 角减小，下颌平面角降低（表 4-6-3、图 4-6-10）。

表 4-6-3 矫治后头影测量值

测量项目	矫治后	标准值范围
SNA（°）	85.1	82.8 ± 4.0
SNB（°）	79.0	80.1 ± 3.9
ANB（°）	4.0	2.7 ± 2.0
SND（°）	75.7	77.3 ± 3.8
GoGn-SN（°）	32.6	31.2 ± 3.6
OP-SN（°）	17.6	16.1 ± 5.0
U1-L1（°）	112.9	124.2 ± 8.2
U1-NA（mm）	23.6	5.1 ± 2.4
U1-NA（°）	8.0	22.8 ± 5.7
L1-NB（mm）	16.6	6.7 ± 2.1
L1-NB（°）	37.4	30.3 ± 5.8
FMA（°）	23.1	26.0 ± 4.0
FMIA（°）	52.8	57.8 ± 6.9
IMPA（°）	104.1	92.5 ± 6.9

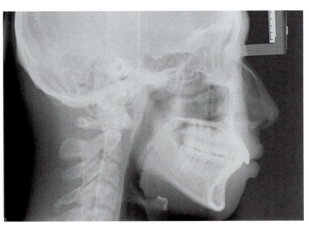

图 4-6-10 矫治后头颅侧位片

结束正畸 TMJ 检查（表 4-6-4）

表 4-6-4 矫治后颞下颌关节 VAS 量表

	矫治后 VAS 评分
关节弹响	0
关节疼痛	0
张口受限	0
关节绞锁	0
夜磨牙 / 紧咬牙	0
咬颊 / 咬舌	0
耳鸣	0
打鼾	0
颈 / 肩 / 背 / 上肢疼痛	0
睡眠情况	0
VAS 总评分	0

TMJ 影像学检查：

矫治后 CBCT 显示：左侧髁突顶部骨皮质连续，髁突位置大致正常，右侧 TMJ 骨质结构未见异常（图 4-6-11）。

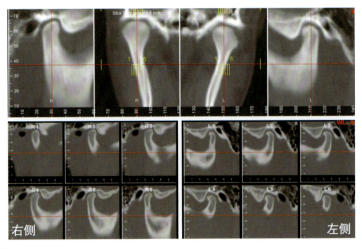

图 4-6-11 矫治后 CBCT

八、分析小结

1. 治疗方案的选择

　　本例患者关节左侧髁突弹响压痛，经临床及影像学检查，确诊为 TMDs，咬合检查发现该患者牙列不齐，在前伸运动时存在咬合干扰。因此，我们认为运用规范的正畸治疗排齐整平牙列，去除咬合干扰，对该患者 TMDs 的治疗具有正面意义。多数学者指出 TMDs 应采用以人为本的个体化治疗，即针对病因及易感因素的治疗[1]。本患者 TMDs 形成的易感因素除了咬合紊乱外还包括激素水平及精神因素等。因此，我们采用药物治疗、热敷理疗及正畸治疗结合的治疗方法，并嘱患者注意休息，消除焦虑状态。本例患者关节疼痛度 VAS 评分为 3 分，轻度张口受限，最大张口度为 40mm，CT 显示髁突顶部骨皮质吸收基本静止，无张闭口绞锁，因此可以直接开始正畸治疗。

2. 从生物学及生物力学角度理解本例患者 TMDs 的发生及转归

　　（1）咬合分离理论

　　本例患者为突面型，高角，影像学诊断为高角骨性 Ⅱ 类错𬌗畸形。国外研究指出颞下颌关节盘移位的发生率在高角骨性 Ⅱ 类患者中患病率较高[2]，沈刚等揭示了面型与 TMDs 易感性之间的关系，其中易感性最高的为高角骨性 Ⅱ 类面型[3]。这可能与此类患者的咬合、髁突及关节窝的形态有关，一方面，正常牙列的前牙覆𬌗、覆盖正常，且覆𬌗深度能保证前牙在各个方向的运动中引导上下颌后牙迅速分离，形成前牙对后牙的保护，这种保护机制被称为"咬合分离"。高角骨性 Ⅱ 类患者，垂直方向上下颌升支短小，下颌平面角高，铰链运动幅度较大，不易发生后牙分离，导致关节盘的前移位和髁突后上移位及髁突吸收，相关有限元分析也显示𬌗平面越陡，髁突压应力越大[4-5]。另一方面，还有一些学者认为相对于低角面型，高角骨性 Ⅱ 类面型的髁突与关节窝之间的接触面积更小[6]，附着在关节盘上的翼外肌肌力更大，从而使关节盘更易前脱位[7]。因此，骨性高角 Ⅱ 类错𬌗畸形可能是 TMDs 发生的危险因素，但两者之间的因果关系尚未定论[8-9]。本例患者在矫治结束时拔除了 18、28、48，利用"楔形效应"降低了患者垂直向高度，有利于 TMDs 的正向转归。

　　（2）"围栏效应"理论

　　患者 38 缺失，28 伸长，导致"围栏后界异常"，王美青等指出第三磨牙伸长对于 TMDs 的相对危险度为 9.4[10]。其病理机制可能与第三磨牙伸长导致颞肌前束肌电活动降低有关[11]。患者通过正畸治疗改善前牙深覆𬌗，并且拔除 28，消除围栏前后界阻挡，有利于 TMJ 区域的改建。

　　（3）"髁突改建"理论

　　在张口运动中，髁突沿着关节盘表面移动时，关节盘被推到髁突前方，这个过程会受到关节盘和滑液的影响[12-14]。任何可以引起关节盘/关节润滑减少的因素，都会使关节内应力分布发生改变。理论上，这种削弱效应会诱发 TMJ 发生退行性改变，常见的是 TMJ 区域的骨质吸收。除此之外，关节内外侧胶原交联弱会导致关节盘表面穿孔或关节盘变性，诱发 TMJ 区域骨质吸收[12]。正常的机械压力有利于关节的健康，而不正常的机械压力会导致蛋白聚糖的消耗和关节润滑降低，从而降低关节的适应能力[15]。刘月华等通过有限元研究指出个别牙反𬌗会导致双侧关节内应力分布不均匀，引起 TMJ 的超负荷和局部应力集中[16]。本病例中患者前伸运动时后牙有咬合干扰，前伸功能运动不佳；25、35 个别牙反𬌗导致张闭口运动时关节内应力分布不佳，影像学检查显示左侧髁突顶部有吸收迹象。经过规范正畸治疗消除咬合干扰，纠正个别牙反𬌗，髁突顶部骨皮质连续，吸收停止。

3. 有病理性𬌗因素的 TMDs 患者做正畸治疗的疗效如何？

　　不同病理阶段的 TMDs 正畸治疗疗效不同。对于咀嚼肌功能紊乱阶段，关节无不可逆的器质性损害、病变处于关节囊外的错𬌗畸形患者，正畸治疗疗效肯定。对于早期盘髁失调、有致病𬌗因素者，正畸治疗可以使盘髁失调恢复正常，解除症状。对于关节盘附着松弛的错𬌗畸形患者，可试行正畸治疗，去除致病𬌗因素，有利于关节的功能运动，但松弛的关节盘附着不能恢复正常[17]。本病例中患者有致病𬌗因素，正畸治疗结束后关节受限症状消失，关节疼痛缓解，CT 显示双侧髁突骨质吸收无恶化，说明正规有效的正畸治疗有利于关节症状的消除及关节区组织改建。

九、思维流程图

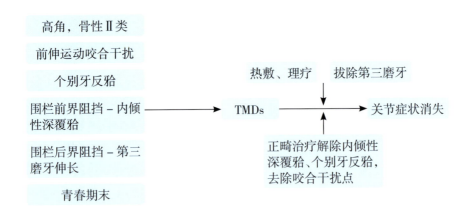

高角，骨性Ⅱ类

前伸运动咬合干扰

个别牙反𬌗

围栏前界阻挡 – 内倾性深覆𬌗

围栏后界阻挡 – 第三磨牙伸长

青春期末

→ TMDs →

热敷、理疗　　拔除第三磨牙

关节症状消失

正畸治疗解除内倾性深覆𬌗、个别牙反𬌗，去除咬合干扰点

（程钰迅，焦凯）

参考文献

[1] 赵宁, 房兵. 正畸治疗与颞下颌关节紊乱病的研究进展 [J]. 口腔医学, 2024, 44(01): 20–23.

[2] Daniele M. Current Concepts on Temporomandibular Disorders[J]. Berlin: Quintessence Publishing Co.Ltd, 2010.

[3] 沈刚. 伴颞下颌关节病错𬌗畸形的正畸治疗原则与方案 [J]. 上海口腔医学, 2021, 30(4): 337–343.

[4] 王明锋, 李爽, 刘琳. 减小后𬌗平面倾斜度对安氏Ⅱ类高角畸形髁突位置影响的研究 [J]. 上海口腔医学, 2018, 27(4): 386–389

[5] Cifter ED. Effects of Occlusal Plane Inclination on the Temporomandibular Joint Stress Distribution: A Three-Dimensional Finite Element Analysis[J]. Int J Clin Pract, 2022, 2: 2171049.

[6] Chen S, Lei J, Fu KY, et al. Cephalometric Analysis of the Facial Skeletal Morphology of Female Patients Exhibiting Skeletal Class Ⅱ Deformity with and without Temporomandibular Joint Osteoarthrosis[J]. PLoS One, 2015, 16, 10: e0139743.

[7] Chen Y, Yonemitsu I, Usumi-Fujita R, et al. Development of animal model for anterior open bite and mechanism of temporomandibular jomt morphological change: an implication for MAC surgery[J]. BMC Oral Health, 2025, 25(1): 283.

[8] Byun ES, Ahn SJ, Kim TW. Relationship between internal derangement of the temporomandibular joint and dentofacial morphology in women with anterior open bite[J]. Am J Orthod Dentofacial Orthop, 2005, 128: 87–95.

[9] Fu KY, Zhang HB, Zhao YP, et al. Comparative study on the clinical appearances between acute and chronic anterior disc displacement without reduction[J]. Zhonghua Kou Qiang Yi Xue Za Zhi, 2004, 39: 471–474.

[10] 王美青. 现代𬌗学 [M]. 北京：人民卫生出版社, 2006.

[11] Wang MQ. The overeruption was related with the decreased anterior temporalis SEMG activity, and larger numbers of occlusal contacts in the posterior arch[J]. Arch oral Biol, 2017, 82: 147–152.

[12] Lockard MA, Oatis CA. Biomechanics of joints[M]//Oatis CA. Kinesiology: the mechanics and pathomechanics of human movement. Baltimore: Lippincott, Williams and Wilkins, 2009

[13] Okeson JP. History and examination for temporomandibular disorders[M]//Okeson JP. Management of temporomandibular disorders and occlusion. St.Louis: Mosby Elsevier, 2019

[14] Braden CF, Hulstyn MJ, Oksendahl H. Ligament injury. Reconstruction and osteoarthritis[J]. Curr 0pin Orthop, 2005, 16(5): 354–362.

[15] Palla S, Gallo L. Biomechanics and mechanobiology of the TMJ[M]//Charles S. Greene, Daniel M. Laskin. Treatment of TMDs: bridging the gap between advances in research nd clinical patient management. Chicago: Quintessence, 2013

[16] 林有籁, 刘月华, 王冬梅, 等. 个别后牙反𬌗对颞下颌关节应力影响的三维有限元研究 [J]. 中华口腔医学杂志, 2013, 48(2): 5.

[17] 傅民魁. 口腔正畸学 [M]. 北京：人民卫生出版社, 2016.

病例 7
伴关节痛 / 可复性关节盘移位的高角骨性Ⅱ类拔牙矫治

一、病例简介

本病例患者为一例右侧颞下颌关节大张口弹响，下颌运动不流畅，嘴突的成人病例。通过直丝弓拔牙矫治改善咬合，正畸治疗结束后，患者的关节症状消失，突面型改善，牙列咬合关系良好。在正畸过程中密切关注患者关节状况，并进行健康宣教。

二、基本信息

性别：女

年龄：25 岁

主诉：右侧关节大张口弹响，嚼硬物后运动不流畅 6 月余，嘴突

病史：6 个月前右侧 TMJ 出现大张口弹响，嚼硬物后运动不流畅，未接受过治疗，今求诊

三、临床检查

口外检查

面部检查情况：双侧基本对称，突面型，高角（图 4-7-1）。

口内检查

口内检查情况：恒牙列，18~27，37~47，双侧磨牙 Ⅱ 类关系，下颌中线右偏 1mm，上、下牙列拥挤，深覆盖，33、43 扭转伴近中倾斜，18 伸长（图 4-7-2）。

TMJ 检查

TMJ 功能检查：

1. 下颌运动过程中，牙位与肌位一致，RCP 与 ICP 协调。

2. 张口度 51mm，张口型正常，张口过程中下颌无偏斜。

3. 右侧关节张口初弹响。

4. 张闭口运动、侧方运动时关节疼痛。

5. 前伸运动时，后牙无干扰；侧方运动为尖牙保护𬌗（表 4-7-1）。

TMJ 影像学检查：

CT 显示：双侧髁突形态基本一致，骨皮质连续（图 4-7-3）。

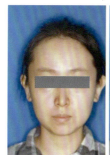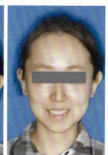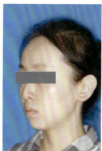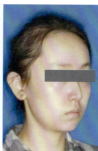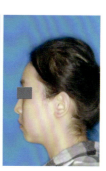

图 4-7-1 初诊面相照

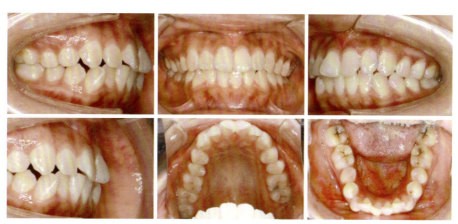

图 4-7-2 初诊口内照

表 4-7-1　初诊颞下颌关节 VAS 量表

	初诊 VAS 评分
关节弹响	6
关节疼痛	3
张口受限	0
关节绞锁	0
夜磨牙 / 紧咬牙	0
咬颊 / 咬舌	0
耳鸣	0
打鼾	0
颈 / 肩 / 背 / 上肢疼痛	0
睡眠情况	0
VAS 总评分	9

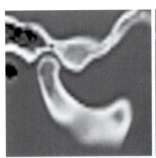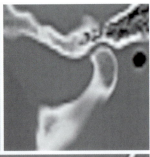
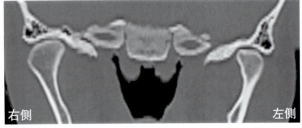

图 4-7-3　初诊 CT

X 线检查

全口曲面体层片显示：下颌骨基本对称，升支高度基本一致，18 萌出，28、38、48 阻生（图 4-7-4）。

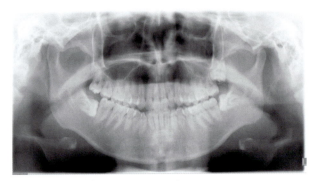

图 4-7-4　初诊全口曲面体层片

头颅侧位片及头影测量分析显示：骨性 Ⅱ 类，下颌后缩，高角，上下前牙唇倾（图 4-7-5，表 4-7-2）。

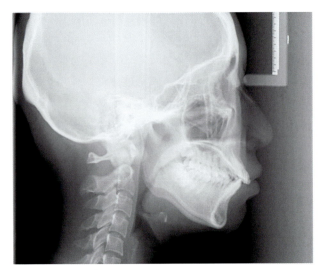

图 4-7-5　初诊头颅侧位片

表 4-7-2　初诊头影测量值

测量项目	初诊	标准值范围
SNA（°）	76.9	82.8 ± 4.0
SNB（°）	71.5	80.1 ± 3.9
ANB（°）	5.4	2.7 ± 2.0
SND（°）	68.6	77.3 ± 3.8
GoGn–SN（°）	42.5	31.2 ± 3.6
OP–SN（°）	25.0	16.1 ± 5.0
U1–L1（°）	114.9	124.2 ± 8.2
U1–NA（mm）	5.8	5.1 ± 2.4
U1–NA（°）	26.0	22.8 ± 5.7
L1–NB（mm）	7.9	6.7 ± 2.1
L1–NB（°）	33.7	30.3 ± 5.8
FMA（°）	32.2	26.0 ± 4.0
FMIA（°）	50.4	57.8 ± 6.9
IMPA（°）	97.4	92.5 ± 6.9

四、问题列表

1. TMDs，右侧 TMJ 弹响、张闭口运动关节疼痛。

2. 下颌后缩。

3. 前牙唇倾。

4. 18 伸长。

5. 33、43 扭转伴近中倾斜。

五、诊　断

1. DC/TMD 诊断　右侧关节痛、可复性关节盘移位

2. 错𬌗畸形诊断　软组织：突面型；牙性：安氏Ⅱ类，前牙唇倾；骨性：骨性Ⅱ类高角，下颌后缩

六、治疗计划

1. 全口直丝弓拔牙矫治，拔除 14、24、34、44、18、28、38、48。

2. 排齐整平上下牙列，利用拔牙间隙内收前牙。

3. 纠正个别牙扭转和倾斜。

4. 建立尖牙、磨牙中性关系。

5. 口腔健康宣教。

七、治疗过程

1. 拔除 14、24、34、44、18、28、38、48。

2. 排齐整平上下牙列，滑动法内收关闭拔牙间隙。

3. 内收过程中调整中线。

4. 精细调整咬合。

5. 拆除矫治器，压膜保持器保持。

结束正畸面相照

正面观维持治疗前，侧面观突面型改善（图4-7-6）。

结束正畸口内照

咬合关系良好，覆𬌗、覆盖正常，中线对正，前牙唇倾度良好（图 4-7-7）。

结束正畸 X 线检查

矫治后全口曲面体层片显示：牙根未见明显吸收，平行度良好（图 4-7-8）。

矫治后头颅侧位片及头影测量分析显示：突面型改善，上、下前牙直立（图 4-7-9，表 4-7-3）。

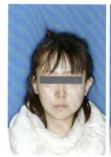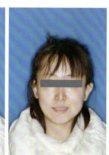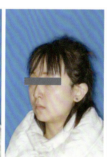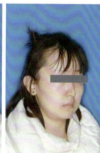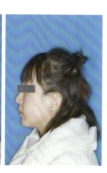

图 4-7-6　矫治后面相照

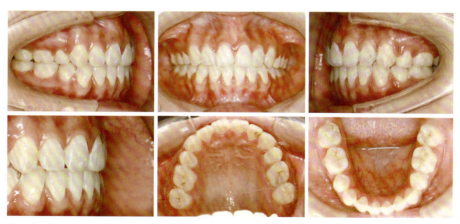

图 4-7-7　矫治后口内照

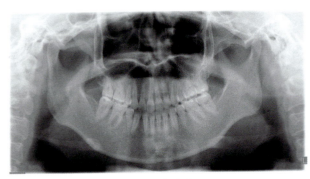

图 4-7-8 矫治后全口曲面体层片

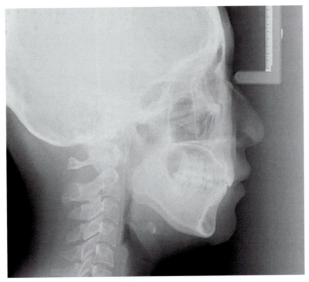

图 4-7-9 矫治后头颅侧位片

表 4-7-3 矫治后头影测量值

测量项目	测量值	标准值范围
SNA（°）	76.9	82.8 ± 4.0
SNB（°）	71.4	80.1 ± 3.9
ANB（°）	5.5	2.7 ± 2.0
SND（°）	68.7	77.3 ± 3.8
GoGn-SN（°）	44.1	31.2 ± 3.6
OP-SN（°）	25.6	16.1 ± 5.0
U1-L1（°）	132.1	124.2 ± 8.2
U1-NA（mm）	4.5	5.1 ± 2.4
U1-NA（°）	19.7	22.8 ± 5.7
L1-NB（mm）	5.3	6.7 ± 2.1
L1-NB（°）	27.6	30.3 ± 5.8
FMA（°）	33.1	26.0 ± 4.0
FMIA（°）	55.5	57.8 ± 6.9
IMPA（°）	91.4	92.5 ± 6.9

结束正畸 TMJ 检查

TMJ 功能检查：

1. 下颌运动过程中，牙位与肌位一致，RCP 与 ICP 协调。

2. 张口度正常，张口型正常，张口过程中下颌无偏斜。

3. 双侧关节无弹响、无疼痛。

4. 前伸运动时，后牙无接触；侧方运动为尖牙保护𬌗（表 4-7-4）。

表 4-7-4 矫治后颞下颌关节 VAS 量表

	矫治后 VAS 评分
关节弹响	0
关节疼痛	0
张口受限	0
关节绞锁	0
夜磨牙 / 紧咬牙	0
咬颊 / 咬舌	0
耳鸣	0
打鼾	0
颈 / 肩 / 背 / 上肢疼痛	0
睡眠情况	0
VAS 总评分	0

TMJ 影像学检查：

CT 显示：双侧髁突及关节窝骨质结构未见异常（图 4-7-10）。

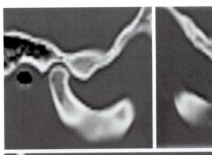
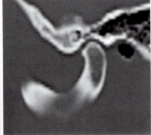
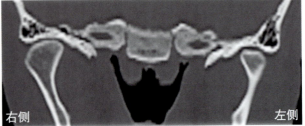

右侧　　　　　　　　　　　　　　左侧

图 4-7-10 矫治后 CT

保持 6 个月口内照

保持良好，咬合关系稳定（图 4-7-11）。

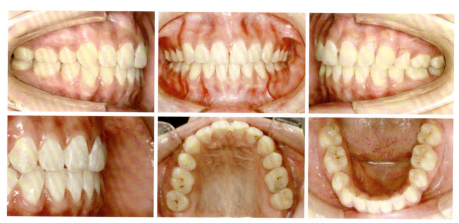

图 4-7-11　保持 6 个月口内照

八、分析小结

1. 本例患者致病因素分析

　　本病例中，患者上、下颌拥挤度均较大，前牙唇倾，下颌双侧中后牙段牙齿近中倾斜，33、43 扭转严重，存在较重的咬合紊乱，属于病理性𬌗因素[1-2]。更重要的是，48 阻生，18 在无对颌牙齿形成正常咬合的情况下过度萌出，干扰了下颌的正常运动，属于"围栏"后界异常，是重要的病理性𬌗因素之一。病理性𬌗因素的长期存在，增加了 TMJ 的负荷，与右侧关节的弹响以及双侧关节运动疼痛密切相关。正畸治疗应结合患者的牙颌面特征，对病理性𬌗因素进行纠正，制定合理的治疗方案[3-4]。

2. 本例患者治疗方案选择

　　本例患者具有明显的 TMDs 症状，在开始正畸治疗前应进行详细的评估，分析是否可进行正畸治疗，同时在正畸治疗过程中密切关注关节症状，防止 TMDs 加重；如果治疗过程中 TMDs 症状加重，应暂停正畸治疗，根据症状选择药物治疗、物理治疗和咬合板治疗等，在有效控制 TMDs 后继续正畸治疗[5]。该患者张口度、张口型正常，右侧关节张口初弹响，双侧关节在张口运动、侧方运动过程中均有疼痛，但疼痛 VAS 评分低于 4 分，功能运动时非功能侧无咬合干扰，符合直接开始正畸治疗的适应证。此外，18 伸长这一病理性𬌗因素可通过牙拔除术在正畸治疗开始前有效解决，其他病理性𬌗因素在 TMDs 不恶化的情况下尽快纠正[6]。因此，决定在拔除 18、28、38、48 后直接开始正畸治疗。

　　制定正畸治疗计划过程中，考虑到患者的拥挤度以及突面型，应用拔牙矫治，拔除 14、24、34、44，解除拥挤，排齐整平牙列，纠正病理性𬌗因素；内收前牙，改善突面型。在治疗结束后，患者双侧尖牙、磨牙均为中性关系，前牙唇倾度良好，咬合稳定，侧貌改善明显，对患者的身心健康均有积极作用，有助于获得长期稳定的治疗效果[7-8]。

2. 病理性𬌗因素与 TMDs

　　错𬌗畸形包括个别正常𬌗和病理𬌗，其中病理𬌗被认为是 TMDs 发生的重要相关因素[9]。正常的咬合关系对于维持下颌的稳定性和功能至关重要，而病理性𬌗因素会破坏这种平衡，从而诱发或加重 TMDs。病理性𬌗因素的形式非常多样，这些都会造成咀嚼肌的异常活动和 TMJ 负荷的增加[10]。具体而言，病理性𬌗因素如反𬌗、开𬌗等，会导致下颌运动轨迹异常，从而在关节区域产生额外的压力，长此以往，容易引发关节结构和功能的改变[11]。牙齿缺失，特别是后牙缺失，常常引起邻牙倾斜和对颌牙伸长，导致渐进性咬合紊乱，使咀嚼肌活动不协调，并加重关节负荷[12]。不良修复体会造成咬合干扰，影响下颌的正常生理运动，导致肌肉痉挛和关节疼痛。咬合干扰还可能增加关节盘移位的风险[13]。该患者下颌中后牙段近中倾斜，尖窝关系不佳，是非常明确的病理性𬌗因素。虽然无法准确判断一些病理性𬌗因素对下颌运动的影响，但其会影响咀嚼肌的正常功能，导致肌肉痉挛、疼痛、疲劳以及关节区负荷增加，长期的不协调可诱发或加重 TMDs。病理性𬌗因素不是 TMDs 的唯一病因，但它是 TMDs 发病的重要易感、诱发及持续因素[14-16]。我们在本病例集中论述的"围栏学说""咬合分离学说"及渐进性咬合紊乱,正是主编团队对于TMDs与病理性殆因素相关关系的临床经验总结、探索、思考。

九、思维流程图

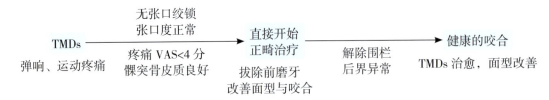

TMDs
弹响、运动疼痛

无张口绞锁
张口度正常

疼痛 VAS<4 分
髁突骨皮质良好

直接开始
正畸治疗

拔除前磨牙
改善面型与咬合

解除围栏
后界异常

健康的咬合
TMDs 治愈,面型改善

（孙唯夫,焦凯）

参考文献

[1] 李晓静,许建明,孙晓宁.咬合因素与颞下颌关节紊乱病关系的研究进展[J].中国口腔颌面外科杂志,2015,13(6):471-476.

[2] 黄定云,罗俊,卢金祥,等.非对称性咬合与颞下颌关节紊乱病的关系[J].中国实用口腔科杂志,2010,3(4):258-260.

[3] 潘春阳,罗莉,李玉林.颞下颌关节紊乱病患者正畸治疗的时机选择[J].口腔疾病防治,2017,25(1):35-38.

[4] Okeson JP.Management of temporomandibular disorders and occlusion[M].Elsevier Health Sciences,2013.

[5] Türker KS,Dworkin SF. Myofascial pain: A historical perspective and new directions.Journal of Orofacial Pain[J], 2004,18(4):273-281.

[6] Pullinger AG,Seligman DA. The use of occlusal splints in the management of temporomandibular disorders[J].Journal of Orofacial Pain,1991,5(3):129-138.

[7] Keim RG,Gottlieb EL,Nelson AH,et al. Contemporary Orthodontics[M].Louis:Elsevier,2022.

[8] Manfredini D,Guarda-Nardini L. Temporomandibular disorders: current knowledge and future perspectives[J].The Journal of Headache and Pain, 2023,24(1):109.

[9] McNeill C.Temporomandibular disorders: guidelines for classification,assessment,and management[M].Berlin: Quintessence Pub,1997.

[10] Proffit WR,Fields HW,Sarver DM,et al.Contemporary orthodontics[M].Louis:Elsevier,2018.

[11] Manfredini D,Lobbezoo F.Role of psychosocial factors in the etiology of bruxism[J].Journal of Orofacial Pain,2010, 24(2):155-166.

[12] Kwon SR.Effect of tooth loss on the masticatory system[J]. Journal of Prosthodontics,2014,23(1):78-82.

[13] Ash MM,Ramfjord SP.Occlusion[M].WB Saunders,1995.

[14] de Laat A,Stenvik A.The relationship between occlusion and temporomandibular disorders[J].Journal of Orofacial Pain,2010,24(4):361-369.

[15] 王美青.现代殆学[M].北京:人民卫生出版社,2006.

[16] 王美青.殆学[M].第4版.北京:人民卫生出版社,2020.

病例 8
伴关节痛的前牙深覆殆及个别牙锁殆非拔牙矫治

一、病例简介

本病例患者为一例左侧大张口咀嚼痛,前牙深覆殆,个别牙锁殆的成人病例。我们采用直丝弓非拔牙矫治技术排齐整平上下牙列,改善深覆殆及个别牙锁殆。矫治结束后,患者牙列排齐整平,尖牙、磨牙关系中性,覆殆、覆盖正常,个别牙锁殆纠正,左侧关节症状缓解。在正畸过程中密切关注患者关节状况,并进行健康宣教。

二、基本信息

性别:男
年龄:19 岁
主诉:左侧大张口咀嚼痛两周
病史:患者自述左侧颞下颌关节大张口及咀嚼疼痛两周余,至今未见好转,影响生活,遂来我院就诊

三、临床检查

口外检查

面部检查情况:面部基本对称,直面型(图4-8-1)。

口内检查

口内检查情况:恒牙列,17~27,37~47。上牙列拥挤度 2mm,下牙列拥挤度 5mm;双侧尖牙、

磨牙 I 类关系,牙列中线不一致,较面中线上牙列中线右偏 1mm,前牙深覆盖、深覆𬌗。上、下颌

牙弓形态为卵圆形,前牙 Bolton 比偏大,14、44 锁𬌗(图 4-8-2)。

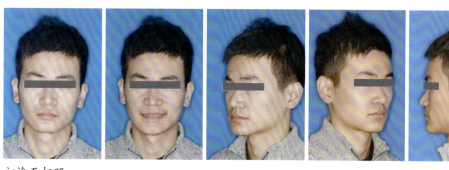

图 4-8-1 初诊面相照

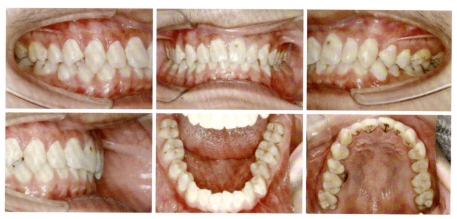

图 4-8-2 初诊口内照

TMJ 检查

TMJ 功能检查:

1. 下颌运动过程中,双侧髁突动度一致。
2. 张口型正常,无弹响。
3. 张口度 43mm。
4. 左侧乙状切迹压痛。
5. 右侧方运动后牙𬌗干扰(表 4-8-1)。

表 4-8-1 初诊颞下颌关节 VAS 量表

	初诊 VAS 评分
关节弹响	0
关节疼痛	3
张口受限	0
关节绞锁	0
夜磨牙 / 紧咬牙	0
咬颊 / 咬舌	0
耳鸣	0
打鼾	0
颈 / 肩 / 背 / 上肢疼痛	3
睡眠情况	0
VAS 总评分	6

TMJ 影像学检查:

CT 显示:双侧关节窝及髁突骨质结构未见异常,双侧髁突后移位(图 4-8-3)。

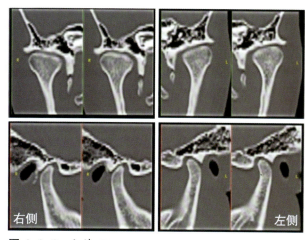

图 4-8-3 初诊 CT

X 线检查

全口曲面体层片显示:下颌骨基本对称,双侧升支高度一致,髁突形态基本一致(图 4-8-4)。

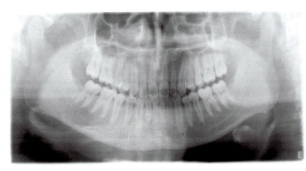

图 4-8-4 初诊全口曲面体层片

头颅侧位片及头影测量分析显示：骨性Ⅲ类，下颌平面角较低，下前牙舌倾（图4-8-5，表4-8-2）。

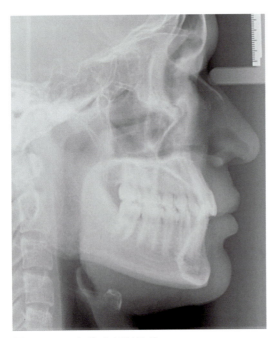

图 4-8-5 初诊头颅侧位片

表 4-8-2 初诊头影测量值

测量项目	初诊	标准值范围
SNA（°）	82.4	82.8 ± 4.0
SNB（°）	82.7	80.1 ± 3.9
ANB（°）	0.4	2.7 ± 2.0
SND（°）	79.9	77.3 ± 3.8
GOGN–SN（°）	20.9	31.2 ± 3.6
OP–SN（°）	12.4	16.1 ± 5.0
U1–L1（°）	141.3	124.2 ± 8.2
U1–NA（mm）	6.3	5.1 ± 2.4
U1–NA（°）	27.1	22.8 ± 5.7
L1–NB（mm）	0.3	6.7 ± 2.1
L1–NB（°）	14.2	30.3 ± 5.8
FMA（°）	12.3	26.0 ± 4.0
FMIA（°）	79.2	57.8 ± 6.9
IMPA（°）	88.5	92.5 ± 6.9

四、问题列表

1. 左侧 TMDs。
2. 下前牙拥挤、舌倾。
3. 骨性Ⅲ类，低角。
4. 深覆𬌗、深覆盖。
5. 14、44 锁𬌗。

五、诊 断

1. DC/TMD 诊断 左侧 TMJ 关节痛
2. 错𬌗畸形诊断 软组织：直面型；牙性：上、下颌牙列拥挤，安氏Ⅰ类，下前牙舌倾，14、44 锁𬌗；骨性：骨性Ⅲ类，低角

六、治疗计划

1. 全口直丝弓非拔牙矫治。
2. 排齐整平上牙列，平导打开咬合后排齐整平下牙列，解除 14、44 锁𬌗。
3. 建立尖牙、磨牙Ⅰ类关系及正常覆𬌗、覆盖。
4. TMDs 患者病情复杂，矫治时间较长，已告知患者，患者知情同意。

七、治疗过程

1. 先行非拔牙矫治，上颌先排齐整平，打开咬合后，粘下半口托槽。
2. 交互牵引纠正左侧前磨牙正锁𬌗。
3. 下颌摇椅弓打开咬合。
4. 由于 Bolton 比不调，患者拒绝下颌片切及上颌 12、22 贴面，故保持 12、22 远中间隙。
5. 压膜保持器保持。

结束正畸面相照（图 4-8-6）

结束正畸口内照

牙列排齐整平，前牙覆𬌗、覆盖正常，双侧尖牙、磨牙中性关系，无咬合干扰（图 4-8-7）。

结束正畸 X 线检查

矫治后全口曲面体层片显示：牙根未见明显吸收，平行度良好（图 4-8-8）。

矫治后头颅侧位片及头影测量值显示：ANB 角减小，下颌平面角增加，下前牙直立（图 4-8-9，表 4-8-3）。

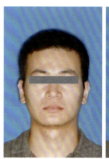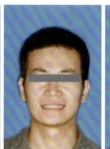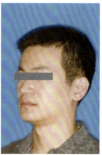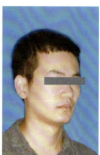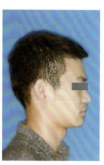

图 4-8-6　矫治后面相照

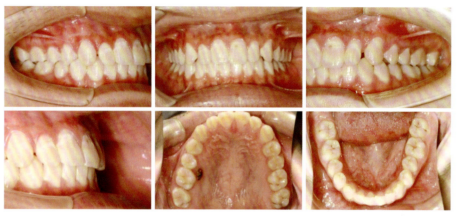

图 4-8-7　矫治后口内照

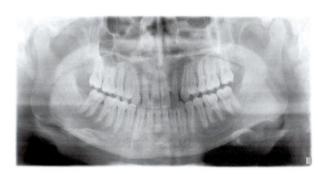

图 4-8-8　矫治后全口曲面体层片

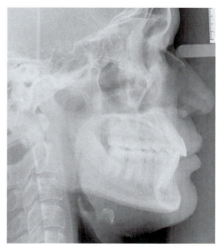

图 4-8-9　矫治后头颅侧位片

表 4-8-3　矫治后头影测量值

测量项目	矫治后	标准值范围
SNA（°）	83.6	82.8 ± 4.0
SNB（°）	83.8	80.1 ± 3.9
ANB（°）	0.3	2.7 ± 2.0
SND（°）	81.8	77.3 ± 3.8
GoGn-Sn（°）	21.3	31.2 ± 3.6
OP-SN（°）	13.6	16.1 ± 5.0
U1-L1（°）	128.7	124.2 ± 8.2
U1-NA（mm）	8.9	5.1 ± 2.4
U1-NA（°）	27.5	22.8 ± 5.7
L1-NB（mm）	4.6	6.7 ± 2.1
L1-NB（°）	33.7	30.3 ± 5.8
FMA（°）	13.6	26.0 ± 4.0
FMIA（°）	67.0	57.8 ± 6.9
IMPA（°）	99.5	92.5 ± 6.9

结束正畸 TMJ 检查

TMJ 功能检查：疼痛症状消失（表 4-8-4）。

表 4-8-4　矫治后颞下颌关节 VAS 量表

	矫治后 VAS 评分
关节弹响	0
关节疼痛	0
张口受限	0
关节绞锁	0
夜磨牙 / 紧咬牙	0
咬颊 / 咬舌	0
耳鸣	0
打鼾	0
颈 / 肩 / 背 / 上肢疼痛	0
睡眠情况	0
VAS 总评分	0

TMJ 影像学检查：

矫治后 CT 显示：双侧髁突及关节窝骨质未见异常，髁突位置靠后，但与治疗前相比有一定程度前移（图 4-8-10）。

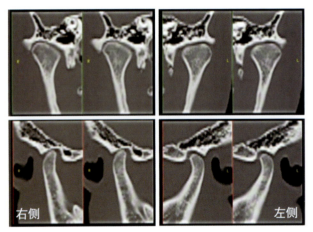

右侧　　左侧

图 4-8-10　矫治后 CT

八、分析小结

本病例中，口内检查可见 14、44 锁𬌗，后牙锁𬌗属于"围栏侧界异常"，侧方运动时双侧均为尖牙保护𬌗，但是在下颌前伸时右侧后牙有咬合干扰，属于"围栏后界异常"，因此需要综合矫治[1]。与其他类型的错𬌗畸形相比，锁𬌗与 TMDs 呈正相关，单侧锁𬌗导致的咬合不对称等也会增加 TMDs 发病风险[2-4]。在后牙锁𬌗的状态下，咀嚼运动的下颌移动轨迹被改变，而下颌运动轨迹的明显改变必然伴随着咀嚼肌群的异常运动。这意味着患者 TMJ 疼痛的机制之一可能是由局部后牙锁𬌗导致的肌源性疼痛。此外，患者的垂直骨面型为明显低角型，前牙深覆𬌗属于"围栏前界异常"，亦会影响 TMJ[5]。从正面微笑相可见上切牙暴露量并不大，故可以认为患者的低角骨面型和前牙深覆𬌗机制为后牙垂直向发育不足，同时有研究指出低角型患者咬肌肌力较大，以上两点原因使关节区尤其是盘后区负荷加重，进而导致关节区病理性的变化[6-7]。

通过头影测量片可见本病例为骨性Ⅲ类，且下前牙拥挤度应增加磨牙Ⅲ类的程度，但是口内相磨牙为Ⅰ类，据此我们推测患者可能通过下颌后退来实现Ⅰ类咬合。进一步的影像学检查佐证了这一推测：CT 可见关节前间隙增大，后间隙缩小，髁突位置相对关节窝靠后，这种不良髁突位置增加了 TMDs 患病风险[8-10]。结合患者前牙覆盖也较大且上前牙较为唇倾的特点，可见患者下颌是有一定程度的前伸自由度的，因此我们认为患者髁突的后移来自咀嚼肌主动代偿而非前牙咬合限制。而这种持续性咀嚼肌异常发力会导致肌肉疲劳痉挛，这是患者 TMJ 疼痛的机制之一。

沈刚等认为，伴 TMDs 正畸保守治疗的原则以消除病理𬌗、改善咬合紊乱为主要治疗目标，缓解 TMDs 的发展为期望目标，同时尽可能兼顾容貌美学要求、改善颜面畸形[11]。我们针对患者可能的发病机制进行了对因治疗：排齐整平上、下颌牙列，解除个别后牙锁𬌗；以后牙升高为主（平导）前牙压低为辅（摇椅弓）的方式打开咬合；以下颌顺旋而非下颌后退的方式改善骨性Ⅲ类。治疗过程中 TMJ 症状稳定，治疗结束后疼痛缓解。

九、思维流程图

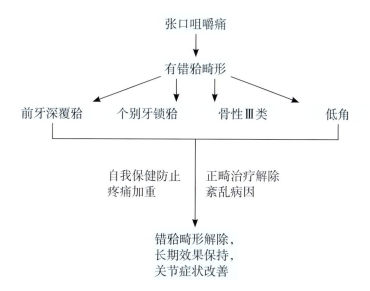

（辛乾英，焦凯）

参考文献

[1] Yap AU,Chen C,Wong HC,et al.Temporomandibular disorders in prospective orthodontic patients[J].Angle Orthod,2021, 91(3):377–383.

[2] Roth RH.Temporomandibular pain-dysfunction and occlusal relationships[J].Angle Orthodontist,1973,4(2):136–153.

[3] Palaskar JN,Murali R,Bansal S.Centric relation definition：A historical and contemporary prosthodontic perspective[J]. J Indian Prosthodont Soc,2013,13(3):149–154.

[4] 刘俊峰，刘从华，张文忠，等.RW 𬌗板对伴颞下颌关节紊乱病的安氏Ⅱ类错𬌗患者颌位及咬合关系的影响 [J]. 口腔疾病防治 ,2020,28(4):224–230.

[5] 王美青 . 颞下颌关节紊乱病咬合病因研究进展 [J]. 中国实用口腔科杂志 ,2009,2(03):131–134.

[6] Türp JC,Schindler H.The dental occlusion as a suspected cause for TMDs:epidemiological and etiological considerations[J]. J Oral Rehabil,2012,39(7):502–512.

[7] Velásquez RL, Coro JC, Bustillo JM, et al. Evaluation of horizontal condylar angle in malocclusions with mandibular lateral displacement using cone-beam computed tomography[J]. Angle Orthod,2021,91(6):815–821.

[8] Manfredini D,Stellini E,Gracco A,et al.Orthodontics is temporomandibular disorder-neutral[J].Angle Orthod, 2016, 86(4):649–654.

[9] Nickel J C,Iwasaki L R,Gonzalez Y M, et al. Mechanobehavior and Ontogenesis of the Temporomandibular Joint[J].Journal of Dental Research, 2018, 97(11):1185–1192.

[10] 武杰，孟昭松，赵艳红 . 颞下颌关节紊乱病在正畸治疗中的研究进展 [J]. 天津医药 , 2021,1:98–102.

[11] 沈刚 . 伴颞下颌关节病错𬌗畸形的正畸治疗原则与方案 [J]. 上海口腔医学 ,2021,30(4):7.

病例 9
伴特发性髁突吸收的前牙开𬌗拔牙矫治

一、病例简介

本病例患者为一例双侧特发性髁突吸收（ICR），前牙开𬌗病例。采用直丝弓拔牙矫治技术拔除上颌双侧第一前磨牙，内收排齐整平上下牙列，关闭开𬌗，治疗过程中监测关节状态。矫治结束后，患者牙列排齐整平，双侧尖牙中性关系，双侧磨牙完全远中关系，覆𬌗、覆盖正常，双侧关节症状稳定。

二、基本信息

性别：女

年龄：21 岁

主诉：前牙不能咬合 4 年

现病史：患者 4 年前自觉前牙不能咬物，近期逐渐加重，来我院就诊

既往史：无风湿性关节炎或类风湿性关节炎史，无其他全身系统性疾病史，无特殊药物使用史。患者有关节弹响史，无正畸治疗或关节治疗史

三、临床检查

口外检查

面部检查情况：左右面部基本对称，面下 1/3 略高，高角突面型，鼻唇角锐（图 4-9-1）。

口内检查

口内检查情况：恒牙列，口腔卫生一般，16、46 远中关系；26、36 远中关系；上中线正，下中线左偏 1.5mm；除了双侧第二磨牙有接触，全牙列开𬌗，双侧后牙反𬌗，上牙弓狭窄，下牙弓宽大；尖牙、前磨牙、磨牙中度磨耗，但牙齿磨耗区域无咬合接触，这是短期进行性咬合变化的有力证据。前牙开𬌗 3~4mm，覆盖 4mm；上牙列拥挤度 2mm，下牙列拥挤度 2mm；下颌反向 Spee 曲线；前牙 Bolton 比 76.7%，全牙 Bolton 比 91.5%（图 4-9-2）。

TMJ 检查

TMJ 功能检查：双侧关节摩擦音，张口度三指，张口型闪电型，无关节区及咀嚼肌压痛。

TMJ 影像学检查：

CBCT 显示：双侧髁突大小、形态异常，髁突表面骨皮质线清晰连续，说明髁突吸收处于静止期（图 4-9-3）。

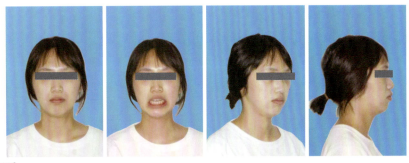

图 4-9-1 初诊面相照

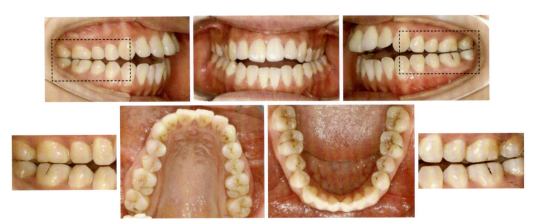

图 4-9-2 初诊口内照

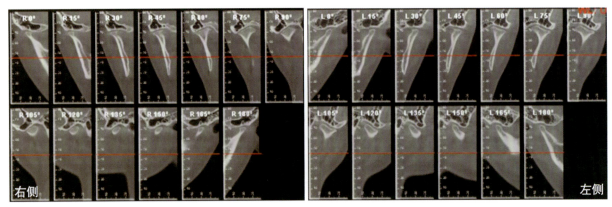

图 4-9-3 初诊 CBCT

X 线检查

全口曲面体层片显示：双侧髁突骨质破坏，大小形态异常，双侧下颌升支变短，第三磨牙缺失（图 4-9-4）。

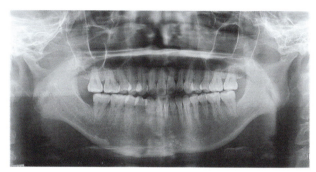

图 4-9-4　初诊全口曲面体层片

头颅侧位片及头影测量分析显示：骨性Ⅱ类，下颌平面角较高（图 4-9-5，表 4-9-1）。

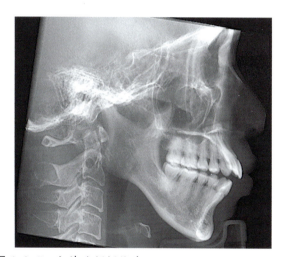

图 4-9-5　初诊头颅侧位片

表 4-9-1　初诊头影测量值

测量项目	初诊
SNA（°）	81.3
SNB（°）	75.6
ANB（°）	5.8
NP-FH（°）	82.8
NA-PA（°）	10.3
MP-FH（°）	40.5
MP-SN（°）	47.0
Y 轴角（°）	66.7
Pog-NB（mm）	1.4
U1-NA（°）	24.6
U1-NA（mm）	6.5

续表

测量项目	初诊
L1-NB（°）	29.1
L1-NB（mm）	9.5
U1-SN（°）	106.0
L1-MP（°）	86.5
U1-L1（°）	120.5

四、问题列表

1. 双侧 ICR。
2. 全牙列开𬌗，双侧后牙反𬌗。
3. 突面型。
4. 上、下牙列拥挤。
5. 上牙弓狭窄，下牙弓宽大。
6. 安氏Ⅱ类。
7. 牙列中线不一致。
8. 骨性Ⅱ类。

五、诊　断

1. 双侧 ICR

2. **错𬌗畸形诊断**　软组织：突面型，下颌后缩；牙性：前牙开𬌗，安氏Ⅱ类 1 分类；骨性：骨性Ⅱ类高角

六、治疗计划

1. 拔除 14、24 后行全口直丝弓矫治。
2. 扩大上颌牙弓，缩小下颌牙弓。
3. 排齐整平上下牙列，内收上前牙，关闭拔牙间隙，纠正前牙开𬌗。
4. 下牙列种植钉辅助牙列整体远移同时压低下磨牙，调整咬合关系到完全远中。
5. 结束后需戴用保持器防止牙列复发。
6. ICR 患者病情复杂，若发生髁突进一步吸收，则需要调整正畸治疗方案，不排除正畸正颌联合治疗的可能。

七、治疗过程

1. 拔除 14、24。
2. 上、下颌排齐整平，内收上前牙，利用前牙内收的钟摆效应，纠正前牙开𬌗。

3. 双侧下颌颊棚区各植入种植钉 1 枚，辅助整体内收下牙列，同时垂直向分力压低下颌磨牙，进一步解决开𬌗。

4. 上、下颌颌内牵引内收，调整匹配上下颌弓形即上颌略扩宽，下颌略缩窄。

5. 应用透明压膜保持器进行保持。

治疗过程中照片（4-9-6 至图 4-9-8）

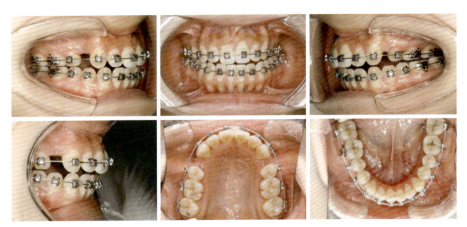

图 4-9-6 正畸治疗阶段 1 口内照

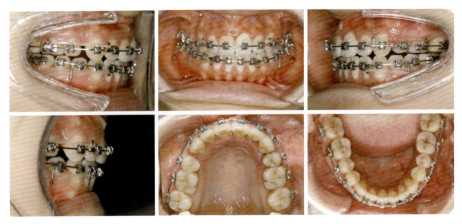

图 4-9-7 正畸治疗阶段 2 口内照

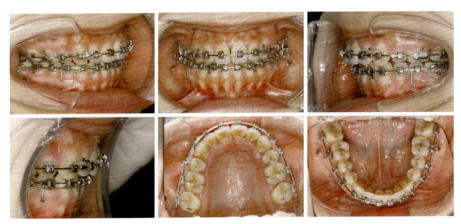

图 4-9-8 正畸治疗阶段 3 口内照

结束正畸面相照（图 4-9-9）

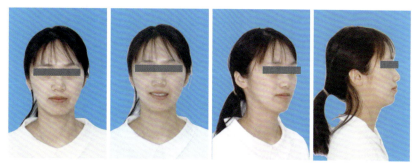

图 4-9-9 矫治后面相照

结束正畸口内照

牙列排齐整平，前牙覆𬌗、覆盖正常，双侧尖牙中性关系，双侧磨牙完全远中关系，咬合紧密（图 4-9-10）。

结束正畸 X 线检查

矫治后全口曲面体层片显示：牙根未见明显吸收，双侧髁突大小形态与治疗前相比无明显改变（图 4-9-11）。

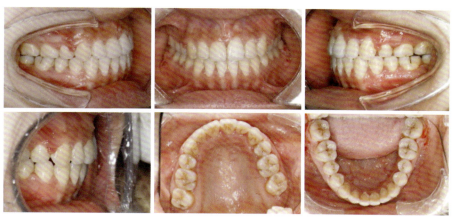

图 4-9-10 矫治后口内照

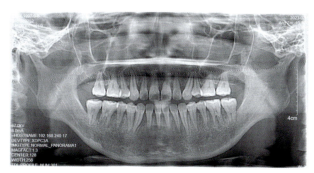

图 4-9-11 矫治后全口曲面体层片

矫治后头颅侧位片及头影测量分析显示：ANB 角减小，下颌平面角降低（图 4-9-12，表 4-9-2）。

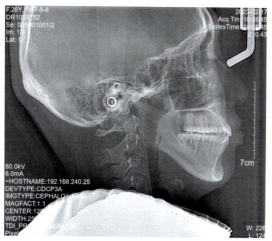

图 4-9-12 矫治后头颅侧位片

表 4-9-2 矫治前后头影测量值

测量项目	初诊	矫治后
SNA（°）	81.3	78.7
SNB（°）	75.6	76.8
ANB（°）	5.8	1.9
NP-FH（°）	82.8	83.8
NA-PA（°）	10.3	4.4
MP-FH（°）	40.5	37.7
MP-SN（°）	47.0	44.9
Y轴角（°）	66.7	63.4
Pog-NB（mm）	1.4	-0.4
U1-NA（°）	24.6	18.6

续表

测量项目	初诊	矫治后
U1-NA（mm）	6.5	5.2
L1-NB（°）	29.1	26.8
L1-NB（mm）	9.5	6.1
U1-SN（°）	106.0	97.3
L1-MP（°）	86.5	85.1
U1-L1（°）	120.5	132.7

TMJ 影像学检查：

矫治后 CBCT 显示：髁突大小形态与治疗前无明显变化，髁突骨皮质线清晰连续（图 4-9-13）。

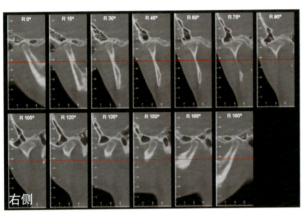
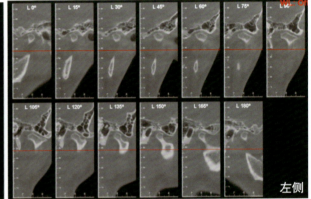

图 4-9-13 矫治后 CBCT

八、分析小结

1. 特发性髁突吸收（ICR）的诊断

ICR 是一种非炎症性但具侵袭性的关节退行性疾病，好发于 15~35 岁的女性，病因不明[1-2]，可能包括激素失调、系统性疾病、正畸治疗和正颌手术治疗等，通常不伴随疼痛[3-4]，表现为髁突进行性吸收或病理性重塑，导致髁突尺寸减小和形状异常，对 TMJ 的结构和功能产生不利影响[4]。对于正畸患者，ICR 的诊断可以首先通过评估咬合、骨骼关系和软组织的变化初步判断[4]，ICR 的特征是髁突进行性吸收和下颌升支垂直高度下降，当 ICR 为双侧时，主要表现为下颌后缩和下颌平面角增大，导致 Ⅱ 类错𬌗、进行性前牙开𬌗及后牙早接触等[5-6]。当 ICR 为单侧时，可能导致下颌偏斜和面部不对称[6]。对于 ICR 的诊断应基于以下四点[5,7]：①病史：患者存在原因不明的短期内咬合关系和面部对称性的改变，注意对患者自身病史的询问，排除具有明确诱因的髁突吸收；②具有典型的如上所述临床表现；③影像学检查支持有髁突吸收或髁突体积减小、形态改变等；④实验室免疫学检查排除类风湿性关节炎等系统性疾病。

2. ICR 的症状

在生长发育完成前发生的进展性 ICR 会导致髁突头变小，下颌升支发育不足而下颌角代偿性生长，已经生长发育完成的患者则表现为进行性下颌后缩。由于下颌生长的减少及向后旋转，发展为前牙开𬌗并且气道尺寸有减小的趋势[7]。气道尺寸的减小可能会增加发生睡眠呼吸暂停的风险，另外面下 1/3 高度的增加可能导致开唇露齿和前牙区较薄的牙槽骨厚度[8]。

3. 本例患者治疗方案的选择

注意到本例患者口内主要特征为前牙开𬌗，尖牙、前磨牙、磨牙中度磨耗，但牙齿磨耗区域无咬合接触，存在短期进行性咬合变化。治疗前牙开牙合一直被认为是正畸学的一大难题，因为治疗过程复杂，且难以稳定，复发率较高。首先常见的难题是了解开牙合的病因，开牙合畸形的病因复杂，涉及口腔不良习惯（不良舌习惯、口呼吸等）、颞下颌关节疾病（骨折、强直、ICR 等）、类风湿性疾病导致的髁突病变等[9]。ICR 直到近年来才开始被认为是前牙开牙合的一个重要病因，据统计，每 5000 例正畸患者中就有 1 例患有 ICR[10]。通过仔细询问病史，我们发现患者存在咬合改变史且下颌后缩为渐进性发展，结合关节影像学检查发现髁突头已改建，呈短小扁平状但骨皮质连续，目前处于 ICR 稳定期，因此可以进行正畸治疗，目的在于恢复咬合功能、改善美观。ICR 的治疗过程中应防止关节功能丧失和髁突进行性吸收，尽可能实现髁突骨质再生[5]。Mao 等研究了 19 例 ICR 稳定期的 II 类高角患者在使用种植支抗辅助的正畸掩饰性治疗后颞下颌关节稳定性和三维面部变化，结果表明这种垂直控制的治疗选择适用于患有 ICR 的骨性 II 类高角患者，从而能够在不进行手术的情况下改善面部轮廓[11]。在正畸掩饰性治疗过程中，应避免对 TMJ 施加不

良负荷，以免改变髁突的位置，并且必须采用有利于 TMJ 稳定的加力方式[12]。

正畸治疗中对开牙合患者前牙及后牙牙槽骨进行垂直向调控是治疗成功的关键[13]，往往需要配合支抗钉的使用，本例中由于患者为突面型伴前牙拥挤，因此选择拔除双侧上颌第一前磨牙，通过前牙内收的"钟摆"效应使上下切缘的距离减少，有助于关闭开牙合，治疗过程中可以看到在滑动技术整平和关闭间隙的过程中开牙合已经有明显改善，在前牙开牙合的关闭过程中，除了上切牙的少量内收外，拔牙间隙也较多地被上颌磨牙的近中移动所占据，移动过程中下颌颊棚区种植钉垂直向分力压低下颌磨牙，磨牙高度得到控制，拔牙产生的前后牙相对移动是开牙合关闭的有利因素[14]。

由于 ICR 可能出现在正畸治疗结束时或保持期间，在整个治疗过程中，建议定期进行临床和影像学评估，尤其当骨性或牙性 II 类高角的年轻女性患者在治疗期间或保持阶段出现开牙合时，正畸医生需要仔细评估是否存在 ICR。

九、思维流程图

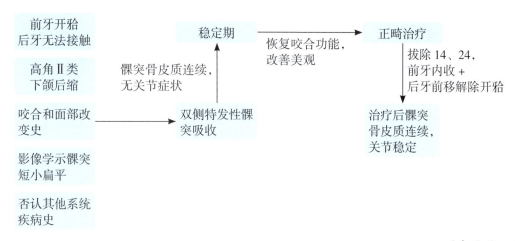

（俞燕芳，吴梦婕）

参考文献

[1] Wolford LM, Cardenas L. Idiopathic condylar resorption: diagnosis, treatment protocol, and outcomes [J]. Am J Orthod Dentofacial Orthop, 1999, 116(6): 667–677.

[2] Peacock ZS, Lee CCY, Troulis MJ, et al. Long-Term Stability of Condylectomy and Costochondral Graft Reconstruction for Treatment of Idiopathic Condylar Resorption [J]. Journal of Oral and Maxillofacial Surgery , 2019, 77(4): 792–802.

[3] Iwasa A, Tanaka E. Signs, symptoms, and morphological features of idiopathic condylar resorption in orthodontic patients: A survey-based study [J]. J Clin Med, 2022, 11(6): 1552.

[4] Kerstens HC, Tuinzing DB, Golding RP, et al. Condylar atrophy and osteoarthrosis after bimaxillary surgery [J]. Oral Surgery, Oral Medicine, and Oral Pathology, 1990, 69(3):274–280.

[5] 陈欣慰 , 张善勇 , 杨驰 . 青少年颞下颌关节髁突特发性吸收 [J]. 中国实用口腔科杂志 , 2017,10(6):5.

[6] Arnett GW, Milam SB, Gottesman L. Progressive mandibular

retrusion—idiopathic condylar resorption. Part Ⅱ [J]. Am J Orthod Dentofacial Orthop, 1996, 110(2): 117–127.

[7] Hatcher DC. Progressive condylar resorption: pathologic processes and imaging considerations[J]. Seminars in Orthodontics,2013,19(2):97–105.

[8] Chamberland S. Progressive idiopathic condylar resorption: Three case reports [J]. American Journal of Orthodontics and Dentofacial Orthopedics, 2019, 156(4): 531–544.

[9] Rijpstra C, Lisson JA. Etiology of anterior open bite: a review [J]. Journal of Orofacial Orthopedics, 2016,77(4): 281–286.

[10] Handelman CS, Greene CS. Progressive/idiopathic condylar resorption: an orthodontic perspective [J].Seminars in Orthodontics. Elsevier,2013,19(2):55–70.

[11] Mao B, Tian Y, Li J, et al. A quantitative analysis of facial changes after orthodontic treatment with vertical control in patients with idiopathic condylar resorption [J]. Orthod Craniofac Res, 2023, 26(3): 402–414.

[12] Tanaka E, Mercuri LG. Current Status of the Management of Idiopathic Condylar Resorption/Progressive Condylar Resorption-A Scoping Review [J]. J Clin Med, 2024, 13(13): 3951.

[13] Katsaros C, Berg R. Anterior open bite malocclusion: a follow-up study of orthodontic treatment effects [J]. European Journal of Orthodontics, 1993, 15(4): 273–280.

[14] 邹冰爽, 曾祥龙, 曾应魁. 恒牙期前牙开𬌗正畸治疗时机和疗效的研究 [J]. 口腔正畸学, 2000,7(3):103–106.

病例 10
伴不可复性关节盘移位无开口受限及特发性髁突吸收的高角骨性Ⅱ类隐形拔牙矫治

一、病例简介

本病例患者为一例双侧特发性髁突吸收，牙列拥挤，前牙深覆𬌗、深覆盖的病例。我们采用隐形拔牙矫治技术排齐整平上、下牙列。矫治结束后，患者牙列排齐整平，双侧磨牙完全远中关系，覆𬌗、覆盖正常。

二、基本信息

性别：男

年龄：27 岁

主诉：上前牙突 10 年余

现病史：患者替牙后发现牙齿不齐，上前牙突，近年来无加重

既往史：无风湿性关节炎或类风湿性关节炎史，无其他全身系统性疾病史，无特殊药物使用史。有双侧关节弹响史及双侧关节疼痛史。无正畸治疗或关节治疗史

三、临床检查

口外检查

面部检查情况：左右面部基本对称，突面型，下颌后缩，颏后缩，鼻唇角锐（图 4–10–1）。

口内检查

口内检查情况：恒牙列，口腔卫生良好，16、46 远中关系，26、36 远中关系，上下中线正；前牙Ⅲ度深覆𬌗，深覆盖 8mm；上牙列拥挤度 5mm，下牙列拥挤度 8mm；下颌 Spee 曲线陡：左侧 3.5mm，右侧 3.5mm；前牙 Bolton 比 78.2%，全牙 Bolton 比 92.6%；上下牙弓狭窄（图 4–10–2）。

TMJ 检查

TMJ 功能检查：双侧关节摩擦音，张口度三指，张口型偏斜，无关节区及咀嚼肌压痛。

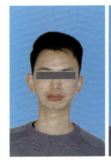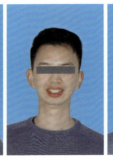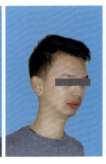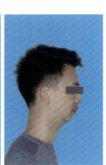

图 4–10–1 *初诊面相照*

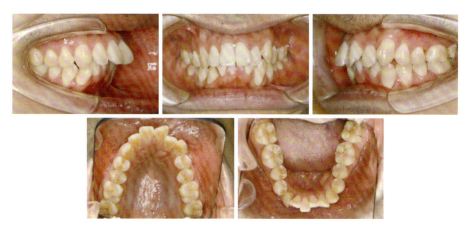

图 4-10-2　初诊口内照

TMJ 影像学检查：

CBCT 显示：双侧髁突体积减小、形态异常，但髁突表面骨皮质线清晰连续，说明髁突吸收处于静止期（图 4-10-3）。

X 线检查

全口曲面体层片显示：双侧髁突骨质破坏，髁突大小形态异常，双侧下颌升支变短，18、38、48 埋伏阻生（图 4-10-4）。

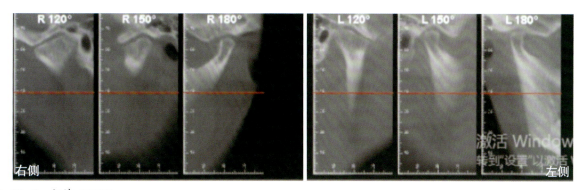

图 4-10-3　初诊 CBCT

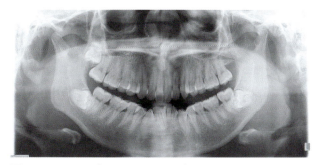

图 4-10-4　初诊全口曲面体层片

头颅侧位片与头影测量分析显示：骨性Ⅱ类、下颌后缩、上前牙唇倾、高角（图 4-10-5，表 4-10-1）。

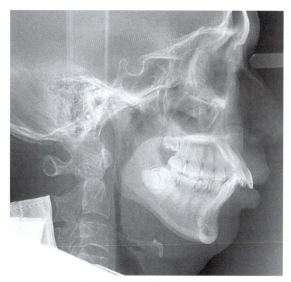

图 4-10-5　初诊头颅侧位片

表 4-10-1 初诊头影测量值

测量项目	初诊
SNA(°)	73.7
SNB (°)	68.5
ANB (°)	5.2
NP–FH (°)	82.5
NA–PA (°)	9.3
MP–FH (°)	30.9
MP–SN (°)	43.9
Y 轴角 (°)	64.9
Pog–NB (mm)	1.7
U1–NA (°)	30.8
U1–NA (mm)	9.6
L1–NB (°)	28.5
L1–NB (mm)	7.9
U1–SN (°)	104.5
L1–MP (°)	96.0
U1–L1 (°)	115.5

四、问题列表

1. TMDs，双侧 ICR。
2. 牙列拥挤。
3. 突面型。
4. 上下牙弓狭窄。
5. 前牙深覆𬌗、深覆盖。
6. 安氏Ⅱ类 1 分类错𬌗，骨性Ⅱ类错𬌗。
7. 18、38、48 埋伏阻生。

五、诊　断

1. DC/TMD 诊断　双侧不可复性关节盘移位无开口受限

2. 双侧 ICR

3. **错𬌗畸形诊断**　软组织：突面型，下颌后缩；牙性：牙列拥挤，安氏Ⅱ类 1 分类；骨性：骨性Ⅱ类，高角

六、治疗计划

方案一：正畸正颌联合治疗，患者拒绝。

方案二：拔除 14、24、31 后行无托槽隐形矫治。

1. 排齐整平上下牙列，扩大上下牙弓，内收上前牙，关闭拔牙间隙。

2. 若发生髁突进一步吸收，则需要调整正畸治疗方案，不排除正畸正颌联合治疗的可能。

七、治疗过程

1. 上前牙设计分步内收，前牙内收到位后上颌磨牙分步前移，下颌设计一步法压低，纠正前牙深覆𬌗。

2. 治疗 8 个月，面相照显示此阶段侧貌改善尚不明显（图 4-10-6），口内照显示上下牙列拥挤好转，前牙深覆𬌗、深覆盖改善明显，拔牙间隙缩小（图 4-10-7）。

3. 治疗 15 个月，面相照显示此阶段侧貌有较大改善（图 4-10-8），口内照显示上、下牙列排列整齐，前牙覆𬌗略深，上前牙略舌倾，上颌拔牙间隙未完全关闭，侧貌有较大改善。上前牙加正转矩，磨牙继续前移关闭剩余间隙，下前牙继续压低，进一步纠正前牙深覆𬌗（图 4-10-9）。

4. 结束矫治，保持器保持。

治疗过程中照片（图 4-10-6 至图 4-10-9）

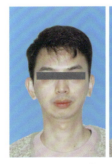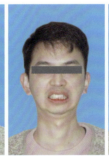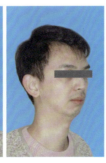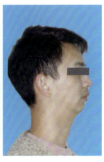

图 4-10-6　正畸治疗 8 个月阶段面相照

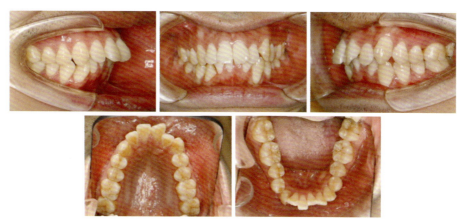

图 4-10-7 正畸治疗 8 个月阶段口内照

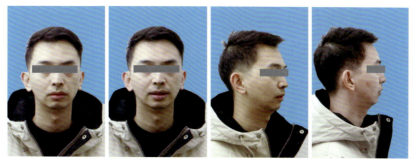

图 4-10-8 正畸治疗 15 个月阶段面相照

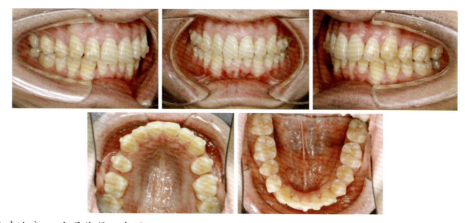

图 4-10-9 正畸治疗 15 个月阶段口内照

结束正畸面相照（图 4-10-10）

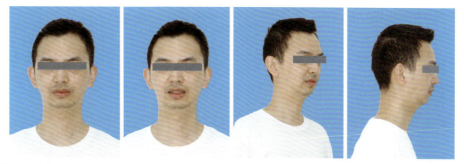

图 4-10-10 矫治后面相照

结束正畸口内照

牙列排齐整平，前牙覆𬌗、覆盖正常，双侧尖牙中性关系，双侧磨牙完全远中关系，无咬合干扰（图4-10-11）。

结束正畸 X 线检查

矫治后全口曲面体层片显示：牙根未见明显吸收，牙根平行度良好（图4-10-12）。

矫治后头颅侧位片及头影测量分析显示：上前牙大量内收，U1-SN角从治疗前的104.5°到治疗后的90.5°，但这是一个骨性Ⅱ类患者的掩饰性治疗，这种上前牙唇倾度的代偿在可接受范围；下前牙大量压低解决深覆𬌗，L1-NB角从治疗前的96.0°到91.5°；治疗后SNB角变大，下颌平面角减小（图4-10-13，表4-10-2）。

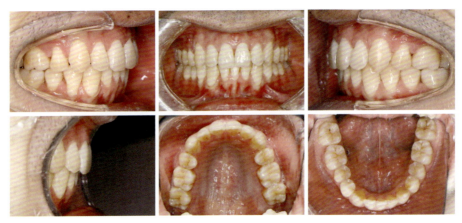

图 4-10-11　矫治后口内照

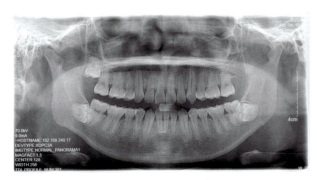

图 4-10-12　矫治后全口曲面体层片

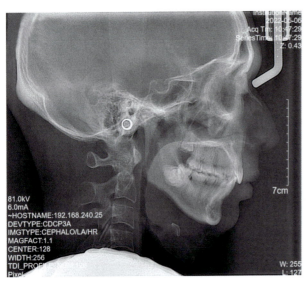

图 4-10-13　矫治后头颅侧位片

表 4-10-2　矫治后头影测量值

测量项目	初诊	矫治后
SNA(°)	73.7	75.1
SNB（°）	68.5	71.3
ANB（°）	5.2	3.8
NP-FH（°）	82.5	83.9
NA-PA（°）	9.3	8.0
MP-FH（°）	30.9	29.9
MP-SN（°）	43.9	42.4
Y轴角（°）	64.9	62.5
Pog-NB（mm）	1.7	0.0
U1-NA（°）	30.8	15.5
U1-NA（mm）	9.6	3.9
L1-NB（°）	28.5	25.2
L1-NB（mm）	7.9	4.6
U1-SN（°）	104.5	90.5
L1-MP（°）	96.0	91.5
U1-L1（°）	115.5	135.5

结束正畸 TMJ 检查

TMJ功能检查：

1. 双侧关节摩擦音。

70

2. 张口度三指。

3. 张口型偏斜。

4. 无关节区及咀嚼肌压痛。

TMJ 影像学检查：

矫治后 CBCT 显示：髁突大小形态与治疗前无明显变化；髁突骨皮质线连续（图 4-10-14）。

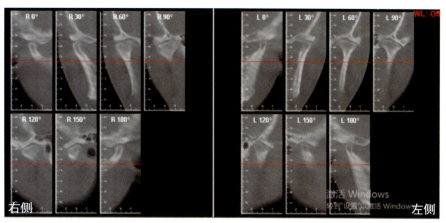

图 4-10-14　矫治后 CBCT

八、分析小结

1. 治疗方案的选择

TMDs 是发病率较高的口腔疾病之一 [1]。TMDs 的病因尚未完全明确，目前大多学者认为其是一种由多种致病因素共同作用所导致的疾病，主要包括社会心理、异常咬合、关节解剖结构、自身免疫、遗传学因素、环境因素等 [2]。TMDs 与正畸治疗的因果关系尚不清楚，正畸治疗过程中咬合关系等改变可能诱发 TMDs [3-4]；但也有研究表明，正畸治疗过程中通过解除咬合干扰，可以诱导 TMJ 向有利的方向改建 [5-7]。本例患者有双侧关节弹响及疼痛史，经临床及影像学检查，确诊为双侧 ICR，咬合检查发现该患者牙列不齐，下颌后缩，前牙深覆𬌗、深覆盖。因此，我们认为运用规范的正畸治疗排齐整平牙列，对该患者 TMDs 的治疗具有正面意义。本例患者为骨性Ⅱ类高角患者，通过隐形矫治有助于控制前牙转矩及垂直向高度，使患者治疗后𬌗平面角度减小，下颌骨可实现逆时针旋转，有利于改善Ⅱ类磨牙关系，侧貌改善明显。

2. 无托槽隐形矫治对 TMJ 的影响

由于对改善牙颌面美学和功能的需求不断增长，无托槽隐形矫治已成为正畸治疗中不可或缺的一部分 [8]。无托槽隐形矫治技术具有诸多优点，如美观、易清洁、适应证较广泛、复诊间隔时间长等。无托槽隐形矫治器是通过膜片的自身回弹力对牙齿施加正畸力 [9]。而膜片的厚度对患者颌位及 TMJ 的影响很有研究意义。Fabricio 等的研究表明伴深覆𬌗的 TMDs 患者在佩戴隐形矫治器治疗后其 TMJ 及下颌骨的应力分布更加合理 [10-11]。

（1）TMDs 患者的无托槽隐形矫治方案设计

Schupp 等应用𬌗垫联合无托槽隐形矫治器治疗 TMDs 患者的临床效果良好，初期通过设置合理的𬌗垫厚度来恢复后牙垂直距离，再通过隐形矫治器排齐整平牙列，改善覆𬌗、覆盖，为 TMJ 的稳定创造了条件 [12]。但是 Li 等研究表明，在后牙区以人工的方式制造咬合高点，可能会使颞肌肌力增大，从而加重 TMDs 相关症状。因此临床中要对患者进行个性化矫治方案的设计，以达到预期的正畸治疗效果 [13]。

（2）TMDs 患者无托槽隐形矫治中对关节症状的监控

在无托槽隐形矫治过程中，肌肉活动和疼痛会暂时改变，这主要归因于对无托槽隐形矫治器的适应。此外，在此期间，咬合力往往会减少 [14-15]。无托槽隐形治疗要求患者佩戴可拆卸矫治器，这些矫治器旨在逐渐将牙齿移动到他们想要的位置。当矫治器对牙齿施加力时，患者通常会经历肌肉活动的暂时变化。这可能表现为肌肉疲劳或紧张，因为咀嚼肌努力适应新的咬合关系和矫治器施加的力。在透明矫治器治疗的适应过程中，暂时的改变很常见。这些变化包括肌肉活动的调整，通常会随着治疗的进展而减少。但是接受透明矫治器治疗的患者可能会出现咀嚼肌和 TMJ 的轻度、自限性酸痛，在此调整期间，应提前向患者告知预期的不适。

（3）TMDs 患者无托槽隐形矫治中对咬合的监控

异常咬合可能是导致 TMDs 的重要因素之一。因此，在无托槽隐形矫治中，对 TMDs 患者的咬合进行实时监控至关重要。定期测量评估 TMJ 结构与功能、上下颌骨关系等相关指标是主要措施之一。若发现覆𬌗、覆盖异常、存在咬合早接触点等问题，需尽快调整治疗方案，以确保正畸治疗的顺利进行[16]。

九、思维流程图

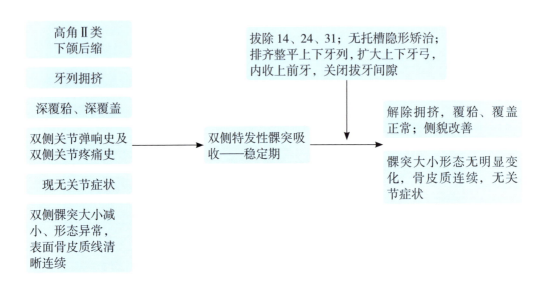

（俞燕芳，吴梦婕）

参考文献

[1] Lai YC,Yap AU,Türp JC. Prevalence of temporomandibular disorders in patients seeking orthodontic treatment:a systematic review[J]. J Oral Rehabil,2020,47(2):270–280.

[2] Kandasamy S,Rinchuse DJ,Greene CS,et al. Temporomandibular disorders and orthodontics:what have we learned from 1992-2022?[J]. Am J Orthod Dentofacial Orthop, 2022, 161(6): 769–774.

[3] de Kanter RJAM,Battistuzzi PGFCM,Truin GJ. Temporomandibular disorders:"Occlusion"matters![J]. Pain Res Manag, 2018, 2018: 8746858.

[4] 贺红 , 刘志坚 . 正畸相关的颞下颌关节问题及临床应对策略 [J]. 中华口腔医学杂志 ,2019,54(12):808–814.

[5] Bilgic F,Gelgor IE. Prevalence of temporomandibular dysfunctionand its association with malocclusion in children:an epidemiologic study[J]. J Clin Pediatr Dent, 2017, 41(2): 161–165.

[6] 宋欣羽 , 钱玉芬 . 正畸治疗对颞下颌关节影响的锥形束 CT 研究进展 [J].中国实用口腔科杂志 ,2021,14(4):482–487.

[7] 王超然 , 李志勤 , 史培良 , 等 . 锥形束 CT 测量分析安氏 Ⅲ 类错𬌗畸形治疗前后颞下颌关节骨性结构的改变 [J]. 中国组织工程研究 ,2019,23(31):4950–4955.

[8] Zheng M, Liu R, Ni Z, et al. Efficiency, effectiveness and treatment stability of clear aligners: A systematic review and meta-analysis[J]. Orthodontics & Craniofacial Research, 2017, 20(3), 127–133.

[9] Weir T. Clear aligners in orthodontic treatment[J]. Aust Dent J, 2017,62 Suppl 1:58–62.

[10] 王彦葸 , 汪沛 , 蔚一博 . 无托槽隐形矫治技术早期矫治儿童错𬌗畸形的应用研究进展 [J]. 海军军医大学学报 ,2022,43(11):1322–1328.

[11] Valarelli FP,Carniel R,Cotrin-Silva PP,et al. Treatment of a class Ⅱ malocclusion with deep overbite in an adult patient using intermaxillary elastics and Spee curve controlling with reverse and accentuated archwires[J]. Contemp Clin Dent, 2017,8(4):672–678.

[12] Schupp W,Haubrich J,Neumann I. Invisalign® treatment of patients with craniomandibular disorders[J]. Int Orthod, 2010, 8(3):253–267.

[13] Li J,Jiang T,Feng H,et al. The electromyographic activity of masseter and anterior temporalis during orofacial symptoms induced by experimental occlusal highspot[J]. J Oral Rehabil, 2008,35(2):79–87.

[14] Zheng M,Liu R,Ni Z,et al. Efficiency, effectiveness and treatment stability of clear aligners: a systematic review and meta-analysis[J]. Orthod Craniofac Res. 2017;20:127–33.

[15] Miller KB,McGorray SP,Womack R,et al. A comparison

of treatment impacts between Invisalign aligner and fixed appliance therapy during the first week of treatment[J]. Am J Orthod Dentofac,2007,131:302.e1–302.e9.

[16] 赵震锦,田玉楼.无托槽隐形矫治技术中的功能殆考量[J].中国实用口腔科杂志,2019,12(8):455–458.

病例 11
伴不可复性关节盘移位无开口受限及特发性髁突吸收的开殆下颌"8代7"正畸治疗

一、病例简介

本病例患者是一例双侧特发性髁突吸收（ICR）、开殆的青年女性病例，在两年内每年拍摄影像资料密切观察关节情况，待髁突吸收处于稳定期后，行直丝弓矫治全牙列开殆、上下颌牙列不匹配的情况，正畸治疗结束后，双侧髁突大小形态无明显变化，关节症状未加重，安氏Ⅲ类及开殆改善。

二、基本信息

性别：女

年龄：29 岁

主诉：前牙不能咬合 1 年

现病史：患者 1 年前自觉前牙不能咬物，近期逐渐加重，来我院求治。患者 3 年前自觉关节弹响，近 1 年自觉关节疼痛

既往史：无风湿性关节炎或类风湿性关节炎史，无其他全身系统性疾病史，无特殊药物使用史。无正畸治疗或关节治疗史。有夜磨牙、舌低位吞咽的不良习惯

三、临床检查

ICR 观察期口外检查

面部检查情况：面部基本对称，面下 1/3 略高，高角，直面型，鼻唇角正常（图 4-11-1）。

ICR 观察期口内检查

口内检查情况：恒牙列，双侧磨牙近中关系，上下中线正，全牙列开殆，双侧后牙反殆，上牙弓狭窄，下牙弓宽大；47 牙体缺损，前磨牙、磨牙中度磨耗，磨耗区域无咬合接触（提示短期存在进行性咬合变化）（图 4-11-2）。

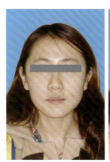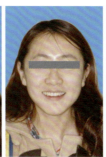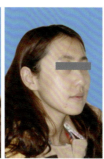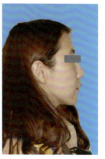

图 4-11-1 ICR 观察期面相照

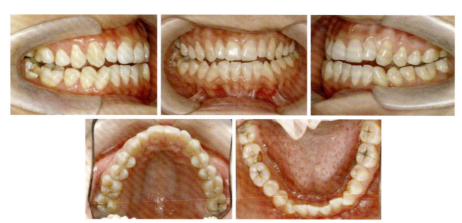

图 4-11-2 ICR 观察期口内照

正畸治疗前口内、口外检查

观察 2 年后，患者侧貌无明显改变，口内牙齿排列和咬合无明显变化，基本维持稳定（图 4-11-3、图 4-11-4）。

模型分析

模型分析显示：双侧磨牙近中关系；前牙开𬌗 1~2mm，覆盖 1mm；上牙列拥挤度 2mm，下牙列拥挤度 5mm；Spee 曲线曲度：左侧 1.5mm，右侧 2mm；前牙 Bolton 比 80.5%，全牙 Bolton 比 92.3%。

TMJ 检查

TMJ 功能检查：双侧关节摩擦音，张口度三指，张口型偏斜，无关节区及咀嚼肌压痛。

TMJ 影像学检查：

正畸治疗前观察 2 年，每年拍摄关节片或全景片，两年观察过程中髁突大小形态无明显变化。正畸治疗前 CBCT 显示：双侧髁突正常形态破坏，但髁突表面骨皮质线清晰连续，说明髁突吸收处于静止期（图 4-11-5）。

X 线检查

全口曲面体层片显示：47 牙体缺损，48 存（图 4-11-6）。

头颅侧位片及头影测量分析显示：骨性Ⅱ类，高角，上下前牙偏直立（图 4-11-7，表 4-11-1）。

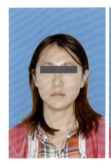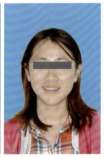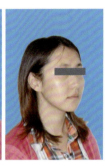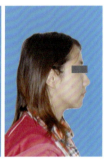

图 4-11-3　正畸治疗前面相照

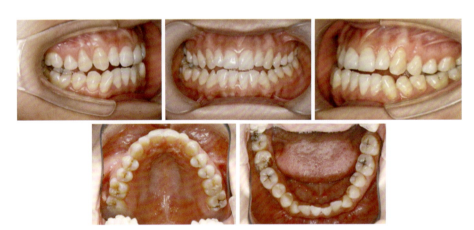

图 4-11-4　正畸治疗前口内照

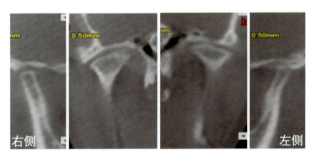

图 4-11-5　正畸治疗前 CBCT

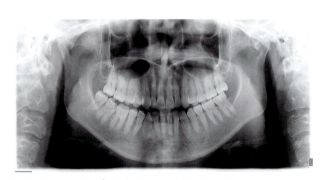

图 4-11-6　正畸治疗前全口曲面体层片

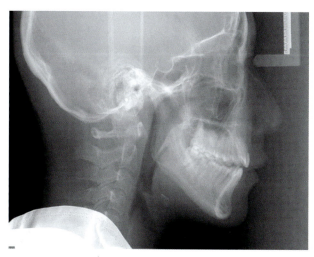

图 4-11-7 正畸治疗前头颅侧位片

表 4-11-1 正畸治疗前头影测量值

测量项目	正畸治疗前	标准值范围
SNA（°）	77.3	82.8 ± 4.0
SNB（°）	73.8	80.1 ± 3.9
ANB（°）	3.6	2.7 ± 2.0
SND（°）	70.0	77.3 ± 3.8
U1-NA（°）	12.9	22.8 ± 5.7
U1-NA（mm）	3.6	5.1 ± 2.4
L1-NB（°）	21.1	30.3 ± 5.8
L1-NB（mm）	5.5	6.7 ± 2.1
U1-L1（°）	142.4	124.2 ± 8.2
OP-SN（°）	29.3	16.1 ± 5.0
GoGn-SN（°）	49.0	32.5 ± 5.2
FMA（°）	36.6	31.3 ± 5.0
FMIA（°）	62.6	54.9 ± 6.1
IMPA（°）	80.8	93.9 ± 6.2

四、问题列表

1. TMDs，双侧 ICR。
2. 骨性Ⅱ类，高角。
3. 双侧磨牙Ⅲ类关系，上下前牙直立，全牙

列开𬌗，双侧后牙反𬌗。

4. 双侧关节摩擦音，张口型偏斜。

5. 47 牙体缺损，48 存。

五、诊 断

1. DC/TMD 诊断　双侧不可复性关节盘移位无开口受限

2. 双侧 ICR

3. 错𬌗畸形诊断　软组织：直面型；牙性：安氏Ⅲ类，全牙列开𬌗，双侧后牙反𬌗，47 牙体缺损，前磨牙、磨牙中度磨耗；骨性：骨性Ⅱ类错𬌗，高角

六、治疗计划

1. 拔除 47，全口直丝弓矫治，下前牙邻面去釉，扩大上颌牙弓，缩小下颌牙弓，纠正前牙开𬌗及后牙反𬌗，调整咬合。

2. 纠正不良舌习惯。

3. 若髁突继续吸收，有改变治疗计划的可能。

4. 口腔卫生及关节健康宣教。

七、治疗过程

1. 正畸治疗前两年观察过程中髁突大小形态无明显变化。

2. 拔除 47，排齐整平上下牙列，扩大上颌牙弓，缩小下颌牙弓，匹配上下牙弓大小和形态，配合双侧Ⅲ类牵引纠正双侧近中磨牙关系。

3. 按原治疗方案需对下前牙进行邻面去釉，患者表示拒绝，告知患者最后的磨牙关系不能调整到完全中性，精细调整咬合。

4. 拆除矫治器，制作压膜保持器。

治疗过程中照片（图 4-11-8 至图 4-11-11）

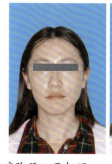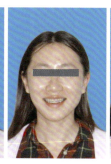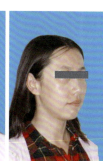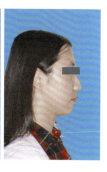

图 4-11-8 正畸治疗阶段 1 面相照

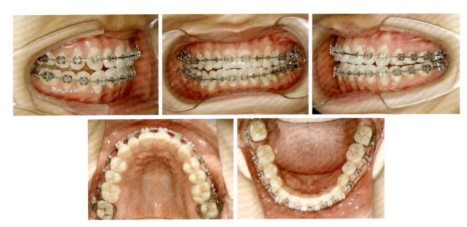

图 4-11-9　正畸治疗阶段 1 口内照

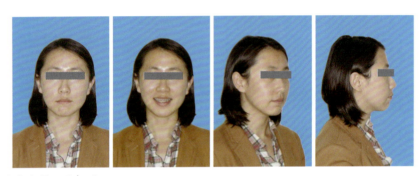

图 4-11-10　正畸治疗阶段 2 面相照

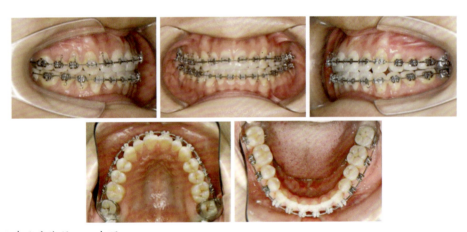

图 4-11-11　正畸治疗阶段 2 口内照

结束正畸面相照（图 4-11-12）

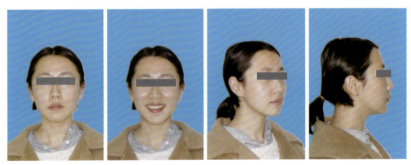

图 4-11-12　矫治后面相照

结束正畸口内照（图 4-11-13）

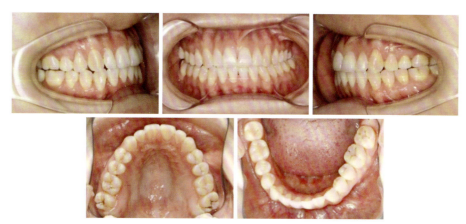

图 4-11-13 矫治后口内照

结束正畸 X 线检查

矫治后全口曲面体层片显示：双侧髁突大小形态无明显变化，牙根平行度良好（图 4-11-14）。

矫治后头颅侧位片及头影测量分析显示：上前牙唇倾度无明显改变，下前牙唇倾度增大（表 4-11-2，图 4-11-15）。

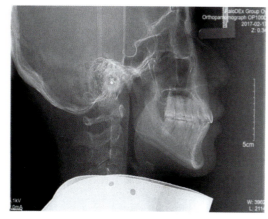

图 4-11-15 矫治后头颅侧位片

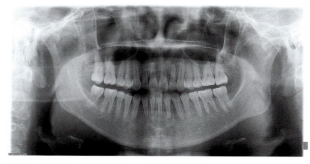

图 4-11-14 矫治后全口曲面体层片

结束正畸 TMJ 检查

TMJ 影像学检查：

矫治后 CT 显示：双侧髁突大小形态和治疗前对比无明显变化，髁突表面骨皮质线清晰连续（图 4-11-16）。

表 4-11-2 矫治后头影测量值

测量项目	矫治后	标准值范围
SNA（°）	78.6	82.8 ± 4.0
SNB（°）	74.6	80.1 ± 3.9
ANB（°）	4.0	2.7 ± 2.0
SND（°）	68.7	77.3 ± 3.8
U1-NA（°）	14.5	22.8 ± 5.7
U1-NA（mm）	5.2	5.1 ± 2.4
L1-NB（°）	31.2	30.3 ± 5.8
L1-NB（mm）	8.9	6.7 ± 2.1
U1-L1（°）	130.2	124.2 ± 8.2
OP-SN（°）	30.1	16.1 ± 5.0
GoGn-SN（°）	51.5	32.5 ± 5.2
FMA（°）	38.8	31.3 ± 5.0
FMIA（°）	49.7	54.9 ± 6.1
IMPA（°）	91.5	93.9 ± 6.2

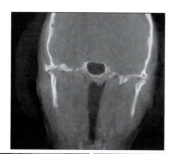

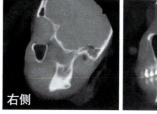

右侧 左侧

图 4-11-16 矫治后 CT

八、分析小结

1. ICR 治疗思路分析

ICR 常见的治疗方法有药物治疗、咬合板治疗、关节手术和正畸正颌联合治疗[1]。ICR 患者几乎都存在牙弓宽度不调，但宽度不调与髁突吸收的严重程度无明显相关性。ICR 病变多累及双侧关节，不到 1/3 的患者会出现关节症状[2]。

ICR 的影像学主要表现是髁突变小、前斜面吸收、关节结节斜度降低，同时髁突有往前内旋转和往上移动的趋势[3-4]。目前，临床报道较多正畸治疗前已经出现 TMDs 的病例。因此，在正畸治疗前充分评估 TMJ 的健康状况，预测错𬌗畸形与 TMDs 的相关性，尤其是可能导致颌骨畸形的 ICR 尤为重要[5]。

有研究报道 ICR 发病的相关因素概率如下：外伤史 13%，系统病史 4%，正畸史 10%，夜磨牙 28%，紧咬牙 18%，偏侧咀嚼 68%，睡眠 17%，精神压力 32%。ICR 患者可能存在正畸史、系统病史、外伤史、睡眠、偏侧咀嚼、夜磨牙、紧咬牙、精神压力其中的一种或多种，其中偏侧咀嚼因素出现概率最大[6]。

2. TMDs 患者的正畸治疗注意要点

大量牙颌面畸形人群正畸治疗前存在不同程度的 TMDs。在即将接受正畸治疗或正畸治疗中，对 TMDs 的相关处理方式大致如下：建议不伴有疼痛及下颌功能受限等的关节弹响可以随访观察；对于存在疼痛、张口受限、绞锁等症状、髁突吸收等则需要先行 TMDs 治疗，待症状缓解后再进行正畸治疗。在正畸及 TMDs 治疗过程中应遵循整体化治疗概念，包括面部美学、身体健康、社会心理变化等。TMDs 应采用个体化治疗，针对病因及易感因素的对因治疗。对于 TMDs 患者的拔牙矫治，目前也无文献证据表明规范化的拔牙正畸治疗对 TMJ 形态会造成影响，规范化的拔牙正畸治疗与 TMDs 未发现相关性[7]。

在正畸治疗过程中，TMDs 患者应遵循的注意事项如下：首先，合理使用颌间牵引。正畸治疗中主要应用的颌间牵引包括 Ⅱ 类牵引、Ⅲ 类牵引、垂直牵引及不对称的斜形牵引等[8]。王超然等用 CBCT 分析安氏 Ⅲ 类错𬌗畸形患者治疗前后的髁突位置变化，Ⅲ 类牵引正畸治疗后，髁突位置向后、向上移动，这与 Ⅲ 类牵引的有限元模拟分析的结果一致[9]。

其次，注意𬌗平面及颌间高度的改变。正畸治疗中，下颌的向前或向后旋转均会引起盘髁关系的改变。支抗牙近移引起的楔形效应、颌间牵引、上下前牙的唇舌向倾斜度及覆𬌗关系等也会导致𬌗平面的改变，可能使下颌发生顺时针旋转，加重髁突的负担，诱发 TMDs。有研究发现，TMDs 症状与 Spee 曲线呈现明显的相关性，矫治后的 Spee 曲线越平坦，TMDs 发生的可能性越大[10]。

九、思维流程图

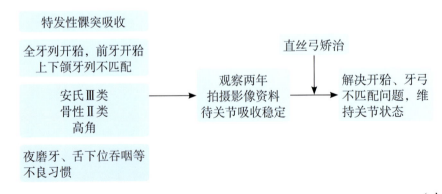

（俞燕芳，吴梦婕）

参考文献

[1] 胡欣欣, 朱耀旻, 郑苍尚. 特发性髁突吸收的研究进展 [J]. 国际口腔医学杂志, 2016,43(04):412–416.

[2] 吕政展, 朱柏恺, 郑美里, 等 .55 例特发性髁突吸收患者临床特点与颅颌面结构特征分析 [J]. 中国口腔颌面外科

杂志 ,2022,20(06):541–547.

[3] 欧发荣 , 郑有华 , 王剑宁 , 等 . 特发性髁突吸收的颞下颌关节锥形束 CT 分析 [J]. 中华口腔医学研究杂志 (电子版),2014,8(04):291–295.

[4]Mercuri LG, Handelman CS. Idiopathic Condylar Resorption: What Should We Do? [J]. Oral Maxillofac Surg Clin North Am, 2020 Feb,32(1):105–116.

[5] 陈晓波 , 陈萍 , 马善伟 , 等 . 特发性髁突吸收患者牙弓宽度不调的临床研究 [J]. 临床耳鼻咽喉头颈外科杂志 ,2023,37(08):652–655.

[6] 张宁 , 李泽奎 , 张娟 . 青少年颞下颌关节特发性髁突吸收相关因素的研究 [C]// 中华口腔医学会 TMD 学及 HE 学专委会 . 第 20 次全国 TMD 学及 HE 学研讨会暨第七届亚洲颞下颌关节学术大会论文汇编 . 天津医科大学口腔医院 , 天津市滨海新区妇幼保健计划生育服务中心 ,2023.

[7] 赵宁 , 房兵 . 正畸治疗与颞下颌关节紊乱病的研究进展 [J]. 口腔医学 ,2024,44(01):20–23.

病例 12

伴关节痛 / 可复性关节盘移位伴绞锁的前牙开𬌗非拔牙矫治联合 MSE 扩弓

一、病例简介

本病例患者为一例双侧颞下颌关节弹响，张口偏摆，伴间歇性关节疼痛，前牙开𬌗的未成年病例。MSE 扩弓后，采用直丝弓非拔牙矫治技术排齐整平上、下牙列，支抗钉辅助压低后牙，纠正前牙开𬌗。矫治结束后，患者牙列排齐整平，尖牙、磨牙关系中性，覆𬌗、覆盖正常，咬合关系改善，双侧关节症状得到缓解。在正畸过程中密切关注患者关节状况，并进行健康宣教。

二、基本信息

性别：男

年龄：14 岁

主诉：前牙咬不住 7 年余

病史：患者自述自换牙后前牙咬不住 7 年余，双侧耳屏前偶有弹响及疼痛，口呼吸史，未行任何治疗，来我院求治

三、临床检查

口外检查

面部检查情况：双侧面部不对称，右侧稍丰满；直面型，高角（图 4–12–1）。

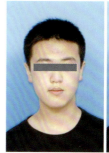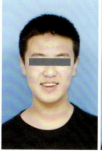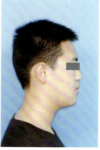

图 4–12–1　初诊面相照

口内检查

口内检查情况：恒牙列，17~27，37~47，上牙列拥挤度 1mm，下牙列拥挤度 –1mm；双侧尖牙、磨牙Ⅲ类关系，牙列中线不一致，前牙开𬌗 4mm。上颌牙弓形态为尖圆形，前牙 Bolton 比为 79.14%，上颌后牙段狭窄（图 4–12–2）。

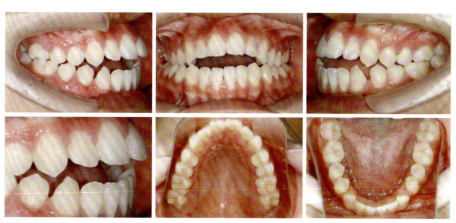

图 4–12–2　初诊口内照

TMJ 检查

TMJ 功能检查：

1. 下颌运动过程中，牙位与肌位一致，RCP与ICP协调。

2. 双侧弹响，张口绞锁，双侧髁突外极压痛。

3. 前伸运动时，后牙有咬合干扰点；侧方运动时，非工作侧有咬合干扰（表4-12-1）。

表4-12-1 初诊颞下颌关节VAS量表

	初诊 VAS 评分
关节弹响	1
关节疼痛	1
张口受限	0
关节绞锁	1
夜磨牙/紧咬牙	0
咬颊/咬舌	0
耳鸣	0
打鼾	0
颈/肩/背/上肢疼痛	0
睡眠情况	0
VAS 总评分	3

TMJ 影像学检查：

CT 显示：双侧髁突形态不对称，骨皮质影像基本连续，髁突位置正常（图4-12-3）。

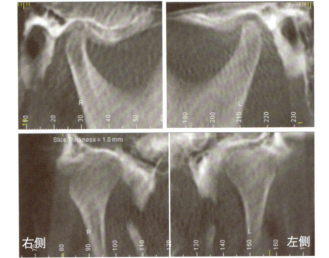

图4-12-3 初诊CT

X 线检查

全口曲面体层片显示：18、28、38、48牙胚存（图4-12-4）。

头颅侧位片及头影测量分析显示：骨性Ⅰ类，Ⅲ类趋势，高角，上前牙唇倾（图4-12-5，表4-12-2）。

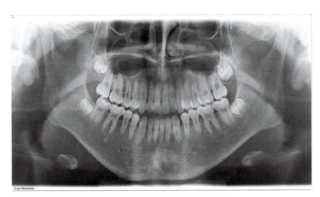

图4-12-4 初诊全口曲面体层片

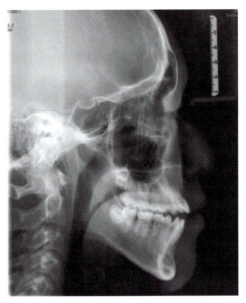

图4-12-5 初诊头颅侧位片

表4-12-2 初诊头影测量值

测量项目	初诊	标准值范围
SNA（°）	84.7	83.0 ± 4.0
SNB（°）	82.2	80.0 ± 4.0
ANB（°）	2.6	3.0 ± 2.0
GoGn-SN（°）	37.5	31.2 ± 3.6
SN-OP（°）	15.7	19.0 ± 4.0
Po-NB（mm）	1.7	4.0 ± 2.0
U1-L1（°）	116.3	124.0 ± 8.0
U1-NA（mm）	7.2	5.0 ± 2.0
U1-NA（°）	33.3	23.0 ± 5.0
L1-NB（mm）	7.2	7.0 ± 2.0
L1-NB（°）	27.8	30.0 ± 6.0
Wits（mm）	-3.7	0.0 ± 2.0
FMA（FH-MP）（°）	28.6	26.0 ± 4.0
IMPA（L1-MP）（°）	89.0	97.0 ± 6.0
FMIA（L1-FH）（°）	62.4	55.0 ± 2.0

四、问题列表

1. TMDs，张口绞锁，关节痛，功能运动非工作侧咬合干扰。

2. 骨Ⅰ类高角，Ⅲ类趋势，腭盖高拱。

3. 上颌牙弓狭窄，下前牙唇侧牙龈退缩、骨板菲薄。

4. 安氏Ⅲ类、开𬌗、下牙列散隙、上前牙唇倾。

5. 牙龈退缩，舌低位、口呼吸不良习惯。

五、诊　断

1. **DC/TMD 诊断**　双侧关节痛，可复性关节盘移位伴绞锁

2. **错𬌗畸形诊断**　软组织：直面型；牙性：前牙开𬌗，安氏Ⅲ类；骨性：骨性Ⅰ类，Ⅲ类趋势，高角

六、治疗计划

1. Ⅰ期 MSE 骨性扩弓，匹配上下颌宽度。

2. 耳鼻喉科会诊口呼吸。

3. 牙周科会诊下前牙唇侧牙龈退缩及骨板厚度。

4. 舌肌训练，纠正不良舌习惯。

5. 扩弓后Ⅱ期不拔牙矫治，压低后牙内收前牙纠正开𬌗，建立尖牙、磨牙中性关系及正常覆𬌗、覆盖。

6. 择期拔除 18、28、38、48。

7. 密切监控 TMDs。

七、治疗过程

1. 全口牙周洁治，行口腔卫生宣教。

2. 嘱患者热毛巾湿敷双侧关节，关节健康宣教。

3. MSE 扩弓，4 个月后保持。

4. 非拔牙矫治，上颌先排齐整平，粘下半口托槽，支抗钉辅助后牙压低。

5. 配合颌间垂直牵引。

6. 应用透明压膜保持器进行保持。

治疗过程中照片（图 4-12-6 至图 4-12-9）

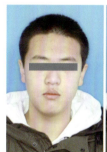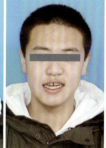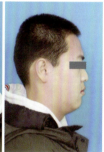

图 4-12-6　MSE 扩弓 4 个月阶段面相照

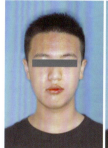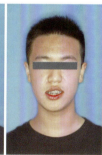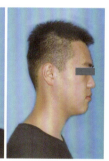

图 4-12-8　固定矫治阶段面相照

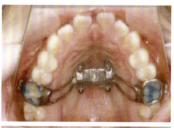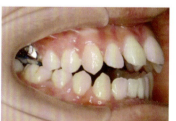
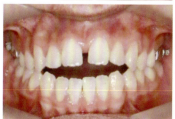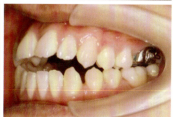

图 4-12-7　MSE 扩弓 4 个月阶段口内照

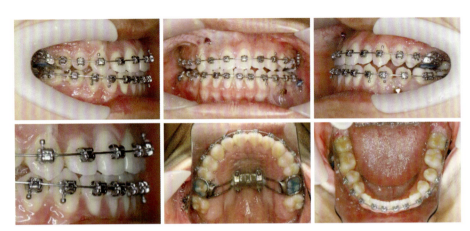

图 4-12-9 固定矫治阶段口内照

结束正畸面相照（图 4-12-10）

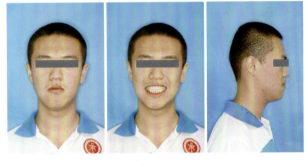

图 4-12-10 矫治后面相照

结束正畸口内照

牙列排齐整平、前牙覆𬌗、覆盖正常，双侧尖牙、磨牙中性关系，无咬合干扰（图 4-12-11）。

结束正畸 X 线检查

矫治后全口曲面体层片显示：牙根未见明显吸收，平行度良好（图 4-12-12）。

矫治后头颅侧位片及头影测量分析显示：ANB角减小，下颌平面角降低（表 4-12-3，图 4-12-13）。

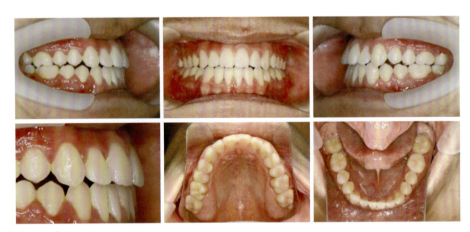

图 4-12-11 矫治后口内照

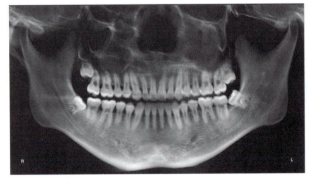

图 4-12-12 矫治后全口曲面体层片

表 4-12-3 矫治后头影测量值

测量项目	矫治后	标准值范围
SNA（°）	88.8	83.0 ± 4.0
SNB（°）	86.7	80.0 ± 4.0
ANB（°）	2.1	3.0 ± 2.0
GoGn-SN（°）	31.4	31.2 ± 3.6
SN-OP（°）	12.6	19.0 ± 4.0
Po-NB（mm）	1.3	4.0 ± 2.0
U1-L1（°）	132.2	124.0 ± 8.0

续表

测量项目	矫治后	标准值范围
U1-NA（mm）	5.8	5.0 ± 2.0
U1-NA（°）	26.7	23.0 ± 5.0
L1-NB（mm）	4.9	7.0 ± 2.0
L1-NB（°）	19.1	30.0 ± 6.0
Wits（mm）	−4.4	0.0 ± 2.0
FMA（FH-MP）（°）	24.2	26.0 ± 4.0
IMPA（L1-MP）（°）	79.6	97.0 ± 6.0
FMIA（L1-FH）（°）	76.2	55.0 ± 2.0

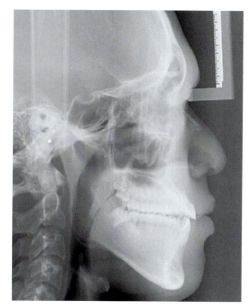

图 4-12-13　矫治后头颅侧位片

结束正畸 TMJ 检查

TMJ 功能检查：见表 4-12-4。

表 4-12-4　矫治后颞下颌关节 VAS 量表

	矫治后 VAS 评分
关节弹响	0
关节疼痛	0
张口受限	0
关节绞锁	0
夜磨牙 / 紧咬牙	0
咬颊 / 咬舌	0
耳鸣	0
打鼾	0
颈 / 肩 / 背 / 上肢疼痛	0
睡眠情况	0
VAS 总评分	0

TMJ 影像学检查：

矫治后 CT 显示：双侧髁突形态不对称，骨皮质连续，髁突位置正常（图 4-12-14）。

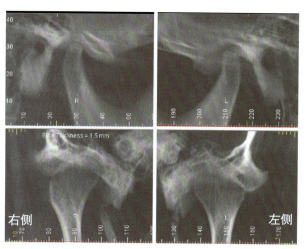

右侧　　　　左侧

图 4-12-14　矫治后 CT

八、分析小结

1. 治疗方案的选择

该患者以"前牙咬不住"为主诉前来就诊，且伴有双侧 TMJ 弹响、疼痛、张口型偏摆，DC/TMD 诊断为双侧关节痛，可复性关节盘移位伴绞锁，但患者 VAS 评分为 3，症状偶发，髁突骨质正常，张口度正常，故开始正畸治疗。由于上颌牙弓宽度严重不足，正畸治疗第一阶段先行 MSE 骨性扩弓，宽度匹配后, 粘接固定矫治器，支抗钉辅助后牙压低，纠正前牙开𬌗，同时配合舌刺、舌肌训练等纠正不良习惯。

2. 开𬌗、宽度不调与 TMDs

开𬌗是指上下颌部分牙齿在垂直向无接触，其范围可涉及前牙区，前磨牙区及磨牙区[1]。如果上下前牙切端间无覆𬌗关系，上下前牙垂直向呈现间隙者为前牙开𬌗；如果上下前牙切端间有覆𬌗关系，上下后牙垂直向呈现间隙者为后牙开𬌗[2]。𬌗、咀嚼肌及 TMJ 构成了协调的颌面部运动系统，有研究报道开𬌗患者 TMDs 发率高于常人。Sidebottom 等研究显示，TMJ 骨关节病可引发开𬌗，其具体机制尚不明了[3]。也有学者提出盘前移位与某些开𬌗相关，尚存在争论。开𬌗患者在咀嚼食物时咀嚼肌负荷高于常人，由此有学者提出某些开𬌗可能与咀嚼肌功能紊乱相关[4]。前牙开𬌗所产生的𬌗干扰及下颌运动障碍可影响 TMJ 功能，为 TMDs 的重要诱发因素之一[5-7]。

咬合不稳定、接触面积小或者咬合接触点经常改变会引起咬合力分布不均匀，从而导致肌肉压力不平衡，造成病理𬌗[8-9]。TMDs 患者牙弓窄且常伴有咬合接触少的解剖学特点，使得 TMDs 患者中普遍存在着病理性𬌗因素，导致牙齿磨耗不均匀，从而造成牙弓宽度不调[10-12]。牙弓宽度不调一旦形成，又会加剧咬合接触的不稳定，造成髁突异常受力，诱导 TMDs 的发生。因此，牙弓宽度不调可能通过改变 TMJ 的生物力学环境导致 TMDs[13]。

综上所述，恢复开𬌗伴牙弓宽度不调患者的正常生理咬合对于其 TMJ 的稳定性至关重要。本例患者在纠正了病理𬌗的同时，配合舌肌训练及舌刺改善不良习惯，最终纠正前牙开𬌗，恢复前牙区正常覆𬌗、覆盖，协调上、下颌牙弓宽度。正畸治疗结束后关节症状消失，CBCT 显示其双侧髁突骨质无吸收，关节间隙正常，说明规范的正畸治疗对于消除关节症状及稳定髁突位置是有利的。

九、思维流程图

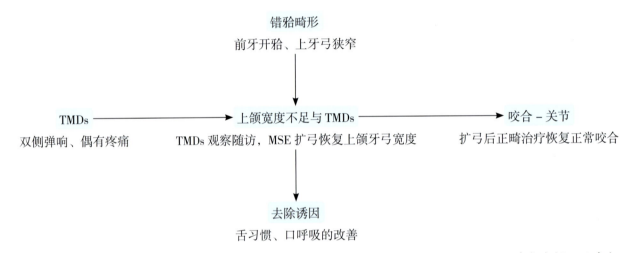

（张海娟，王爽）

参考文献

[1] 陈扬熙. 口腔正畸学：基础、技术与临床 [J]. 实用口腔医学杂志, 2016, 32(3):324.

[2] 张丽雯, 胡敏. 开𬌗畸形的病因、诊断及临床治疗 [J]. 现代口腔医学杂志, 2017, 21(4):428–429.

[3] Sidebottom AJ, Salha R. Management of the temporomandibular joint in rheumatoid disorders[J]. British Journal of Oral and Maxillofacial Surgery, 2013,51(3):191–198.

[4] 马骎, 李诚, 李燕. 错𬌗畸形患者颞下颌关节紊乱病发生情况及影响因素分析 [J]. 贵州医药, 2023,47(4):587–589.

[5]Zhang Y, Che B, Ni Y, et al. Three-dimensional condylar positions and forms associated with different anteroposterior skeletal patterns and facial asymmetry in Chinese adolescents[J]. Acta Odontologica Scandinavica, 2013,71(5):1174–1180.

[6] 黄泽伦, 薛智谦, 顾瑜. 低年级大学生颞下颌关节紊乱病咬合异常因素的 logistic 回归分析 [J]. 口腔疾病防治, 2021, 29(1): 45–49.

[7] 张志愿. 口腔颌面外科学 [M]. 8 版. 北京:人民卫生出版社, 2020.

[8] Capp NJ. Occlusion and splint therapy [J]. Br Dent J, 1999, 186(5): 217–222.

[9] McDevitt WE, Warreth AA. Occlusal contacts in maximum intercuspation in normal dentitions [J]. Oral Rehabil, 1997, 24(10): 725–734.

[10] Le Bell Y, Niemi PM, Jamsa T, et al. Subjective reactions to intervention with artificial interferences in subjects with and without a history of temporomandibular disorders[J]. Acta Odontologica Scandinavica, 2006,64(1):59–63.

[11] Cao Y, Xie QF, Li K, et al. Experimental occlusal interference induces long-term masticatory muscle hyperalgesia in rats[J]. Pain, 2009,144(3):287–293.

[12] Adriano Fonseca Lima A, Andrea Nóbrega Cavalcanti A, Luis Roberto Marcondes Martins L, et al. Occlusal interferences: How can this concept influence the clinical practice? [J].European Journal of Dentistry, 2010, 4(10): 487–491.

[13] 焦凯, 牛丽娜, 王美青. 颞下颌关节紊乱病患者牙弓宽度的测量分析 [J]. 实用口腔医学杂志,2005,21(5):596.

病例 13

伴关节痛 / 不可复性关节盘移位有开口受限的前牙开𬌗隐形非拔牙矫治

一、病例简介

本病例患者为一例外伤后下颌后缩伴前牙开𬌗，双侧关节咀嚼痛的成人病例。通过无托槽隐形矫治配合种植钉支抗，压低上、下颌磨牙及伸长前牙，最终通过"楔形效应"改善开𬌗、下颌实现逆旋，关节症状消失，髁突骨质良性改建。在正畸过程中密切关注患者关节状况，并进行健康宣教。

二、基本信息

性别：女

年龄：20 岁

主诉：开𬌗，双侧关节咀嚼痛

病史：2 年前关节区外伤（具体不详），未进行治疗，1 年前自觉牙齿逐渐开𬌗，伴双侧 TMJ 咀嚼痛，关节弹响史，前来就诊

三、临床检查

口外检查

面部检查情况：直面型，颏点靠后（图 4-13-1）。

口内检查

口内检查情况：恒牙列，17~27、37~47，前牙 13~23 开𬌗，双侧尖牙、磨牙近中关系，扁桃体Ⅱ度肿大，口呼吸不良习惯（图 4-13-2）。

模型分析

模型分析显示：上、下颌牙弓形态基本对称；上牙弓狭窄，上颌拥挤度 1mm，下颌拥挤度 1mm，Bolton 比协调，Spee 曲线曲度 1mm（图 4-13-3）。

TMJ 检查

TMJ 功能检查：

1. 下颌运动过程中，牙位与肌位不一致，RCP 与 ICP 不协调。

2. 张口度减小，张口型左偏。

3. 无关节弹响，关节及咬肌区无压痛，咀嚼时关节区疼痛。

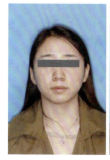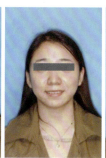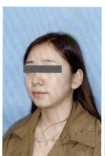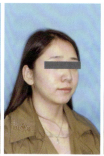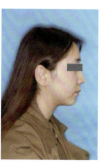

图 4-13-1　初诊面相照

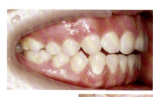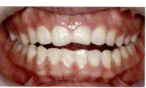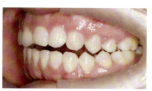
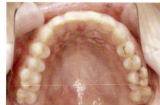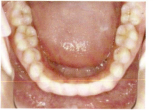

图 4-13-2　初诊口内照

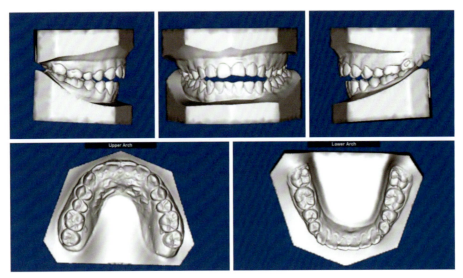

图 4-13-3 初诊模型照

TMJ 影像学检查：

CT 显示：双侧髁突吸收形态不规则，骨皮质较连续，可见骨白线（图 4-13-4）。

X 线检查

全口曲面体层片显示：下颌骨基本对称，38、48 阻生（图 4-13-5）。

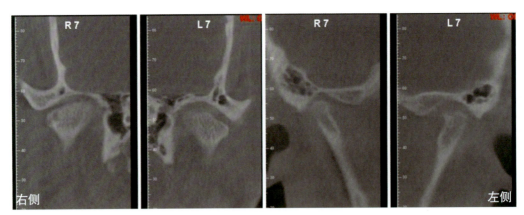

图 4-13-4 初诊 CT

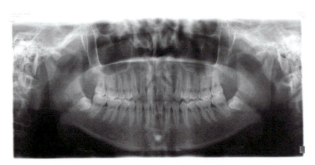

图 4-13-5 初诊全口曲面体层片

头颅侧位片及头影测量分析显示：骨性Ⅱ类，高角，上前牙舌倾（图 4-13-6，表 4-13-1）。

MRI 显示：双侧 TMJ 不可复性盘前移位，关节腔积液；张口位双侧 TMJ 活动度减小（图 4-13-7）。

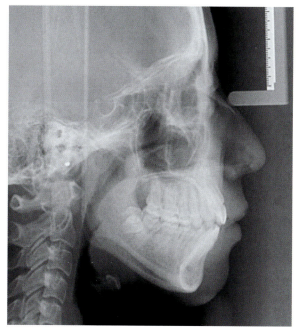

图 4-13-6 初诊头颅侧位片

表 4-13-1 初诊头影测量值

测量项目	初诊	标准值范围
SNA（°）	75.8	82.8 ± 4.0
SNB（°）	70.2	80.1 ± 3.9
ANB（°）	5.6	2.7 ± 2.0
SND（°）	66.7	77.3 ± 3.8
Wits（mm）	3.6	−1.1 ± 2.4
OP-SN（°）	22.6	16.1 ± 5.0
GOGN-SN（°）	41.2	32.5 ± 5.2
U1-NA（°）	11.7	22.8 ± 5.7
U1-NA（mm）	1.2	5.1 ± 2.4
L1-NB（°）	29.7	30.3 ± 5.8
L1-NB（mm）	6.1	6.7 ± 2.1
U1-L1（°）	132.9	124.2 ± 8.2
FMA（°）	34.5	31.3 ± 5.0
FMIA（°）	53.5	54.9 ± 6.1
IMPA（°）	92.1	93.9 ± 6.2

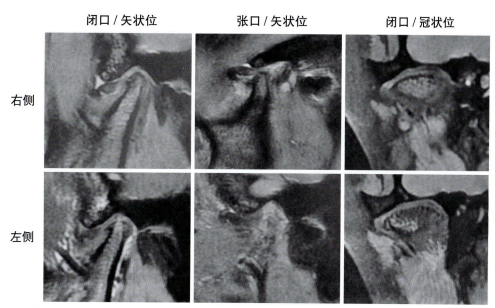

图 4-13-7 初诊关节 MRI

四、问题列表

1. TMDs，双侧 TMJ 咀嚼痛。

2. 骨性Ⅱ类，高角。

3. 双侧尖牙、磨牙Ⅲ类关系，Ⅰ度开𬌗，上下牙列轻度拥挤，上前牙舌倾。

4. 扁桃体Ⅱ度肿大，口呼吸不良习惯。

5. 38、48 存。

五、诊 断

1. **DC/TMD 诊断** 双侧关节痛，不可复性关节盘移位有开口受限

2. **错𬌗畸形诊断** 软组织：直面型；骨性：骨性Ⅱ类，高角；牙性：安氏Ⅲ类、Ⅰ度开𬌗、上下牙列轻度拥挤、上前牙舌倾、下中线偏左 1mm、上牙弓狭窄

3.其他：扁桃体Ⅱ度肿大，口呼吸不良习惯

六、治疗计划

方案一：Ⅰ期通过稳定型咬合板稳定下颌位置，缓解TMDs，Ⅱ期视效果制定正畸方案。

方案二：

1.耳鼻喉科会诊治疗扁桃体肿大，建立正常鼻呼吸模式，试破除口呼吸不良习惯。

2.非拔牙无托槽隐形矫治，种植钉支抗辅助压低上、下颌磨牙，同时伸长上、下颌前牙，纠正开𬌗，远移下颌磨牙，纠正磨牙关系至中性，对齐中线，保持。

3.告知患者TMDs病因复杂，将咬合调至理想状态，也无法保证症状消失或缓解，髁突若继续吸收，不排除改变治疗方案的可能。

4.择期拔除38、48。

5.口腔卫生及关节健康宣教。

患者选择方案二且知情同意。

七、治疗过程

1.耳鼻喉科会诊破除不良习惯。

2.佩戴无托槽隐形矫治器，种植钉辅助压低上、下颌磨牙，同时伸长上、下颌前牙，纠正开𬌗。

3.13个月佩戴完Ⅰ期矫治器，重启精细调整咬合。

4.拆除矫治器，制作压膜保持器保持。

治疗过程中照片（图4-13-8）

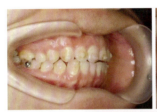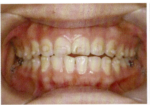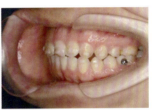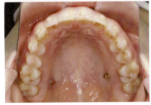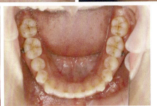

图4-13-8　正畸治疗阶段口内照

结束正畸面相照（图4-13-9）

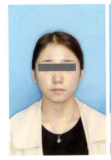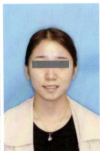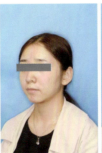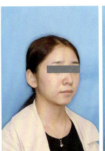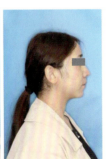

图4-13-9　矫治后面相照

结束正畸口内照（图4-13-10）

结束正畸X线检查

矫治后全口曲面体层片显示：牙根未见明显

吸收，平行度良好（图4-13-11）。

矫治后头颅侧位片及头影测量分析显示：下颌平面角减小，下颌后缩改善（图4-13-12，表4-13-2）。

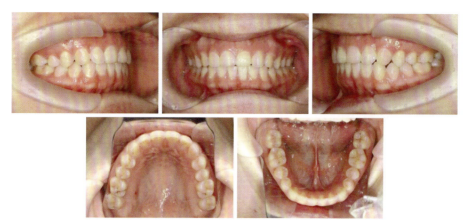

图 4-13-10　矫治后口内照

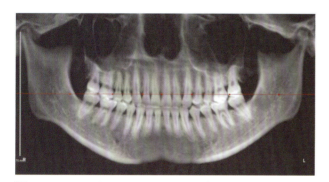

图 4-13-11　矫治后全口曲面体层片

表 4-13-2　矫治后头影测量值

测量项目	矫治后	标准值范围
SNA（°）	75.4	82.8 ± 4.0
SNB（°）	71.3	80.1 ± 3.9
ANB（°）	4.1	2.7 ± 2.0
SND（°）	66.1	77.3 ± 3.8
Wits（mm）	1.9	−1.1 ± 2.4
OP-SN（°）	18.3	16.1 ± 5.0
GOGN-SN（°）	38.6	32.5 ± 5.2
U1-NA（°）	19.8	22.8 ± 5.7
U1-NA（mm）	3.6	5.1 ± 2.4
L1-NB（°）	30.7	30.3 ± 5.8
L1-NB（mm）	7.2	6.7 ± 2.1
U1-L1（°）	128.9	124.2 ± 8.2
FMA（°）	31.2	31.3 ± 5.0
FMIA（°）	55.2	54.9 ± 6.1
IMPA（°）	93.0	93.9 ± 62

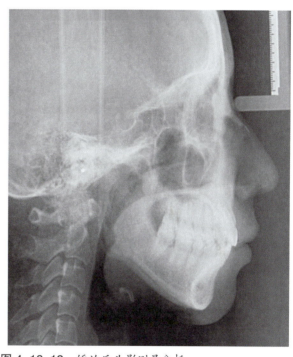

图 4-13-12　矫治后头影测量分析

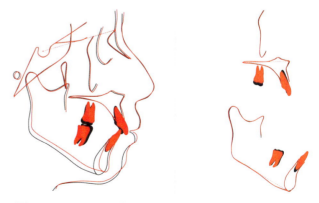

图 4-13-13　矫治前后头颅侧位片描迹图前颅底、上颌骨、下颌骨重叠（治疗前黑色，治疗后红色）

矫治前后头颅侧位片重叠图显示：开𬌗主要由上、下颌磨牙的压低、前牙的伸长纠正，下颌发生了逆旋（图 4-13-13）。

结束 TMJ 检查

TMJ 功能检查：

1. 下颌位置稳定。

2. 张口型正常，张口度正常。

3. 张闭口过程中无明显弹响。

TMJ 影像学检查：

矫治后 CT 显示：双侧髁突吸收形态不规则，骨皮质仍较连续，可见骨白线（图 4-13-14）。

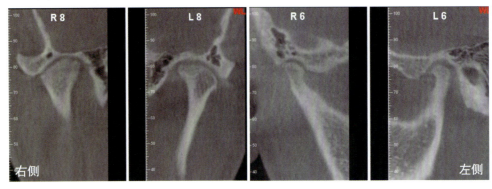

图 4-13-14 矫治后 CT

八、分析小结

1. TMJ 外伤的治疗原则

TMJ 受到创伤时，髁突、关节窝、关节盘、关节韧带、滑膜等多种结构都可能受到损害，从而可能导致下颌功能受限，还可能导致疼痛和各种情绪异常，例如焦虑、抑郁，影响患者日常活动，造成生物心理社会障碍[1]。TMJ 创伤对个人生活和社会经济健康往往会造成严重影响，TMJ 创伤相关的功能问题（张口受限、下颌侧方运动受限、张口偏斜以及咬合异常，甚至表现为骨折侧的反𬌗）往往是暂时的[2]，但如果没能得到及时处理会造成情况恶化，甚至发展成关节脱位、强直、颜面部畸形等。Arnett 等认为，能够引起髁突结构改变的机械因素包括咬合治疗、内部紊乱、功能异常、宏观创伤以及不稳定的咬合五个方面[3]，宏观创伤是指一次大力发作，该力传递到 TMJ 结构，力的大小通常足以对 TMJ 组织造成急性伤害。在宏观创伤时，虽然没有急性改变，但 TMJ 在创伤后会随着时间的推移而发生改变，导致进行性下颌退缩。

颌面部遭受损伤尤其是下颌骨遭受撞击时，在没有髁突骨折发生的情况下，TMJ 的损伤情况容易被忽视，从而得不到及时有效的治疗，常常随时间的演变出现关节弹响、张口困难甚至关节强直[4]，在下颌遭受撞击的患者中，约 1/3 会出现迟发性的 TMDs[5]。TMJ 区域相关的创伤包括韧带、关节软骨、关节盘及相关骨骼及咀嚼肌组织的创伤，通常并不以髁突骨折为表现[6]，延迟性损伤的机制可能与大面积肌肉损伤所引起的后遗症——反射性交感神经营养不良（RSD）有关，RSD 发生在面部时导致 TMJ 长时间强直和疼痛[7]。继发于 RSD 的 TMJ 周围肌肉萎缩可能导致关节结构的血液供应减少，并产生缺血性坏死后遗症[8]，导致髁突吸收、纤维软骨层紊乱、粘连以及与退行性关节疾病一致的全身性改变，破坏关节内原有正常结构，导致一系列的功能性改变[9]。与 CT 相比，MRI 能够清晰地显示 TMJ 区域韧带、软骨及关节盘的形态及位置，双侧 TMJ 区域的 MRI 对比能够揭示外伤后该区域各解剖结构的细微变化，定期应用其检查 TMJ 区域能够揭示疾病发生过程，进而推导疾病发展的演化规律。

综上，对于 TMJ 外伤的病例，最重要的治疗原则为及时、全面。该患者在 2 年前 TMJ 外伤后，除软组织肿胀外无明显骨骼损伤或咬合错位，患者未做及时处理，但随着病程的进展患者表现出开𬌗并逐渐加重。如果在创伤发生短期内及时处理，则较大可能规避远期风险。除此之外，对于颅面部外伤患者，临床仍以 CT 检查为主排查风险，简单而言就是重视骨骼问题而忽视软组织问题。对于外伤患者的急诊处理而言自然没有问题，但是当急性问题处理结束后，仍然需要补充软组织检查资料才能真正地规避所有风险。尤其是涉及 TMJ 的外伤，更应重点检查关节盘、关节韧带等软组织状况，及时对症处理。该患者的 CT 检查中虽髁突及下颌骨均未见骨折影像，但 MRI 检查则可发现双侧关节盘重度不可复性前移位、关节腔积液，如果仅进行硬组织检查则可能影响诊断及方案的制定。

2. 开𬌗与 TMJ

　　本例患者自述在 2 年前 TMJ 外伤后经常出现 TMJ 咀嚼痛，并且意识到下颌后移在过去 2 年中有所进展，开𬌗加重。由于患者下颌前牙明显磨损，因此推断前牙曾经存在咬合接触，但因髁突吸收的进展使患者下颌双侧升支高度降低、下颌顺旋及前牙开𬌗，CBCT 图像显示髁突顶吸收低平进一步佐证我们的推断。既往的一些研究也同样显示髁突位置的长期改变会引起关节窝的功能性改建[10]，同时髁突吸收会导致形态塌陷，随后升支高度降低导致进行性下颌后退和前牙开𬌗的发展[11]。进而我们可以认为，TMJ 骨关节病可能会导致并加重前牙开𬌗。TMDs 可导致口腔功能的各种变化，如舌运动障碍、下颌运动受限以及咀嚼变化，而 TMJ 的结构对功能负荷非常敏感，这些都会加剧咬合异常的程度[12]。

　　前牙开𬌗的特征是前牙之间缺乏咬合接触，并且在长度、宽度和高度的三维方向上不规则变形。这被确定为 TMJ 疾病最重要的诱发因素之一[13]，前牙开𬌗也同样是 TMDs 的危险因素之一[14]。在骨性开𬌗病例中，TMJ 所受到的应力明显更大[3]。Michael 等的横断面研究发现，开𬌗与肌肉压痛呈正相关[15]。前伸和侧方引导功能长期丧失，可能导致咀嚼肌力量受损和功能障碍，以及下颌运动失调，导致关节内压不稳定和咬合不平衡，促进TMDs 的发生[16]。我们通过正畸治疗建立后牙咬合支持和前牙引导，改善了 TMJ 的功能运动。通过比较该患者正畸治疗前后髁突影像，发现患者髁突表现出一定程度的良性改建[17]。

九、思维流程图

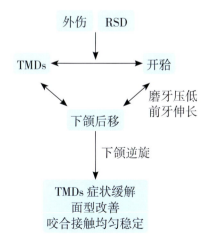

（冷静，王爽）

参考文献

[1] Figueiredo C, Afonso A, Caramelo F, et al. Temporomandibular joint trauma and disability assessment - A longitudinal exploratory study[J]. Journal of Forensic and Legal Medicine, 2021, 82: 102230.

[2] Corte-Real A, Abreu J, Figueiredo JP, Nunes T. Temporomandibular trauma and reflections on personal evaluation[J]. Forensic Science, Medicine and Pathology, 2024, 20:1525–1531.

[3] Arnett GW, D'Agostino A, Grendene E, et al. Combined orthodontic and surgical open bite correction: Principles for success. Part 1[J]. The Angle Orthodontist, 2022, 92(2): 161.

[4] Vielsmeier V, Strutz J, Kleinjung T, et al. Temporomandibular Joint Disorder Complaints in Tinnitus: Further Hints for a Putative Tinnitus Subtype[J]. PLoS One,2012,7(6):e38887.

[5] Salé H, Isberg A. Delayed temporomandibular joint pain and dysfunction induced by whiplash trauma: A controlled prospective study[J]. J Am Dent Assoc, 2007, 138(8):1084–1091.

[6] Stechman-Neto J, Porporatti AL, Porto de Toledo I, et al. Effect of temporomandibular disorder therapy on otologic signs and symptoms: a systematic review[J]. J Oral Rehabil, 2016,43(6):468–479.

[7] Jänig W. Causalgia and reflex sympathetic dystrophy: In which way is the sympathetic nervous system involved?Trends in Neurosciences, 1985, 8:471–477.

[8] Lydiatt DD, Davis LF. The effects of immobilization on the rabbit temporomandibular joint[J]. J Oral Maxillofac Surg, 1985,43(3):188–193.

[9] Ögren M, Fältmars C, Lund B, et al. Hypermobility and trauma as etiologic factors in patients with disc derangements of the temporomandibular joint[J]. Int J Oral Maxillofac Surg, 2012, 41(9): 1046–1050

[10] Pirttiniemi P, Raustia A, Kantomaa T, et al. Relationships of bicondylar position to occlusal asymmetry[J]. Eur J Orthod, 1991,13(6):441–445.

[11] Kato C, Ono T. Anterior open bite due to temporomandibular joint osteoarthrosis with muscle dysfunction treated with temporary anchorage devices[J]. Am J Orthod Dentofacial Orthop,2018 Dec;154(6):848–859.

[12] Arnett GW, Milam SB, Gottesman L. Progressive mandibular retrusion—idiopathic condylar resorption. Part II[J]. Am J Orthod Dentofacial Orthop, 1996,110(2):117–27.

[13] Jiang Y, Wang Y, Wang T, et al. Orthodontic camouflage treatment of a hyperdivergent adolescent patient with anterior open bite and TMD: a case report[J]. BMC Oral Health, 2024, 24(1): 629.

[14] Kroese JM, Kopp S, Lobbezoo F, et al. TMJ Pain and Crepitus Occur Early Whereas Dysfunction Develops Over Time in Rheumatoid Arthritis[J]. J Oral Facial Pain Headache, 2020,34(4):398–405.

[15] Riolo ML, Brandt D, TenHave TR. Associations between

occlusal characteristics and signs and symptoms of TMJ dysfunction in children and young adults[J]. Am J Orthod Dentofacial Orthop,1987,92(6):467–477.

[16] Ruttitivapanich N, Tansalarak R, Palasuk J, et al. Correlation of Bite Force Interpretation in Maximal Intercuspal Position among Patient, Clinician, and T-Scan III System[J]. European Journal of Dentistry, 2019, 13(3):330.

[17] Munakata K, Miyashita H, Nakahara T, et al. The use of SPECT/CT to assess resorptive activity in mandibular condyles[J]. Int J Oral Maxillofac Surg, 2022,51(7):942–948.

病例 14
伴可复性关节盘移位的开𬌗拔 7 垂直向控制正畸治疗

一、病例简介

本病例患者为一例伴有髁突前下方移位的前牙开𬌗病例。该患者为安氏Ⅲ类、骨性Ⅱ类、高角、突面型年轻男性，伴有可复性关节盘移位。该患者的主诉是近 1 年内逐渐发生严重的全牙列开𬌗，CBCT 影像为典型的髁突前下方移位。我们通过拔除 4 颗第二磨牙和利用支抗钉进行上、下后牙的压低，消除了咬合干扰，髁突移回关节窝内合适位置，为颞下颌关节的恢复提供了良好的环境。治疗后，患者前牙覆盖理想，咬合稳定，功能正常。

二、基本信息

性别：男
年龄：26 岁
主诉：前牙无咬合 1 年余

病史：全身病史：否认系统性疾病，否认药物过敏史。口腔病史：①现病史：近 1 年来前牙逐渐不能咬合；②既往史：有 10 余年双侧 TMJ 弹响史，无关节疼痛，有鼻中隔偏曲病史，11 外伤史，有吞咽吐舌习惯；③家族史：无

三、临床检查

口外检查

面部检查情况（图 4-14-1）：正面观分析：面上、中、下份比例为 1.05∶1.21∶1.76，下面高长；左右面部不对称，左侧丰满；颏部稍左偏；闭唇紧张。侧面观分析：鼻唇角 110°（正常值 95°~100°）；突面型，下颌后缩，颏部后缩。

口内检查

口内检查情况（图 4-14-2）：恒牙列，卵圆形牙弓，上颌 17~27，下颌 37~47，上下牙列拥挤，前牙明显磨耗；尖牙关系为双侧近中关系；磨牙关系为双侧近中关系；36~46 开𬌗，37、47 反𬌗；上下中线与面中线对齐；15、14、11、21、24、37、47 龋；无双重咬合。

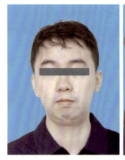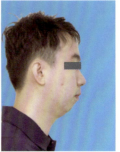

图 4-14-1　初诊面相照

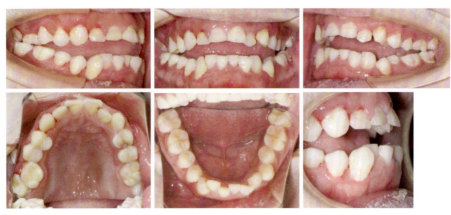

图 4-14-2　初诊口内照

模型分析

前牙 Bolton 比为 84.69%；全牙 Bolton 比为 93.70%；Spee 曲线深度 3mm；上牙列拥挤度 5.5mm，下牙列拥挤度 7mm（图 4-14-3）。

TMJ 检查

TMJ 功能检查：两侧关节区扣诊无压痛，关节做张闭口运动时闻及弹响，张口度正常。

TMJ 影像学检查：

CBCT 显示：双侧髁突骨皮质呈双边状改变，皮质欠规整。双侧髁突均向前下方移位，右侧髁突伴外侧移位。双侧 TMJ 呈半脱位状改变（图 4-14-4）。

MRI 显示：左侧 TMJ 关节盘内移位，右侧 TMJ 可复性盘前移位（图 4-14-5）。

咬合检查

患者前伸、张闭口运动可出现下颌运动轨迹曲线运动范围异常。

X 线检查

全口曲面体层片显示：18、28、38、48 牙胚存，15、14、11、21、24、37、47 低密度影，17 已行根充（图 4-14-6）。

头颅侧位片及头影测量分析显示：骨性 Ⅱ 类，颏后缩，高角（图 4-14-7，表 4-14-1）。

CBCT 显示：前牙区唇舌侧骨皮质菲薄（图 4-14-8）。

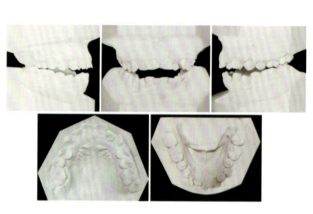
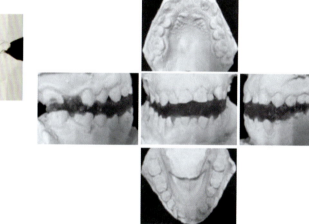

图 4-14-3　初诊模型照

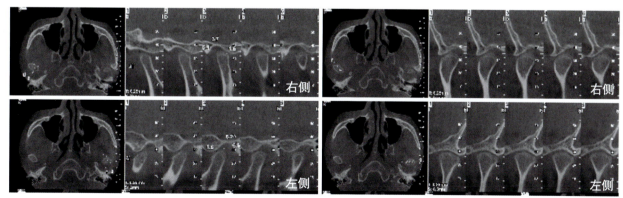

图 4-14-4　初诊关节 CBCT

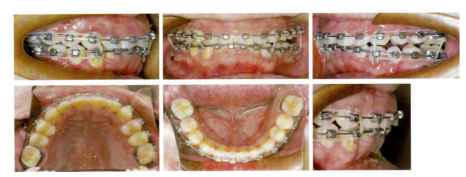

图 4-14-10　正畸治疗阶段 1 口内照

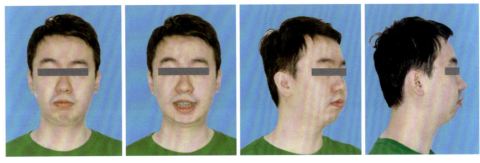

图 4-14-11　正畸治疗阶段 2 面相照

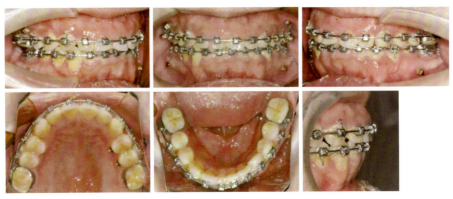

图 4-14-12　正畸治疗阶段 2 口内照

结束正畸面相照（图 4-14-13）

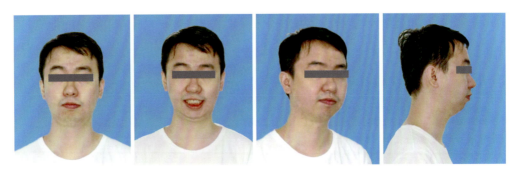

图 4-14-13　矫治后面相照

结束正畸口内照（图 4-14-14）

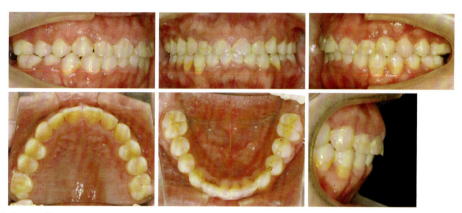

图 4-14-14　矫治后口内照

结束正畸 X 线检查（表 4-14-2，图 4-14-15 至图 4-14-17）

表 4-14-2　矫治前后头影测量值

测量指标		恒牙期		
		标准值范围	初诊	矫治后
骨组织	SNA（°）	83.8 ± 2.9	83.6	83.4
	SNB（°）	80.0 ± 3.0	78.0	75.5
	ANB（°）	2.8 ± 1.9	5.6	8.0
	Wits（mm）	−1.0 ± 1.0	−4.0	0.5
	SN-MP（°）	34.9 ± 4.1	41.7	41.5
	Y-axis（°）	65.0 ± 3.9	76.7	77.5
	FH-MP（°）	31.1 ± 5.6	37.5	37.0
面高	N-ANS（mm）	55.9 ± 3.1	54.4	55.0
	ANS-Me（mm）	63.2 ± 4.5	72.5	67.4
	S-Go（mm）	79.8 ± 6.2	87.6	83.6
	S-Go/N-Me（%）	67.0 ± 4.0	65.9	64.8
	ANS-Me/N-Me（%）	53.1 ± 1.8	56.5	54.5
牙及牙槽	U1-L1（°）	120.6 ± 9.1	122.8	115.8
	U1-SN（°）	107.5 ± 5.9	104.4	99.1
	U1-NA（mm）	4.4 ± 2.4	4.3	2.4
	U1-NA（°）	23.7 ± 5.7	20.9	15.6
	L1-NB（mm）	6.8 ± 2.7	10.4	12.3
	L1-NB（°）	31.1 ± 6.1	30.8	40.6
	FMIA（°）	51.8 ± 7.3	51.3	39.5
	IMPA（°）	93.9 ± 6.2	91.1	103.5
	FMA（°）	31.3 ± 5.0	37.5	37.0
软组织	UL-EP（mm）	2.2 ± 2.0	2.0	3.2
	LL-EP（mm）	3.2 ± 2.7	5.0	5.9
	Z-Angle（°）	69.5 ± 4.8	51.2	49.2
	N'-Pg'-FH（°）	89.8 ± 3.1	81.6	82.7
	N'-Sn'-Pg'（°）	164.8 ± 4.0	149.4	149.1

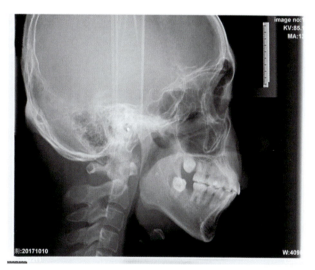

图 4-14-15　矫治后头颅侧位片

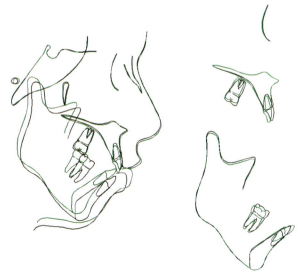

图 4-14-16　矫治前后头颅侧位片描迹图前颅底、上颌骨、下颌骨重叠（治疗前黑色，治疗后绿色）

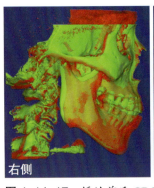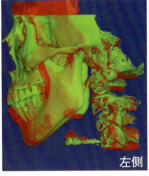

右侧　左侧

图 4-14-17 矫治前后 CBCT 重叠

结束正畸 TMJ 检查

TMJ 功能检查：双侧关节区扪诊无压痛，关节做张闭口运动时弹响好转，下颌做张闭口、侧方运动时的轨迹偏斜状况好转，张口型未见明显异常。

TMJ 影像学检查：

矫治后 CBCT 显示：双侧髁突骨皮质基本连续，髁突形态无明显异常，髁突位于关节窝中央（图4-14-18）。

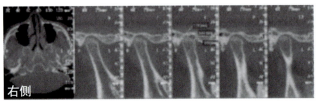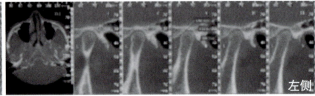

右侧　左侧

图 4-14-18 矫治后 CBCT

八、分析小结

开𬌗有多种原因，包括遗传背景、口腔功能障碍、不良口腔习惯和骨骼或牙槽骨发育异常[1-5]。明确开𬌗的病因很重要，因为它会影响治疗后的稳定性[3,6]。前牙开𬌗与 TMDs 的关系越来越受到关注。髁突的病理变化可导致前牙开𬌗。2019 年 AJODO 发表了 2 篇关于特发性髁突吸收导致前牙开𬌗的病例报道[7-8]。髁突吸收导致下颌顺时针旋转，所有患者均出现逐渐增加的前牙开𬌗。另一方面，高角患者颞下颌关节盘移位和颞下颌关节退行性骨质改变的风险增加[9-11]。

这里我们分享一例伴有髁突前下方移位的前牙开𬌗病例，该病例的开𬌗在 1 年内逐渐加重，治疗后患者髁突的位置回到了关节窝中。这一结果提示我们，开𬌗患者还可能存在髁突的位置和关节间隙异常。患者开𬌗的病因引起了我们的兴趣。我们推测不稳定的髁突前移位和随后的牙齿伸长导致了患者的开𬌗，原因如下：患者是成年人，前牙有明显的磨损，这意味着他过去有前牙咬合接触。在颌位没有变化的情况下，患者很难出现如此严重的开𬌗。患者的错𬌗畸形特征也给了我们一些线索。与大多数骨性 II 类开𬌗病例不同，患者的牙齿属于 III 类磨牙关系，且有后牙反𬌗。似乎牙齿在短期内还

没有适应下颌向前的移位。考虑到他是 TMDs 患者，且有较长的关节弹响史，松弛的关节囊和薄弱的韧带可能也是造成髁突位置不稳定的原因。该病例的正畸方案为非常规正畸拔牙方案。与传统的正畸拔除前磨牙的方案相比，拔除第二磨牙不仅有利于消除咬合高点，还能简化正畸方案，缩短正畸疗程。通过拔除 4 颗第二磨牙并压低后牙，我们消除了咬合干扰，为 TMJ 的恢复创造了一个容易适应的环境。因此，双侧髁突移回关节窝，髁突形态也得到改善。

许多开𬌗研究讨论了微螺钉在压低后牙和下颌逆时针旋转方面的效果，但很少有研究讨论伴随的髁突位置变化。一项研究显示，磨牙压低后，下颌的逆时针旋转中心位于髁突后方 7.4mm 和下方 16.9mm 处[12]。这表明使用微型螺钉压低后牙可以使髁突处于更靠上和靠后的位置。由于该患者的髁突位于关节窝的前下方，我们使用微型螺钉压低双颌后牙，有助于髁突移回窝内。另一方面，虽然髁突具有终身改建的能力[13-18]，然而，我们需要谨慎，因为有些患者无法适应新的髁突位置，并且可能产生双重咬合、肌肉紊乱或关节疼痛，这是由于咬合和 TMJ 之间的稳态是患者肌肉、咬合和 TMJ 在漫长的数十年时间里互相适应的结果[19-20]。

九、思维流程图

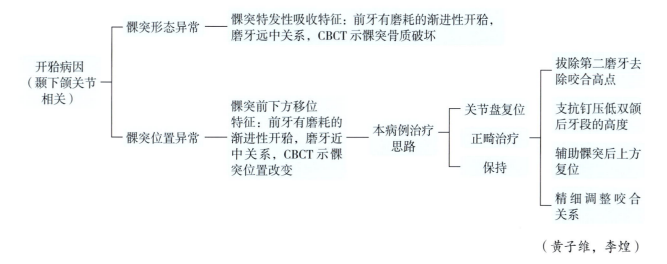

（黄子维，李煌）

参考文献

[1] Schmid KM, Kugler R, Nalabothu P,et al. The effect of pacifier sucking on orofacial structures: a systematic literature review[J]. Progress in orthodontics,2018,19(1):8.

[2] Rijpstra C, Lisson JA. Etiology of anterior open bite: a review. J Orofac Orthop, 2016,77(4):281–286.

[3] Reichert I, Figel P, Winchester L. Orthodontic treatment of anterior open bite: a review article--is surgery always necessary[J]? Oral and maxillofacial surgery, 2014, 18(3): 271–277.

[4] Wanjau J, Sethusa MP. Etiology and pathogenesis of anterior open bite: a review[J]. East African medical journal,2010, 87(11):452–455.

[5] Ngan P, Fields HW. Open bite: a review of etiology and management[J]. Pediatric dentistry, 1997,19(2):91–98.

[6] Greenlee GM, Huang GJ, Chen SS, et al. Stability of treatment for anterior open-bite malocclusion: a meta-analysis. Am J Orthod Dentofacial Orthop, 2011,139(2):154–169.

[7] Chamberland S. Progressive idiopathic condylar resorption: Three case reports. Am J Orthod Dentofacial Orthop, 2019, 156(4):531–544.

[8] Park JH, Park JJ, Papademetriou M, et al. Anterior open bite due to idiopathic condylar resorption during orthodontic retention of a Class II Division 1 malocclusion. Am J Orthod Dentofacial Orthop, 2019,156(4):555–565.

[9] Manfredini D, Segu M, Arveda N, et al. Temporomandibular Joint Disorders in Patients With Different Facial Morphology: A Systematic Review of the Literature[J]. J Oral Maxillofac Surg,2016,74(1):29–46.

[10] Ooi K, Inoue N, Matsushita K, et al. Incidence of anterior disc displacement without reduction of the temporomandibular joint in patients with dentofacial deformity[J]. Int J Oral Maxillofac Surg,2018,47(4):505–510.

[11] Ooi K, Yura S, Inoue N, et al. Factors related to the incidence of anterior disc displacement without reduction and bony changes of the temporomandibular joint in patients with anterior open bite[J]. Oral and maxillofacial surgery,2014, 8(4):397–401.

[12] Kim K, Choy K, Park YC, et al. Prediction of mandibular movement and its center of rotation for nonsurgical correction of anterior open bite via maxillary molar intrusion[J]. The Angle orthodontist, 2018,88(5):538–544.

[13] Kim JY, Jue SS, Bang HJ, et al. Histological Alterations from Condyle Repositioning with Functional Appliances in Rats[J]. The Journal of clinical pediatric dentistry,2018, 42(5):391–597.

[14] Jiang YY, Sun L, Wang H, et al. Three-dimensional cone beam computed tomography analysis of temporomandibular joint response to the Twin-block functional appliance[J]. Korean journal of orthodontics,2020,50(2): 86–97.

[15] Elfeky HY, Fayed MS, Alhammadi MS, et al. Three-dimensional skeletal, dentoalveolar and temporomandibular joint changes produced by Twin Block functional appliance[J]. J Orofac Orthop, 2018,79(4):245–258.

[16] Kyburz KS, Eliades T, Papageorgiou SN. What effect does functional appliance treatment have on the temporomandibular joint? A systematic review with meta-analysis[J]. Progress in orthodontics,2019,20(1):32.

[17] Lee KY, Park JH, Tai K, et al. Treatment with Twin-block appliance followed by fixed appliance therapy in a growing Class II patient[J]. American journal of orthodontics and dentofacial orthopedics,2016,150(5):847–463.

[18] Koide D, Yamada K, Yamaguchi A,et al. Morphological changes in the temporomandibular joint after orthodontic treatment for Angle Class II malocclusion[J]. Cranio, 2018,36(1):35–43.

[19] Greene CS, Obrez A. Treating temporomandibular disorders with permanent mandibular repositioning: is it medically necessary? [J] Oral Surg Oral Med Oral Pathol

Oral Radiol, 2015,119(5):489–498.

[20] Kandasamy S, Greene CS, Obrez A. An evidence-based evaluation of the concept of centric relation in the 21st century[J]. Quintessence Int, 2018,49(9):755–760.

病例 15

伴退行性关节病的高角骨性Ⅱ类微螺钉辅助垂直向控制掩饰性正畸治疗

一、病例简介

本病例患者为一例应用微螺钉辅助垂直向控制对颞下颌关节退行性病变患者进行掩饰性正畸治疗的成人病例。退行性关节病可导致髁突磨损、下颌升支变短及顺时针旋转，进而形成骨性Ⅱ类高角畸形。通过拔除 4 颗前磨牙，配合上颌前牙和后牙区的微螺钉支抗，实现矢状向强支抗和垂直向控制，改善咬合与侧貌。治疗后 10 年随访，牙列稳定，关节骨质改建良好。

二、基本信息

性别：女
年龄：25 岁

主诉：咬合不好，嘴突

病史：10 年前发现颏部逐渐后缩，全身情况良好，否认口腔不良习惯、鼻咽部疾病；双侧关节弹响；否认牙外伤；家族史无特殊

三、临床检查

口外检查

面部检查情况（图 4-15-1）：正面观：面部左右基本对称，面下 1/3 略长，微笑露龈、开唇露齿，颏部紧张；侧面观：突面型，上颌前突，下颌后缩，颏部发育不良。

口内检查（图 4-15-2）

口内检查情况：恒牙列，上牙弓无拥挤；下牙弓拥挤度 6mm；双侧磨牙及尖牙远中尖对尖关系；前牙深覆盖 9mm，覆𬌗正常；上中线正，下中线右偏 1mm。

TMJ 检查

TMJ 功能检查：双侧关节弹响，无明显疼痛及张口受限 。

TMJ 影像学检查：

CBCT 显示：双侧髁突磨平、变短、表面骨质

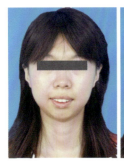
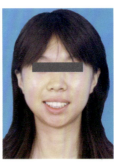
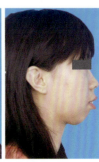

图 4-15-1 初诊面相照

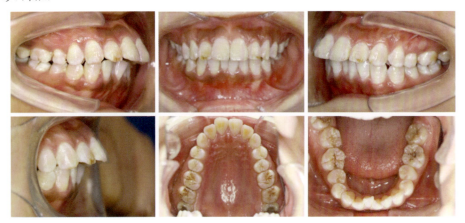

图 4-15-2 初诊口内照

基本连续（图 4-15-3AB）。

X 线检查

全口曲面体层片显示：38、48 垂直阻生（图 4-15-3C）。

头颅侧位片及头影测量分析显示：骨性Ⅱ类高角（图 4-15-3D，表 4-15-1）。

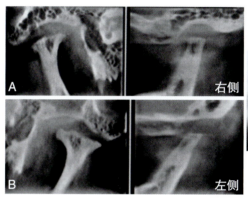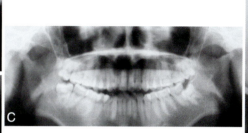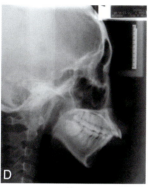

图 4-15-3 初诊影像学检查。AB. 关节 CBCT。C. 曲面体层片。D. 头颅侧位片

四、问题列表

1. 面型：突面型、下颌后缩、唇闭合不全、露龈笑。
2. 牙列：下颌Ⅱ度拥挤、下颌中线右偏。
3. 矢状向：严重骨性Ⅱ类、上颌前突、下颌后缩、颏部发育不足、Ⅱ类磨牙关系、深覆盖。
4. 垂直向：高角、髁突磨损、深覆𬌗。

五、诊 断

1. DC/TMD 诊断 双侧退行性关节病

2. 错𬌗畸形诊断 安氏：Ⅱ类 1 分类；毛氏：Ⅱ类 2 分类 + Ⅰ类 1 分类；骨性：Ⅱ类高角

六、治疗计划

方案一：正畸正颌联合治疗，通过正颌手术改善下颌后缩、颏后缩、露龈笑。

方案二：单纯正畸治疗：

1. 直丝弓矫治技术，拔除 14、24、35、45、18、28、38、48，上颌强支抗，下颌弱支抗。
2. 排齐整平牙列，关闭拔牙间隙，内收前牙，建立前牙正常覆𬌗、覆盖及尖牙磨牙中性关系，协调上下颌中线，改善侧貌。
3. 使用种植支抗垂直向控制，改善露龈笑。

患者拒绝方案一，选择方案二。

七、治疗过程

正畸治疗前观察 1 年，髁突骨质状况稳定，开始正畸治疗。

1. 1~9 个月：粘接全口直丝弓矫治器，排齐上下牙列，换至 0.019 英寸 × 0.025 英寸不锈钢丝。

2. 10~28 个月：在上颌第一、二磨牙间颊、腭侧及上颌侧切牙、尖牙间唇侧植入种植钉，对上颌后牙及前牙持续加力压低，同时使用上颌后部种植钉滑动法关闭间隙内收上前牙；下颌结合摇椅弓控制覆𬌗。

3. 29~36 个月：精细调整，拆除固定矫治器，戴入压膜保持器。

治疗过程中照片（图 4-15-4 至图 4-15-5）

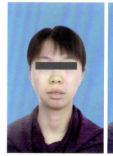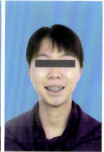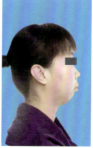

图 4-15-4 正畸治疗阶段面相照

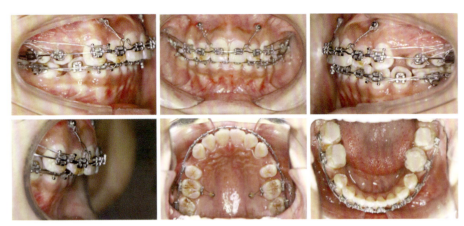

图 4-15-5 正畸治疗阶段口内照

结束正畸面相照（图 4-15-6）

矫治后，侧貌得到很大改善，鼻唇角正常，自然情况下闭唇正常。微笑时露龈笑明显改善，唇齿关系正常（图 4-15-6）。

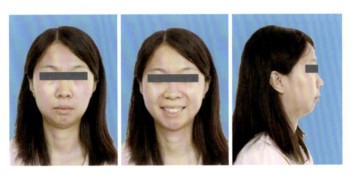

图 4-15-6 矫治后面相照

结束正畸口内照（图 4-15-7）

矫治后，咬合关系良好，上下牙列整齐，前牙覆𬌗、覆盖正常，双侧尖牙及磨牙中性关系，上下中线正（图 4-15-7）。

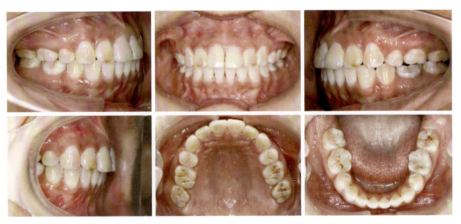

图 4-15-7 矫治后口内照

结束正畸 X 线检查（图 4-15-8）

矫治后头颅侧位片测量分析：上前牙整体内收，牙轴控制良好，ANB 及下颌平面角有减小趋势（图 4-15-8A，表 4-15-1）。全口曲面体层片显示牙根平行排列，牙根及牙槽骨未见明显异常（图 4-15-8B）。

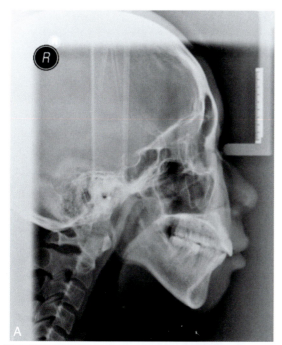

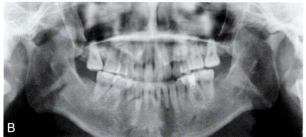

图 4-15-8　矫治后影像学检查。A. 头颅侧位片。B. 曲面体层片

表 4-15-1　矫治前后头影测量值

测量项目	正常值范围	测量值	
		初诊	矫治后
SNA（°）	82.8 ± 4.0	79.6	79.6
SNB（°）	80.1 ± 3.9	72.0	74.5
ANB（°）	2.7 ± 2.0	7.6	5.1
U1/NA（°）	22.8 ± 5.7	28.6	19.6
L1/NB（°）	30.3 ± 5.8	41.1	41.5
U1/L1（°）	125.4 ± 7.9	102.7	113.8
U1/SN（°）	105.7 ± 6.3	108.2	99.3
MP/SN（°）	32.5 ± 5.2	50.9	49.0
MP/FH（°）	31.1 ± 5.6	44.5	43.7
L1/MP（°）	92.6 ± 7.0	98.2	98.0
Z Angle（°）	75.0 ± 4.0	37.6	44.9
U6-MxP（mm）	23.0 ± 2.0	19.5	17.8
L6-MnP（mm）	32.7 ± 3.0	32.7	33.4

保持 3 年随访

治疗结束 3 年后复查牙齿排列整齐，咬合稳定（图 4-15-9）。CBCT 显示髁突骨质改建良好（图 4-15-10）。

保持 10 年随访（图 4-15-11）

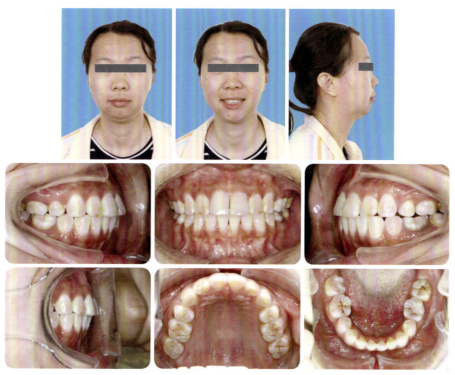

图 4-15-9　保持 3 年面相及口内照

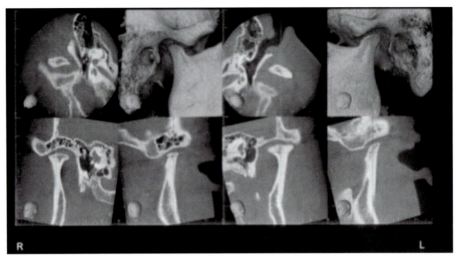

图 4-15-10　保持 3 年关节 CBCT

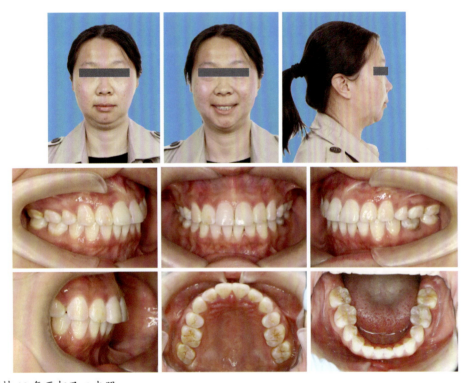

图 4-15-11　保持 10 年面相及口内照

八、分析小结

严重的退行性关节病导致的骨性Ⅱ类高角畸形在正畸治疗中具有挑战性。这类患者通常表现出突面型、明显的下颌后缩和深覆𬌗。下颌后缩及下颌顺时针旋转可能与关节盘移位和退行性关节病的病史密切相关[1-3]。对于退行性关节病的治疗困难通常源于两个方面：①患者严重的骨骼畸形；②对髁突骨质进一步恶化的担忧。

对于这类患者，通常建议进行正畸正颌联合治疗，因为它可以矫正骨骼畸形并显著改善面型。然而，退行性关节病患者在接受正畸正颌联合治疗时可能会遇到问题。文献报道，尽管在手术前髁突骨质稳定，但早在术后 1 个月就可以观察到髁突骨质吸收，术后 6 个月的发生率为 40%~60%[4-5]。这可能与双侧下颌升支矢状劈开截骨术中广泛的下颌前徙以及关节窝内髁突重新定位有关[6]。

传统的正畸掩饰性治疗只能通过牙齿代偿重新建立咬合，但这种方法可能对面型改善有限[7]。然而，通过垂直向控制压低上颌牙列，则可以使下颌平面发生少量逆时针旋转。这种方法还可以减轻露龈笑，并显著改善患者的面型 [8-9]。

本病例的成功矫治说明垂直向控制可以提升对伴有退行性关节病的骨性Ⅱ类高角患者的矫治效果，同时也说明良好的尖窝关系有助于保持关节的长久稳定。

在治疗过程中，有两点需要特别注意：

（1）支抗控制，矢状向与垂直向并重：治疗前患者磨牙远中关系，前牙深覆盖，侧貌突，上后牙通过种植钉加强支抗确保上颌磨牙不前移。上颌磨牙区通过颊腭侧种植钉轻力压低，实现垂直压入，避免压低过程中后牙颊倾、增大弓丝滑动阻力，必要时后牙的压低应与间隙关闭分开进行以避免干扰。患者上颌前牙区牙槽骨发育过度，露龈笑较重，通过上前牙区的种植钉轻力压低上前牙，促进局部牙周改建，改善露龈笑，同时避免间隙关闭过程中上前牙舌倾、覆𬌗加深。由于磨牙远中关系，下颌支抗较弱，在下颌拔除第二前磨牙，滑动法关闭间隙时牵引力应加于下颌第一磨牙以促进磨牙近移，有助于建立中性磨牙关系。治疗中应尽量避免长时间使用Ⅱ类颌间牵引，最大限度避免下颌磨牙伸长、加重高角。

（2）退行性关节病患者的垂直向控制：本病例通过种植钉辅助施加持续轻力对上颌牙列进行压低，试图逆旋下颌改善高角，控制了前后牙转矩，建立良好的尖窝关系，创造稳定的咬合，同时改善露龈笑，取得了不错的矫治效果。正畸治疗后关节骨质不仅未发生进一步吸收，还发生了适应性改建，且常规保持 3 年发现，咬合稳定，关节 CBCT 显示髁突较治疗前发生了少量的骨改建，髁突形态更加饱满，关节稳定性良好。通过本病例的成功矫治，我们发现：垂直向控制有利于提升退行性关节病患者的正畸掩饰性治疗效果。但在临床中我们必须注意的是：重度退行性关节病属于正畸和关节领域的疑难病例，正畸治疗前需要关节科明确髁突骨质应处于稳定期，必要时要随访 1 年以上 [1]；正畸治疗中也要密切关注患者是否有关节弹响、疼痛、张口受限等症状，避免长时间颌间牵引，建议患者定期到关节科复查。虽然本病例显示垂直向控制联合固定矫治有助于提升正畸掩饰性治疗的效果，没有导致髁突进一步吸收，但是对髁突是否有保护性作用，以及下颌逆时针旋转后髁突的位置、体积及关节间隙改变情况，尚需要大样本的临床研究。

九、思维流程图

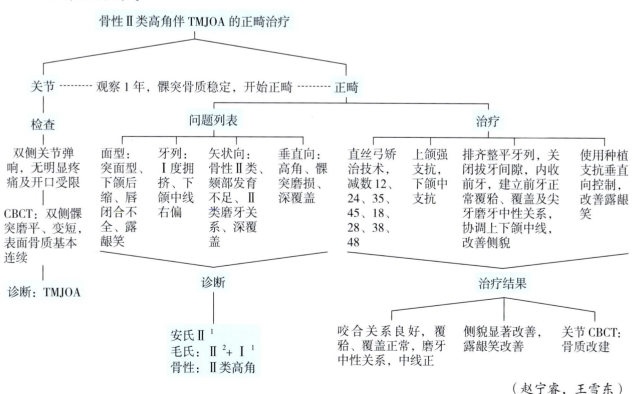

（赵宁睿，王雪东）

参考文献

[1] Kalladka M, Quek S, Heir G, et al. Temporomandibular joint osteoarthritis: diagnosis and long-term conservative management: a topic review[J]. J Indian Prosthodont Soc, 2014,14(1): 6–15.

[2] Shi JJ, Zhang F, Zhou YQ, et al.The relationship between partial disc displacement and mandibular dysplasia in female adolescents[J]. Med Sci Monit, 2010,16(6):283–288.

[3] Zhang Q, Gong Y, Liu F, et al. Association of temporomandibular joint osteoarthrosis with dentoskeletal morphology in males: A cone-beam computed tomography and cephalometric analysis[J]. Orthod Craniofac Res, 2023, 26(3):458–467.

[4] Catherine Z, Breton P, Bouletreau P, et al. Condylar resorption after orthognathic surgery: A systematic review[J]. Rev Stomatol Chir Maxillofac Chir Orale, 2016, 117(1): 3–10.

[5] Kobayashi T, Izumi N, Kojima T, et al. Progressive condylar resorption after mandibular advancement[J]. Br J Oral Maxillofac Surg, 2012,50(2): 176–180.

[6] Nogami S, Yamauchi K, Satomi N, et al.Risk factors related to aggressive condylar resorption after orthognathic surgery for females: retrospective study[J]. Cranio, 2017,35(4):250–258.

[7] Mihalik CA, Proffit WR, Phillips C. Long-term follow-up of Class II adults treated with orthodontic camouflage: a comparison with orthognathic surgery outcomes[J]. Am J Orthod Dentofacial Orthop, 2003,123(3): 266–278.

[8] Deng JR, Li YA, Wang XD, et al. Evaluation of Long-term Stability of Vertical Control in Hyperdivergent Patients Treated with Temporary Anchorage Devices[J]. Curr Med Sci, 2018,38(5):914–919.

[9] Wang XD, Zhang JN, Liu DW, et al. Nonsurgical correction of a severe anterior deep overbite accompanied by a gummy smile and posterior scissor bite using a miniscrew-assisted straight-wire technique in an adult high-angle case[J]. Korean J Orthod,2016,46(4): 253–265.

病例 16
伴退行性关节病的前牙开𬌗单侧后牙反𬌗隐形拔牙矫治

一、病例简介

本病例患者为一例TMDs，骨性Ⅰ类高角开𬌗，安氏Ⅱ类的病例。患者双侧髁突有退行性变，但患者未诉关节区及肌肉疼痛，且髁突骨皮质基本连续，该患者行单纯正畸治疗，拔除14、24，采用无托槽隐形矫治技术，并配合根骨系统。治疗结束后，患者牙列排齐整平，尖牙、磨牙完全远中关系，覆𬌗、覆盖基本正常。

二、基本信息

性别：女
年龄：24岁
主诉：嘴突、牙齿不齐
家族史：无特殊

三、临床检查

口外检查

面部检查情况：正貌为长面型、面部左右稍不对称、下面高长；微笑相上中线居中、上前牙暴露量正常；侧貌为突面型、鼻唇角正常、唇位于E线前、高角面型（图4-16-1）。

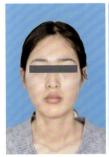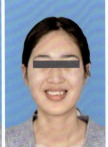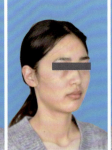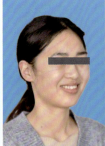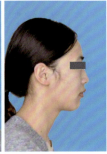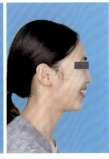

图4-16-1 初诊面相照

口内检查

口内检查情况：恒牙列，17~27、37~47、41 缺失。上牙列拥挤度 6.5mm，下牙列拥挤度 2mm，Spee 曲线深 1mm；双侧尖牙、磨牙Ⅱ类关系，下中线左偏 2mm，前牙Ⅲ度深覆盖，Ⅰ度开𬌗；上、下颌牙弓形态均为卵圆形，左侧后牙反𬌗；前牙 Bolton 比为 66%，Bolton 比不协调（图 4-16-2）。

TMJ 检查

TMJ 功能检查：

1. 张口度正常，张口型左偏。

2. 运动测试尚可。

3. 双侧关节无弹响、无压痛。

TMJ 影像学检查：

CBCT 显示：左侧髁突骨皮质模糊，前间隙变宽；右侧髁突前间隙变宽（图 4-16-3）。

X 线检查

全口曲面体层片显示：双侧髁突不对称，11、21 牙根短（图 4-16-4）。

头颅侧位片及头影测量分析显示：骨性Ⅰ类，高角，上前牙唇倾（图 4-16-5，表 4-16-1）。

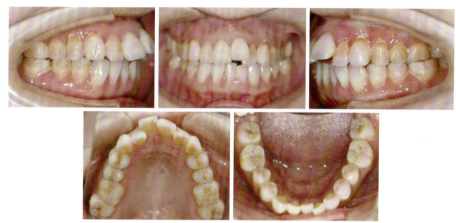

图 4-16-2　初诊口内照

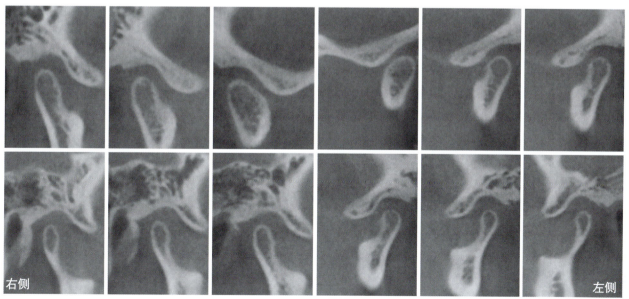

图 4-16-3　初诊关节 CBCT

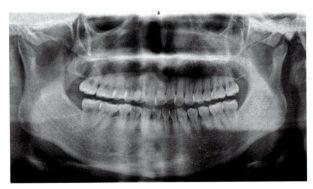

图 4-16-4　初诊曲面体层片

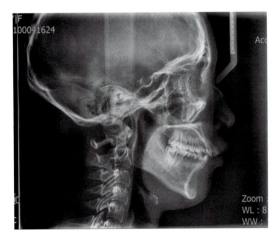

图 4-16-5　初诊头颅侧位片

表 4-16-1　初诊头影测量值

测量项目	初诊	标准值范围
SNA（°）	75.0	83.0 ± 4.0
SNB（°）	71.7	80.0 ± 4.0
ANB（°）	3.3	3.0 ± 2.0
MP-SN（°）	42.5	30.0 ± 6.0
Y-axis（°）	67.5	63.5 ± 2.0
S-Go/N-Me（%）	62.3	64.0 ± 3.0
U1-L1（°）	117.5	128.0 ± 8.0
U1-SN（°）	103.2	106.0 ± 6.0
U1-NPog（mm）	9.4	7.0 ± 2.0
L1-NPog（mm）	6.6	1.0 ± 2.0
L1-MP（°）	96.9	95.0 ± 6.0
UL-EP（mm）	12.9	-1.0 ± 1.0
LL-EP（mm）	1.4	1.0 ± 1.0

四、问题列表

1. TMDs，41 缺失，11、21 牙根短。
2. 矢状向：安氏Ⅱ类，骨性Ⅰ类，Ⅲ度深覆盖。
3. 横向：下中线左偏，左侧后牙反𬌗。
4. 垂直向：Ⅰ度开𬌗，高角。

5. 上颌中度牙列拥挤，21 唇倾，22 腭倾。
6. 突面型。

五、诊　断

1. DC/TMD 诊断　左侧退行性关节病
2. 错𬌗畸形诊断　骨性Ⅰ类，高角；安氏Ⅱ类，Ⅲ度深覆盖，Ⅰ度开𬌗

六、治疗计划

1. TMDs 治疗：①拔除 38、48；②患者髁突虽有退行性变，但正畸治疗前骨皮质基本连续，考虑为稳定期，因此无需行特殊的关节治疗，正畸中随访关节即可。

2. 正畸治疗：①拔除 14、24，无托槽隐形矫治；②排齐整平牙列，解除牙列拥挤，强支抗内收切牙（必要时使用微型种植钉），扩大上颌弓形，视下颌前伸情况确定是否配合咬合板治疗，前导下颌，根据下颌前伸情况确定是否拔除下颌前牙或片切解除拥挤；③患者 11、21 牙根较短，治疗中牙根吸收可能加重，存在牙齿脱落的可能，若牙齿脱落、则需后期修复治疗；④由于患者 Bolton 比不调，矫治结束后存在下颌留有间隙或咬合欠佳的可能；⑤患者关节形态改变，治疗中关节情况可能会改善或加重，应密切关注，必要时请颞下颌关节科会诊。

七、治疗过程

1. 全口牙周洁治，行口腔卫生宣教。
2. 按照治疗计划行 TMDs 治疗。
3. 影像学检查骨皮质稍有改善，无继续吸收，双侧关节前间隙偏大。
4. 拔除 14、24。
5. 设计无托槽隐形矫治：①矢状向：拔除 14、24，利用拔牙间隙，强支抗内收上前牙，最终双侧磨牙关系为完全远中关系；②垂直向：纠正 21 开𬌗，终末目标位覆𬌗设计为 0mm；③水平向：维持上中线，上颌扩弓，协调上、下颌牙弓宽度。
6. 隐形矫治器佩戴及复诊监控，必要时重启。
7. 制作透明压膜保持器保持。

TMDs 治疗后 CBCT

TMDs 治疗后 CBCT 显示：骨皮质基本连续，双侧关节前间隙偏大（图 4-16-6）。

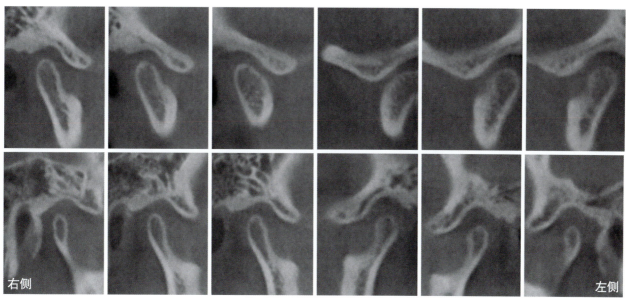

图 4-16-6　TMDs 治疗后 CBCT

右侧　左侧

隐形矫治设计（图 4-16-7）

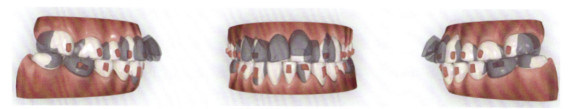

图 4-16-7　隐形矫治设计及治疗过程

正畸治疗阶段口内照（图 4-16-8）

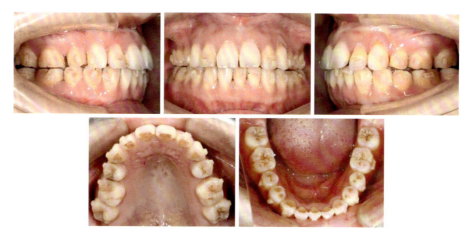

图 4-16-8　正畸治疗阶段口内照

结束正畸面相照（图 4-16-9）

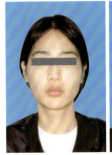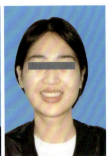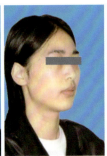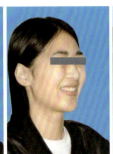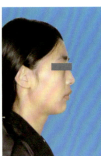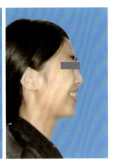

图 4-16-9 矫治后面相照

结束正畸口内照（图 4-16-10）

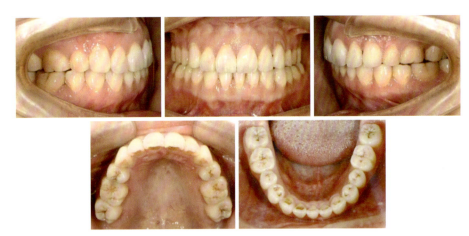

图 4-16-10 矫治后口内照

结束正畸 X 线检查

矫治后全口曲面体层片显示：未见明显牙根吸收，牙根平行度良好（图 4-16-11）。

矫治后头颅侧位片及头影测量分析见图 4-16-12 和表 4-16-2。

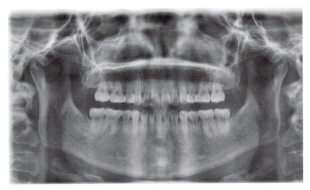

图 4-16-11 矫治后曲面体层片

表 4-16-2 矫治后头影测量值

测量项目	初诊	矫治后	标准值范围
SNA（°）	75.0	75.4	83.0 ± 4.0
SNB（°）	71.7	70.1	80.0 ± 4.0
ANB（°）	3.3	5.3	3.0 ± 2.0
MP-SN（°）	42.5	43.2	30.0 ± 6.0
Y-axis（°）	67.5	23.4	63.5 ± 2.0
S-Go/N-Me	62.3	61.8	64.0 ± 3.0
U1-L1（°）	117.5	132.1	128.0 ± 8.0
U1-SN（°）	103.2	88.5	106.0 ± 6.0
U1-APog（mm）	9.4	6.2	7.0 ± 2.0
L1-APog（mm）	6.6	9.1	1.0 ± 2.0
L1-MP（°）	96.9	96.2	95.0 ± 6.0
UL-EP（mm）	12.9	1.0	-1.0 ± 1.0
LL-EP（mm）	1.4	0.7	1.0 ± 1.0

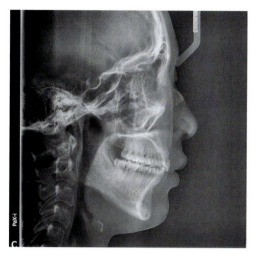

图 4-16-12 矫治后头颅侧位片

矫治前后头颅侧位片描迹图见图 4-16-13。

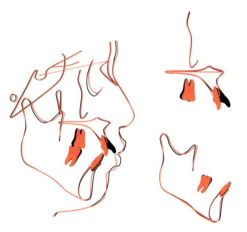

图 4-16-13 患者矫治前后头颅侧位片描迹图前颅底、上颌骨、下颌骨重叠（治疗前黑色，治疗后红色）

八、分析小结

1. TMDs 病因分析

尽管目前关于错𬌗畸形与 TMDs 之间是否存在因果关系仍存在争议[1]，但在本病例中，该患者的一些错𬌗畸形表现可能是导致 TMDs 的因素[2-3]。

单侧后牙反𬌗是 TMDs 的相关因素之一。在各类错𬌗畸形中，后牙反𬌗常被认为对咀嚼系统的正常功能有很大的影响[4-5]。多项研究表明后牙反𬌗

是 TMDs 的危险因素[6-7]。上下颌牙列尖窝关系的改变可能导致咀嚼肌力的左右不对称和盘髁关系异常，咀嚼肌的不对称活动可能导致关节区的压痛，而盘髁关系异常的后果则是关节盘位置异常和关节弹响[8-10]。本病例在 TMDs 治疗后，通过正畸排齐整平牙列恢复正常的前牙接触及后牙尖窝关系，这对患者 TMJ 的长期健康至关重要。

2. 无托槽隐形矫治与 TMDs

无托槽隐形矫治可以准确地设计牙齿的移动顺序，从而减少和预防早接触引起的咬合不适，这是其用于 TMDs 患者的正畸治疗的优点之一。此外，无托槽隐形矫治器利用膜片的自身回弹力对牙齿施加正畸力[11]，它能够包裹全牙列并具有一定厚度。在后牙的咬合力作用下，该矫治器展现出"𬌗垫效应"，在控制垂直距离方面具有显著优势，能有效压低上、下颌后牙。研究发现，患者佩戴无托槽隐形矫治器时，咬合过程中最初接触的位置是后牙区；与未佩戴矫治器的人群和佩戴固定矫治器的患者相比，其颌间垂直距离会增大[12]。这表明无托槽隐形矫治器能够打开咬合，恢复髁突至生理位置，其作用相当于保守治疗 TMDs 的正畸𬌗垫。尽管目前对于 TMDs 患者的隐形矫治器膜片的适宜厚度尚无定论，但研究已证实隐形矫治器并不会增加 TMDs 患者的肌肉疼痛，其关节安全性得到一定保证[13-14]。

但是，在进行矫治方案设计时，往往仅考虑到牙齿的三维方向排列设计，故在后牙完成三维移动之后，无法对上、下颌牙列与颌骨的变化情况进行预测，同样无法实现对口颌系统功能变化状态的预测。此外，在应用软件设计时，无法对髁突铰链轴旋转与位置等进行模拟[11]。因此，在矫治过程中必须将 TMJ 因素纳入考量。Schupp 等应用𬌗垫联合无托槽隐形矫治器治疗 TMDs 患者的临床效果良好，初期通过设置合理的𬌗垫厚度来恢复后牙垂直距离，再采用无托槽隐形矫治器完成牙齿的移动，使后牙得以伸长，为下颌骨的稳定和健康创造条件，也促进了 TMJ 的稳定[15]。

九、思维流程图

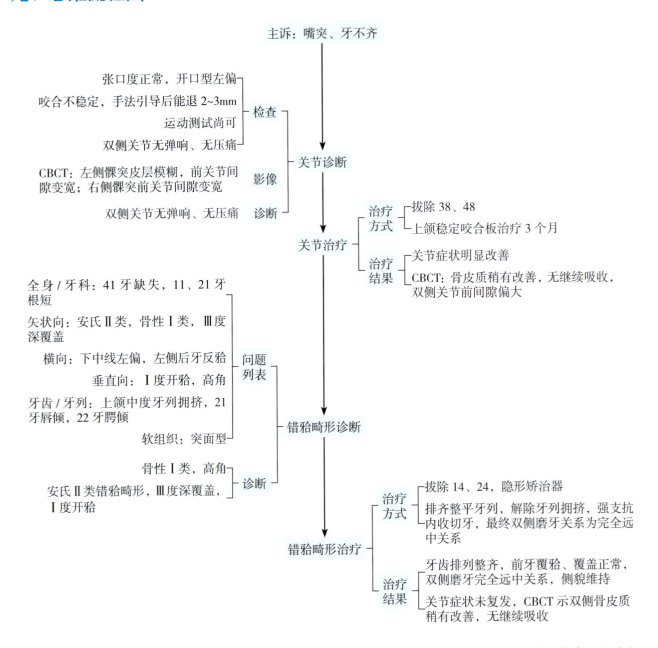

主诉：嘴突、牙不齐

张口度正常，开口型左偏
咬合不稳定，手法引导后能退 2~3mm ─ 检查
运动测试尚可
双侧关节无弹响、无压痛

CBCT：左侧髁突皮层模糊，前关节间隙变宽；右侧髁突前关节间隙变宽 ─ 影像

双侧关节无弹响、无压痛 ─ 诊断

关节诊断

关节治疗 ─ 治疗方式 ─ 拔除 38、48 / 上颌稳定咬合板治疗 3 个月
─ 治疗结果 ─ 关节症状明显改善 / CBCT：骨皮质稍有改善，无继续吸收，双侧关节前间隙偏大

全身 / 牙科：41 牙缺失，11、21 牙根短
矢状向：安氏Ⅱ类，骨性Ⅰ类，Ⅲ度深覆盖
横向：下中线左偏，左侧后牙反𬌗 ─ 问题列表
垂直向：Ⅰ度开𬌗，高角
牙齿 / 牙列：上颌中度牙列拥挤，21 牙唇倾，22 牙腭倾
软组织：突面型

骨性Ⅰ类，高角
安氏Ⅱ类错𬌗畸形，Ⅲ度深覆盖，Ⅰ度开𬌗 ─ 诊断

错𬌗畸形诊断

错𬌗畸形治疗 ─ 治疗方式 ─ 拔除 14、24，隐形矫治器 / 排齐整平牙列，解除牙列拥挤，强支抗内收切牙，最终双侧磨牙关系为完全远中关系
─ 治疗结果 ─ 牙齿排列整齐，前牙覆𬌗、覆盖正常，双侧磨牙完全远中关系，侧貌维持 / 关节症状未复发，CBCT 示双侧骨皮质稍有改善，无继续吸收

（丹睿宸，熊鑫）

参考文献

[1] de Kanter RJAM, Battistuzzi PGFCM, Truin GJ. Temporomandibular Disorders: "Occlusion" Matters! [J]. Pain Res Manag, 2018,15:8746858.

[2] Prasad SE, Indukuri RR, Singh R, et al. Pathognomonic features of Angle's Class II division 2 malocclusion: A comparative cephalometric and arch width study [J]. J Int Soc Prev Community Dent, 2014,4(Suppl 2):S105-9

[3] Mohlin B, Axelsson S, Paulin G, et al. TMD in relation to malocclusion and orthodontic treatment [J]. The Angle orthodontist, 2007, 77(3): 542–548.

[4] William R. Proffit, Henry Fields. Contemporary Orthodontics[M]. 3rd edition. Mosby,2000

[5] McNamara JA Jr. Early intervention in the transverse dimension: is it worth the effort? [J]. Am J Orthod Dentofacial Orthop, 2002, 121(6): 572–574.

[6] Sonnesen L, Bakke M, Solow B. Malocclusion traits and symptoms and signs of temporomandibular disorders in children with severe malocclusion[J]. Eur J Orthod, 1998, 20(5): 543–559.

[7] Khayat NAR BDS, MSc, Shpack N DMD, MSc, Emodi Perelman A DMD, et al. Association between posterior crossbite and/or deep bite and temporomandibular disorders

among Palestinian adolescents: A sex comparison [J]. Cranio,2021,39(1): 29–34.

[8] Alarcón JA, Martín C, Palma JC. Effect of unilateral posterior crossbite on the electromyographic activity of human masticatory muscles [J]. Am J Orthod Dentofacial Orthop, 2000, 118(3): 328–834.

[9] Michelotti A, Iodice G. The role of orthodontics in temporomandibular disorders [J]. J Oral Rehabil, 2010, 37(6): 411–429.

[10] Buranastidporn B, Hisano M, Soma K. Effect of biomechanical disturbance of the temporomandibular joint on the prevalence of internal derangement in mandibular asymmetry [J]. Eur J Orthod,2006,28(3):199–205.

[11] Weir T. Clear aligners in orthodontic treatment [J]. ust Dent J,2017,62(S1): 58–62.

[12] 胡蓉 . 隐形矫治中殆间牵引力对颞下颌关节开口运动应力分布影响的动态生物力学研究 [D]. 山西医科大学 ,2020

[13] Tran J, Lou T, Nebiolo B, et al. Impact of clear aligner therapy on tooth pain and masticatory muscle soreness [J]. J Oral Rehabil,2020,47(12):1521–1529.

[14] Pittar N, Firth F, Bennani H, et al. The effect of passive clear aligners on masticatory muscle activity in adults with different levels of oral parafunction[J]. J Oral Rehabil, 2023,50(12):1409–1421.

[15] Schupp W, Haubrich J, Neumann I. Invisalign® treatment of patients with craniomandibular disorders [J]. Int Orthod,2010,8(3):253–267.

伴 TMDs 患者的稳定型咬合板与正畸治疗

第五章
伴 TMDs 患者的稳定型咬合板与正畸治疗

病例 1
伴关节痛 / 关节盘移位 / 退行性关节病的骨性Ⅲ类后牙开殆稳定型咬合板与正畸联合治疗

一、病例简介

本病例患者为一例右侧 TMJ 骨质破坏、关节盘不可复性前移位，左侧关节盘可复性前移位，关节痛，安氏Ⅲ类，骨性Ⅲ类，低角，后牙开殆同时伴有颌位不稳定的病例。我们首先采用稳定型咬合板治疗关节，在获得稳定咬合并保持 3 个月后行正畸治疗。治疗结束后，患者牙列排齐整平，尖牙、磨牙呈中性关系，正常覆殆、覆盖，双侧关节症状改善。

二、基本信息

性别：女
年龄：31 岁
主诉：地包天、洁牙后后牙无法咬合
家族史：女儿替牙期个别牙反殆

三、临床检查

口外检查

面部检查情况：正貌为均面型、面部左右基本对称、下面高正常、颏部居中；微笑相上中线居中、上前牙暴露量正常；侧貌为凹面型、鼻唇角正常、上唇位于 E 线后；功能检查颌位不稳定（图 5-1-1）。

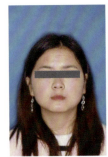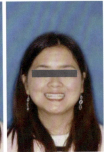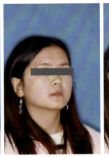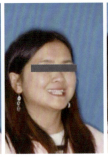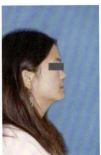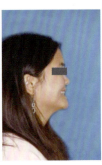

图 5-1-1 初诊面相照

口内检查

口内检查情况：恒牙列，17~27，38~48。上牙列拥挤度 1.5mm，下颌牙列拥挤度 1mm，Spee 曲线深 2.5mm；双侧尖牙、磨牙Ⅲ类关系，下中线左偏 1mm，中切牙早接触，其余牙开殆；上、下颌牙弓形态均为卵圆形；前牙 Bolton 比为 80.36%（图 5-1-2）。

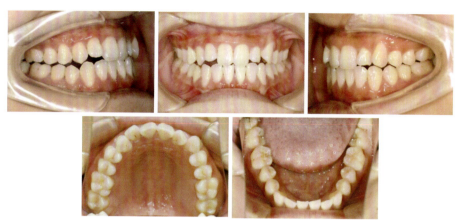

图 5-1-2　初诊口内照

TMJ 检查

TMJ 功能检查：

1. 张口度正常，张口型正常，无关节绞锁。

2. 双侧关节弹响，浊音。

3. 肌肉触诊见表 1-1-1。

TMJ 影像学检查：

CBCT 显示：左侧关节基本正常，右侧关节骨皮质不连续，髁突破坏吸收（图 5-1-3）。

MRI 显示：左侧关节盘可复性前移位，右侧关节盘变形，不可复性前移位（图 5-1-4）。

X 线检查

全口曲面体层片显示：28 阻生，38、48 存，双侧髁突不对称，牙槽骨吸收（图 5-1-5）。

头颅侧位片及头影测量分析显示：骨性Ⅲ类，低角，下前牙舌倾（图 5-1-6，表 5-1-2）。

表 1-1-1　肌肉触诊

	左侧	右侧
肩颈部	−	−
颞肌前份	−	−
颞肌中份	−	−
颞肌后份	−	−
咬肌浅层	−	−
咬肌深层	−	−
翼外肌下头	−	−
翼内肌	−	−
二腹肌 / 颏舌骨肌	−	−
胸锁乳突肌	−	−
关节区触诊	−	−
关节囊外侧	+	−
关节囊后区（经外耳道）	+	−
颞下颌韧带	−	−

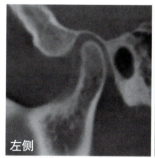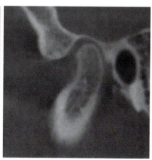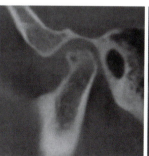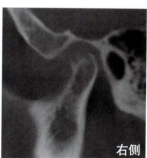

左侧　　　　　　　　　　　　　　　　　　　　　　右侧

图 5-1-3　初诊 CBCT

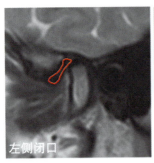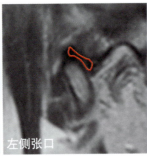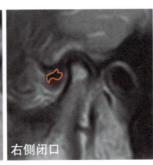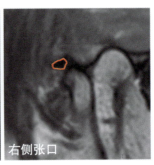

左侧闭口　左侧张口　右侧闭口　右侧张口

图 5-1-4　初诊关节 MRI

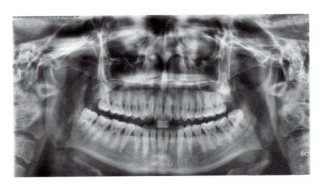

图 5-1-5　初诊全口曲面体层片

表 5-1-2　初诊头影测量值

测量项目	初诊	标准值范围
SNA（°）	80.8	83.0 ± 4.0
SNB（°）	81.6	80.0 ± 4.0
ANB（°）	−0.8	3.0 ± 2.0
Wits（mm）	−4.7	0.0 ± 2.0
SN-MP（°）	24.7	30.0 ± 6.0
FMA（FH-MP）（°）	17.8	26.0 ± 4.0
U1-NA（mm）	3.9	5.0 ± 2.0
U1-SN（°）	104.3	106.0 ± 6.0
L1-NB（mm）	0.4	7.0 ± 2.0
FMIA（L1-FH）（°）	75.1	55.0 ± 2.0
IMPA（L1-MP）（°）	87.1	97.0 ± 6.0
UL-EP（mm）	−2.6	−1.0 ± 1.0
LL-EP（mm）	−1.2	1.0 ± 2.0

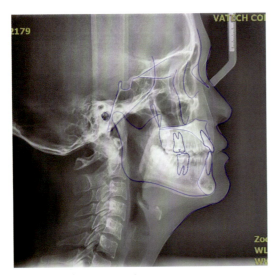

图 5-1-6　初诊头颅侧位片

四、问题列表

1. 右侧TMJ骨质破坏、关节盘不可复性前移位，左侧关节盘可复性前移位。

2. 28、38、48阻生。

3. 矢状向：骨性Ⅲ类，双侧尖牙、磨牙近中关系；横向：无特殊；垂直向：后牙开𬌗，低角。

4. 牙列拥挤。

5. 凹面型。

6. 颌位不稳定。

五、诊　断

1. DC/TMD诊断　左侧关节痛，可复性关节盘移位；右侧不可复性关节盘移位，退行性关节病

2. 错𬌗畸形诊断　骨性Ⅲ类，低角；安氏Ⅲ类，后牙开𬌗

六、治疗计划

1. 拔除38、48。

2. 上颌稳定型咬合板，稳定颌位后，评估髁突骨质状况。若骨质无继续破坏征象，行正畸治疗。

3. 直丝弓矫治，排齐整平上、下牙列，建立正常覆𬌗、覆盖，面型基本维持。

4. 治疗中定期牙周、关节复诊监控。

七、治疗过程

1. 全口洁治，行口腔卫生宣教。

2. 制作并佩戴上颌稳定型咬合板，稳定颌位。

3. 咬合板治疗 3 个月后复查 CBCT 及 MRI 对双侧关节进行评估。

4. 影像学检查右侧关节骨质无明显变化，左侧关节盘位置稍改善，右侧关节盘形态和位置无明显变化。

5. 粘接直丝弓矫治器，排齐整平上、下牙列，建立正常覆𬒗、覆盖。

6. 制作透明压膜保持器保持。

初戴咬合板（图 5-1-7）

佩戴咬合板 3 个月（图 5-1-8）

戴咬合板 3 个月后，复查CBCT：与治疗前相比，右侧骨质无明显变化（图 5-1-9）。

复查 MRI：左侧关节盘位置稍改善，右侧关节盘形态和位置无明显变化（图 5-1-10）。

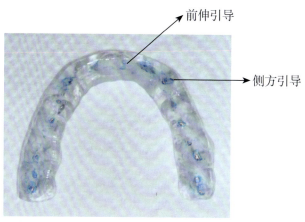

图 5-1-7　初戴咬合板

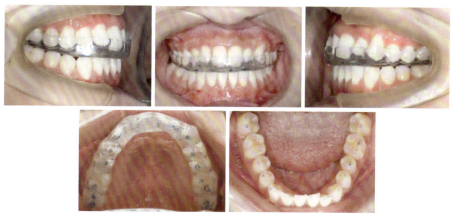

图 5-1-8　咬合板治疗 3 个月口内照

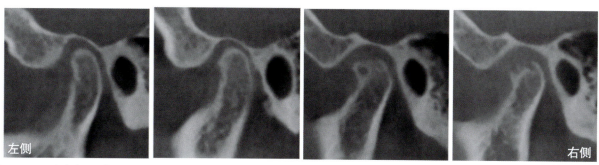

图 5-1-9　咬合板治疗 3 个月 CBCT

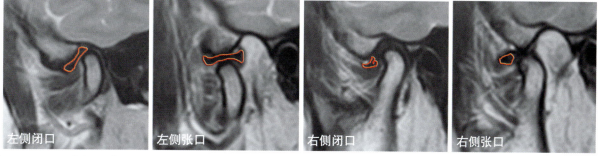

图 5-1-10　咬合板治疗 3 个月关节 MRI

正畸治疗阶段口内照（图 5-1-11）

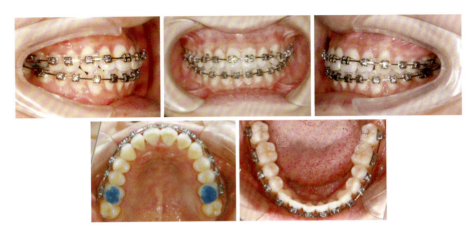

图 5-1-11　正畸治疗阶段口内照

结束正畸面相照（图 5-1-12）

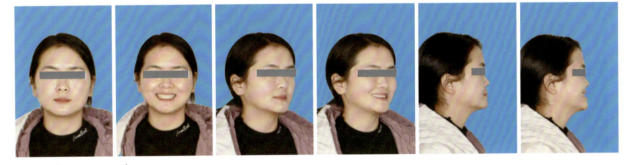

图 5-1-12　矫治后面相照

结束正畸口内照（图 5-1-13）

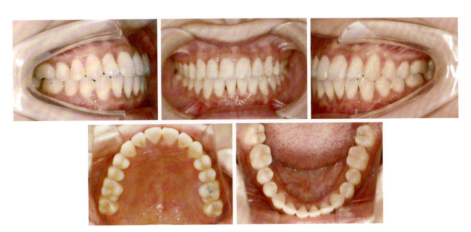

图 5-1-13　矫治后口内照

结束正畸 X 线检查

矫治后全口曲面体层片显示：未见明显牙根吸收，牙根平行度良好（图 5-1-14）。

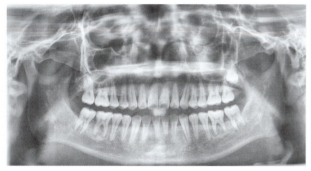

图 5-1-14　矫治后全口曲面体层片

矫治后头颅侧位片及头影测量分析对比显示：面型基本维持（图 5-1-15，表 5-1-3，图 5-1-16）。

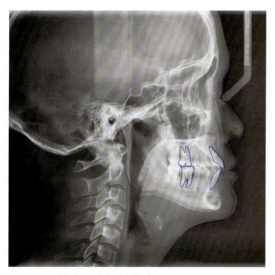

图 5-1-15　矫治后头颅侧位片

表 5-1-3　矫治后头颅测量值

测量项目	初诊	矫治后	标准值范围
SNA（°）	80.8	81.4	83.0 ± 4.0
SNB（°）	81.6	82.2	80.0 ± 4.0
ANB（°）	-0.8	-0.8	3.0 ± 2.0
Wits（mm）	-4.7	-3.7	0.0 ± 2.0
SN-MP（°）	24.7	23.4	30.0 ± 6.0
FMA（FH-MP）（°）	17.8	16.5	26.0 ± 4.0
U1-NA（mm）	3.9	5.6	5.0 ± 2.0
U1-SN（°）	104.3	112.8	106.0 ± 6.0
L1-NB（mm）	0.4	2.5	7.0 ± 2.0
FMIA（L1-FH）（°）	75.1	60.6	55.0 ± 2.0
IMPA（L1-MP）（°）	87.1	102.8	97.0 ± 6.0
UL-EP（mm）	-2.6	-2.6	-1.0 ± 1.0
LL-EP（mm）	-1.2	-1.2	1.0 ± 2.0

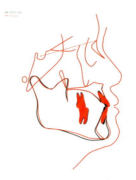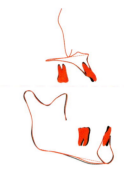

图 5-1-16　矫治前后头颅侧位片描迹图前颅底、上颌骨、下颌骨重叠（治疗前黑色，治疗后红色）

八、分析小结

1. 治疗方案选择

错𬌗畸形可能不是 TMDs 的唯一病因，但错𬌗畸形可以影响口颌系统的稳定性[1]。髁突退行性变导致的前牙开𬌗是常见的错𬌗畸形。而本病例的后牙开𬌗不像前牙开𬌗那么常见。常见的后牙开𬌗可能由 TMJ 炎症、软组织增生或盘后组织厚度增加、盘后移位或翼外肌痉挛等原因导致[1-5]。本患者则更为特殊，患者诉正畸前其为"地包天"咬合，但是在某次长时间口腔操作后，再次闭口无法回到其"地包天"的前伸位，前牙早接触后牙开𬌗，影响进食，进而寻求正畸治疗。我们推测，该患者的后牙开𬌗是因为先前存在 CO-CR 不调，而长时间的口腔操作有一定的去程序化作用，使患者颌位稳定在 CR 位上，形成后牙开𬌗。

本病例患者颌位不稳定、肌肉疼痛，同时双侧关节盘都存在前移位。针对患者的主诉优先采用稳定型咬合板治疗，对关节症状有一定的缓解。一方面，无论是肌筋膜症状还是关节内病变，在使用𬌗板治疗症状消失并获得正常下颌功能后，下颌骨与上颌骨的相对位置与初始位置不同。下颌位置的变化也对应着咬合关系的变化[6-7]。因此，首先进行稳定型咬合板治疗对最终正畸方案的选择及目标位的设计至关重要。另一方面，在适当的肌骨位建𬌗，达到咬合关系与髁突位置的协调，对正畸效果和关节治疗的保持都具有积极意义[8]。

2. 稳定型咬合板

稳定型咬合板是治疗 TMDs 的常用咬合板类型之一。其根据上颌牙列制作，使患者达到最佳的咬合关系。当稳定型咬合板就位时，髁突位于肌骨稳定位，同时牙齿均匀接触，侧方运动时尖牙引导后牙分离。稳定型咬合板的治疗目标是去除咬合关系和颌位的肌骨不稳定性，继而去除该部分导致的 TMDs 的风险。

稳定型咬合板最初应用于治疗肌肉疼痛紊乱，佩戴稳定型咬合板可以改善因精神因素导致的副功能运动[9-11]。因此稳定型咬合板常用于针对颌位不稳定或伴有肌肉亢进症状（如夜磨牙）的 TMDs 的治疗[12-13]。稳定型咬合板可用于治疗局限性肌痛和中枢介导的慢性肌痛，也可用于治疗创伤引起的继发性盘后组织炎，降低受损组织的受力，继而促进组织的恢复[14-15]。

在患者佩戴咬合板之前，咬合板必须达到以下 7 个标准：①咬合板须与上颌牙列吻合，与下颌牙列咬合接触以及按压检查时，稳定性和固位性良好；②在肌骨稳定位时，下颌牙颊尖和切缘必须与咬合板平面接触且受力均匀；③下颌前伸运动时，下颌尖牙须与咬合板接触且均匀受力，下颌切牙也可接触咬合板，但受力不能大于下颌尖牙；④闭口时下颌后牙与咬合板的咬合接触略重于前牙；⑤头部直立时，后牙与咬合板的咬合接触略重于前牙；⑥咬合板的𬌗面应尽量平整，不存在下颌牙尖的压痕；⑦咬合板必须抛光，避免损伤周围软组织。

九、思维流程图

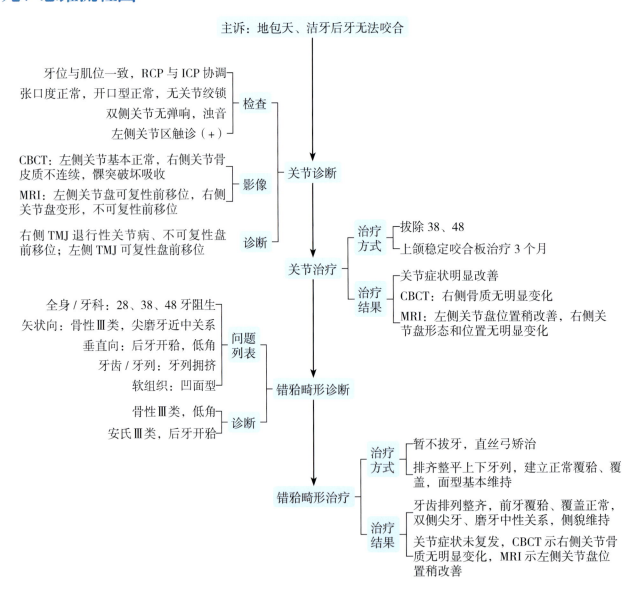

（丹睿宸，熊鑫）

参考文献

[1] Jeffrey P. Okeson. Management of temporomandibular disorders and occlusion [M]. 8th ed. Louis:Elsevier,2003.

[2] Isberg A, Isacsson G, Johansson AS, et al. Hyperplastic soft-tissue formation in the temporomandibular joint associated with internal derangement. A radiographic and histologic study[J]. Oral surgery, oral medicine, and oral pathology, 1986,61(1):32–38.

[3] Kaneyama K, Segami N, Nishiura R, et al. Internal derangement of the temporomandibular joint with mouth-closing disturbance caused by a thickness of retrodiscal tissue: a case report[J]. Journal of oral and maxillofacial surgery, 2011,69(4):1052–1055.

[4] Hasegawa T, Shibuya Y, Minamikawa T, et al. Two cases of posterior open bite caused by the thickness of retrodiscal tissue in the temporomandibular joint[J]. International journal of oral and maxillofacial surgery, 2014, 43(9):1104–1107.

[5] Chossegros C, Cheynet F, Guyot L, et al. Posterior disk displacement of the TMJ: MRI evidence in two cases[J]. Cranio,2001,19(4):289–293.

[6] Williamson EH. Dr. Eugene H. Williamson on occlusion and TMJ dysfunction. Interview by S. Brandt [J]. Journal of clinical orthodontics, 1981,15(5):333–350.

[7] Gianniri AI, Melsen B, Nielsen L, et al. Occlusal contacts in maximum intercuspation and craniomandibular dysfunction in 16-to 17-year-old adolescents[J]. Journal of oral rehabilitation,1991,18(1):49–59.

[8] Kang MG, Park YJ, Huh KH, et al. Clinical characteristics of temporomandibular disorders presenting posterior open bite-A report of 12 cases[J].Journal of dental sciences,2021, 16(3):861–867.

[9] Wahlund K, List T, Larsson B. Treatment of temporomandibular disorders among adolescents: a comparison between occlusal appliance, relaxation training, and brief information[J].Acta odontologica Scandinavica, 2003, 61(4):203–211.

[10] Ekberg E, Nilner M. Treatment outcome of appliance therapy in temporomandibular disorder patients with myofascial pain after 6 and 12 months[J].Acta odontologica Scandinavica,2004,62(6):343–349.

[11] Ekberg E, Vallon D, Nilner M. The efficacy of appliance therapy in patients with temporomandibular disorders of mainly myogenous origin: a randomized, controlled, short-term trial [J]. Journal of orofacial pain, 2003,17(2): 133–139.

[12] Bergmann A, Edelhoff D, Schubert O, et al. Effect of treatment with a full-occlusion biofeedback splint on sleep bruxism and TMD pain: a randomized controlled clinical trial[J]. Clinical oral investigations, 2020,24(11): 4005–4018.

[13] Albagieh H, Alomran I, Binakresh A, et al. Occlusal splints-types and effectiveness in temporomandibular disorder management[J]. The Saudi dental journal, 2023, 35(1):70–79.

[14] dos Santos JD Jr, de Rijk WG. Vectorial analysis of the equilibrium of forces transmitted to TMJ and occlusal biteplane splints[J]. Journal of oral rehabilitation, 1995, 22(4):301–310.

[15] Gupta AK, Gupta R, Tiwari B, et al. Effect of a centric stabilization splint on masticatory muscles in patients with temporomandibular disorders: An electromyographic study[J]. Journal of Indian Prosthodontic Society, 2024, 24(1): 76–81.

病例 2

伴肌肉痛 / 可复性关节盘移位伴绞锁的牙列拥挤稳定型咬合板与二次正畸联合治疗

一、病例简介

本病例患者为一例在正畸治疗结束 3 年后，出现右侧 TMJ 可复性盘前移位、关节区不适，咬肌肌筋膜痛，骨性 I 类，安氏 I 类，上、下牙列轻度拥挤的病例。我们采用稳定型咬合板缓解咀嚼肌疼痛，恢复稳定的关节位置，正畸治疗重建稳定的咬合关系。稳定型咬合板治疗后关节不适缓解，咀嚼肌疼痛消失，右侧 TMJ 恢复正常盘髁关系。固定矫治排齐整平上、下牙列，协调上、下牙弓及颌骨关系，建立正常覆𬌗、覆盖。

二、基本信息

性别：女

年龄：20 岁

主诉：右侧关节区不适，咀嚼肌疼痛数月

现病史：正畸治疗结束 3 年，否认口呼吸等不良习惯

既往史：正畸治疗史，否认系统性疾病史，否认外伤史

三、临床检查

口外检查

面部检查情况：

正面检查：面部外形稍不对称，均面型，下

面高正常，颏位居中，自然闭口、微笑及大笑时唇齿关系正常；侧面检查：突面型，鼻唇角大于90°，上唇位于审美平面后，下唇位于审美平面上，颏唇沟正常，颏位正常（图5-2-1）。

口内检查

口内检查情况：恒牙列，17~27，37~47，双侧尖牙、磨牙中性关系；上、下牙弓卵圆形，上、下颌弓形较为对称；上、下牙列中线右偏1mm，上、下牙弓轻度拥挤，前牙覆𬌗、覆盖正常，后牙宽度匹配（图5-2-2）。

模型分析

双侧Spee曲线深度为1mm。前牙Bolton比79.1%（79.32%±2.27%），全牙Bolton比91.4%（91.75%±1.62%）。

TMJ检查

TMJ功能检查：张口度两指，张口型闪电型，下颌运动受限，右侧TMJ张口弹响，有压痛，左侧TMJ张口无弹响，无压痛。

TMJ影像学检查：

CBCT显示：双侧髁突骨皮质光滑连续，右侧关节前间隙偏大，左侧基本正常（图5-2-3AB）。

MRI显示：右侧TMJ闭口时关节盘后带位于髁突前方，张口时关节盘中带位于髁突顶部；左侧TMJ闭口时关节盘后带位于髁突顶部，张口时关节盘中带位于髁突顶部。双侧髁突骨质结构未见明显异常。双侧关节上、下腔内见少量T2WI高信号影。诊断为右侧TMJ可复性盘前移位（图5-2-3C~F）。

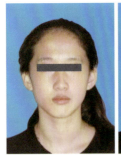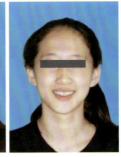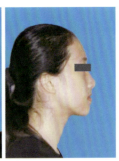

图5-2-1 初诊面相照

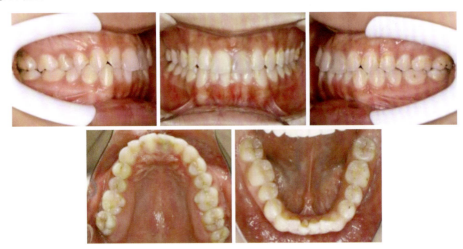

图5-2-2 初诊口内照

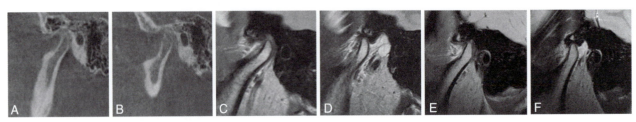

图5-2-3 初诊TMJ CBCT和MRI

X 线检查

全口曲面体层片显示：牙槽骨高度尚可，17 和 21 根管内高密度影，18、28 存，38 近中倾斜阻生，右侧髁突前斜面见吸收，双侧下颌角正常，下颌骨体基本对称，余未见明显异常（图 5-2-4）。

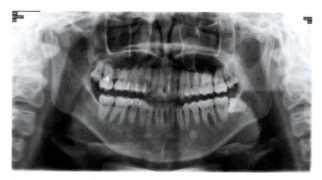

图 5-2-4　初诊全口曲面体层片

头颅侧位片及头影测量分析显示：骨性 I 类，垂直生长型，均角，下中切牙唇倾，上、下唇正常（图 5-2-5，表 5-2-1）。

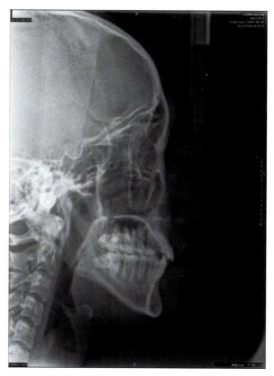

图 5-2-5　初诊头颅侧位片

表 5-2-1　初诊头影测量值

测量项目	测量值	标准值范围
SNA（°）	79.8	83.0 ± 4.0
NA–FH（Maxillary Depth）（°）	88.6	91.0 ± 8.0
SNB（°）	77.1	80.0 ± 4.0
FH–NPo（Facial Angle）（°）	85.1	85.0 ± 4.0
NA–APo（convexity）（°）	7.6	6.0 ± 4.0
FMA（FH–MP）（°）	27.2	26.0 ± 4.0
SN–MP（°）	36.0	30.0 ± 6.0
Go–Co（mm）	64.1	59.0 ± 3.0
S–N（Anterior Cranial Base）（mm）	60.7	71.0 ± 3.0
GoMe/SN（%）	110.6	100.0 ± 10.0
Y–Axis（SGn–FH）（°）	66.8	64.0 ± 2.0
Po–NB（mm）	1.6	4.0 ± 2.0
S Vert–Co（mm）	17.4	20.0 ± 3.0
N′–Sn–Pg′（Facial convexity angle）（°）	161.6	168.0 ± 4.0
ANB（°）	2.8	3.0 ± 2.0
Wits（mm）	−1.2	0.0 ± 2.0
ANS–Me/Na–Me（%）	55.7	55.0 ± 3.0
S–Go/N–Me（P–A Face Height）（%）	67.4	64.0 ± 2.0
U1–SN（°）	106.3	106.0 ± 6.0
U1–NA（°）	26.4	23.0 ± 5.0
U1–NA（mm）	6.9	5.0 ± 2.0
U1–PP（mm）	31.8	28.0 ± 2.0
U6–PP（mm）	25.0	22.0 ± 3.0
IMPA（L1–MP）	104.2	97.0 ± 6.0
L1–MP（mm）	43.6	42.0 ± 4.0
L1–NB（°）	37.2	30.0 ± 6.0
L1–NB（mm）	8.6	7.0 ± 2.0
U1–L1（Interincisal Angle）（°）	113.6	124.0 ± 8.0
Overjet（mm）	2.6	2.0 ± 1.0
Overbite（mm）	1.3	3.0 ± 2.0
FMIA（L1–FH）（°）	48.6	55.0 ± 2.0
OP–FH（°）	9.9	15.0 ± 4.0
ST N vert–Pog′（mm）	0.6	0.0 ± 2.0
G Vert–Sn（mm）	8.7	6.0 ± 1.0
G Vert–Pog`（mm）	−0.6	0.0 ± 2.0
G Vert–U1（mm）	−2.1	0.0 ± 1.0
Upper Lip Length(ULL)（mm）	24.8	20.0 ± 2.0
UL–EP（mm）	−1.0	−1.0 ± 1.0
LL–EP（mm）	1.9	1.0 ± 2.0

四、问题列表

1. TMDs，右侧可复性关节盘移位，咬肌压痛。
2. 骨性Ⅰ类，均角。
3. 牙性安氏Ⅰ类，上、下牙列轻度拥挤。18、28、38阻生。
4. 17、21根管治疗后。
5. 突面型，面型欠对称。

五、诊　断

1. **DC/TMD诊断**　右侧肌肉痛，可复性关节盘移位伴绞锁
2. **错𬌗畸形诊断**　面型：突面型；骨型：Ⅰ类；牙型：安氏Ⅰ类；牙列拥挤

六、治疗计划

1. 佩戴稳定型咬合板缓解关节症状。
2. 直丝弓矫治器排齐整平上、下牙列。
3. 精细调整咬合，结束保持。

七、治疗过程

1. 咬合板治疗：制作稳定型咬合板。嘱患者全天戴用，逐次调磨，使上、下牙列均匀接触。佩戴咬合板过程中右侧关节不适、弹响症状逐渐缓解消失。
2. 正畸治疗：佩戴咬合板7个月后先粘接下颌自锁托槽，排齐整平下牙列，2个月后粘接上颌自锁托槽，排齐整平上牙列，协调上、下牙弓及上、下切牙牙轴，建立正常的覆𬌗、覆盖关系。精细调整咬合，透明保持器保持。

咬合板治疗阶段照片（图5-2-6、图5-2-7）

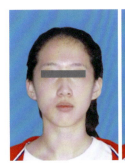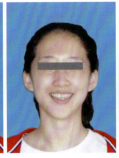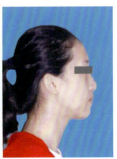

图5-2-6　佩戴稳定型咬合板面相照

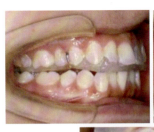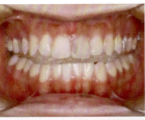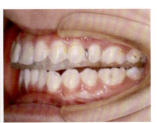
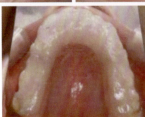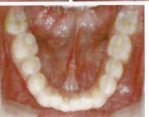

图5-2-7　佩戴稳定型咬合板口内照

正畸治疗阶段口内照（图 5-2-8）

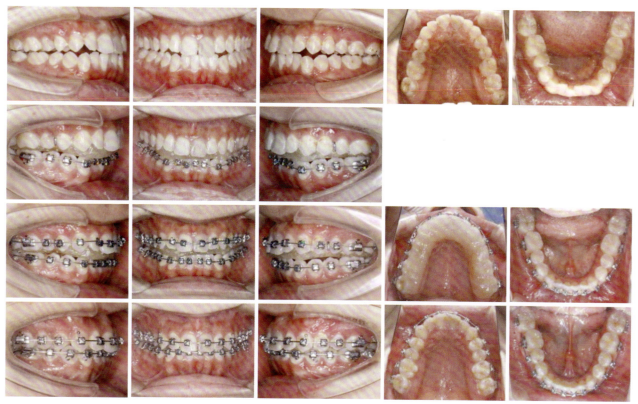

图 5-2-8　正畸治疗阶段口内照

结束正畸面相及口内照

疗程持续 22 个月，矫治后，患者面型基本维持（图 5-2-9），口内的尖牙、磨牙为 I 类关系，上、下颌牙列排齐整齐，前牙覆𬌗、覆盖正常，获得最大牙尖交错位（图 5-2-10）。

结束正畸 TMJ 检查

矫治后 TMJ 功能检查：张口度三指，张口型正常，下颌运动顺畅，双侧 TMJ 无弹响，无压痛。

矫治后 CBCT 显示：双侧髁突骨皮质光滑连续，右侧关节前间隙较治疗前明显减小（图 5-2-11A~F）。

闭口位时双侧 TMJ 关节盘后带位于髁突上方，张口时双侧 TMJ 关节盘中带位于髁突上方。双侧关节腔未见明显 T2WI 高信号影。双侧髁突活动度可，形态及信号未见明显异常。双侧 TMJ 正常盘髁关系（图 5-2-11G~R）。

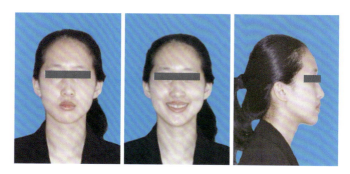

图 5-2-9　矫治后面相照

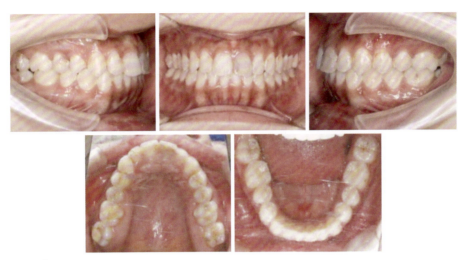

图 5-2-10　矫治后口内照

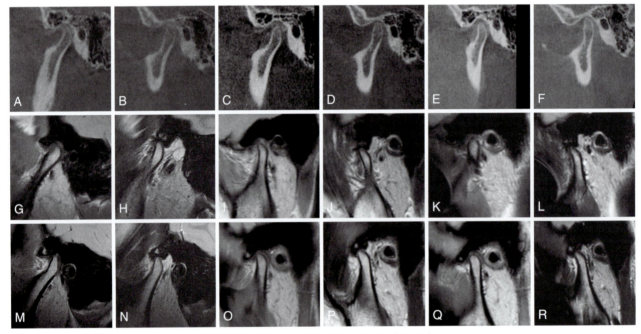

图 5-2-11　初诊、咬合板治疗后、矫治后 TMJ CBCT（A~F）及 MRI（G~R）

八、分析小结

1. 咀嚼肌功能紊乱的临床表现及病因

　　TMDs 的双轴诊断标准 DC/TMD 将咀嚼肌紊乱类疾病分为咀嚼肌痛、肌筋膜痛及牵涉性肌筋膜痛[1-2]。咀嚼肌紊乱疾病是口面痛的主要类型之一，可不同程度地影响患者的咀嚼、吞咽、语言等口腔功能，同时可影响心理健康，导致焦虑等心理问题。该病例中患者表现为右侧关节区域的慢性疼痛，下颌运动时疼痛加剧，并伴有下颌运动受限，被动张口时张口度可增大，右侧咀嚼肌表现为钝痛、持续痛，长时间咀嚼或说话症状加重，严重影响该患者的日常生活。临床检查发现患者右侧咬肌触诊疼痛，可诊断为咀嚼肌功能紊乱（肌筋膜痛）。咀嚼肌功能紊乱的病因包括咬合创伤、𬌗干扰、心理压力、紧咬牙、夜磨牙习惯等，病因复杂且可能为多因素共同导致[3-6]。目前，大多数假说仍认为异常的肌肉收缩模式是导致咀嚼肌功能紊乱疼痛的主要原因。

2. 咀嚼肌功能紊乱的治疗方法

咀嚼肌功能紊乱经过适当治疗可痊愈。咀嚼肌功能紊乱的总体治疗原则为减轻疼痛、放松肌肉。治疗方式包括咬合板治疗、物理治疗、药物治疗和心理治疗等。其中，稳定型咬合板疗效温和，一直是治疗咀嚼肌功能紊乱的首选方式之一[7-8]。研究证实，稳定型咬合板一方面能够增加颌间距离，使提颌肌群松弛、降颌肌群活跃，改善咀嚼肌的功能状态，降低关节内压[9]；另一方面，稳定型咬合板有利于恢复盘髁关系，消除各种殆干扰，改善咬合关系。Doepel 等采用咬合板治疗伴有肌筋膜痛的 TMDs 患者，在 1 年的随访期间疼痛有明显缓解，证实咬合板治疗的积极作用[10]。Amin 等也证实稳定型咬合板在改善关节疼痛症状方面起效更快。该研究中患者经稳定型咬合板治疗后，发现疼痛程度、最大开口度、TMJ 功能均较治疗前明显改善，证实了稳定型咬合板对咀嚼肌功能紊乱具有确切的治疗作用[11]。另外，咬合板治疗还可联合手法治疗、心理治疗等改善患者的咀嚼肌疼痛。

3. 稳定型咬合板和再定位咬合板的选择

咬合板治疗 TMDs 的治疗目标一般包括减轻疼痛和改善关节弹响，其治疗方法直接关系到治疗效果与患者满意度。稳定型咬合板的治疗机制包括：①升高咬合垂直距离，松弛肌群，改善咀嚼肌的功能状态；②增加关节腔间隙，减少髁突表面压力；③改变原有咬合不协调等因素，阻断咬合干扰对神经肌肉的输入。张玲阁等应用稳定型咬合板和再定位咬合板治疗 TMDs 患者，证实稳定型咬合板对关节区疼痛治疗效果优于再定位咬合板[12]。Preeti 等也证实稳定型咬合板治疗肌肉疼痛的显著效果[13]。再定位咬合板主要应用面弓、殆架、数字化技术等使咬合板表面形成特定形态，引导下颌于特定位置来适应移位的关节盘，达到良好的盘髁关系。因此，再定位咬合板对盘髁关系异常引起的弹响治疗效果显著[14-15]。

九、思维流程图

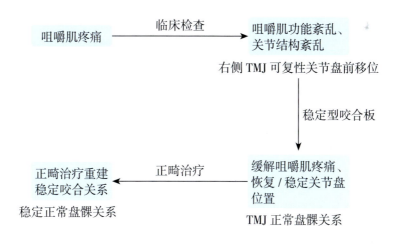

（李亚祯，赵宁）

参考文献

[1] 马绪臣，张震康．颞下颌关节紊乱病双轴诊断的临床意义和规范治疗的必要性 [J]. 中华口腔医学杂志，2005,05:6-8.

[2] Kalladka M,Young A,Khan J.Myofascial pain in temporomandibular disorders: Updates on etiopathogenesis and management[J].J Bodyw Mov Ther,2021,28:104-113.

[3] Lai YC,Yap AU,Türp JC.Prevalence of temporomandibular disorders in patients seeking orthodontic treatment: A systematic review[J].J Oral Rehabil,2020,47(2):270-280.

[4] Yamaguchi T, Satoh K, Komatsu K, et al. Electromyographic activity of the jaw-closing muscles during jaw opening-comparison of cases of masseter muscle contracture and TMJ closed lock[J].J Oral Rehabil,2002,29(11):1063-1068.

[5] Grossi ML, Goldberg MB, Locker D, et al. Irritable bowel syndrome patients versus responding and nonresponding temporomandibular disorder patients: a neuropsychologic profile comparative study[J]. Int J Prosthodont, 2008, 21(3): 201-209.

[6] Urits I,Charipova K,Gress K,et al. Treatment and management of myofascial pain syndrome[J]. Best Pract Res Clin Anaesthesiol,2020,34(3):427–448.

[7] Altindiş T,Güngörmüş M. Thermographic evaluation of occlusal splint and low level laser therapy in myofascial pain syndrome[J]. Complement Ther Med,2019,44:277–281.

[8] 易新竹,张晓歌,王艳民. 颞下颌关节紊乱病咬合板治疗[J]. 中国实用口腔科杂志,2009,2(03):137–139.

[9] Deregibus A, Ferrillo M, Grazia Piancino M, et al. Are occlusal splints effective in reducing myofascial pain in patients with muscle-related temporomandibular disorders?A randomized-controlled trial[J]. Turk J Phys Med Rehabil, 2021,67(1):32–40.

[10] Doepel M, Nilner M, Vahlberg T,et al. Similar treatment outcome in myofascial TMD patients with localized and widespread pain[J]. Acta Odontol Scand,2018,76(3): 175–182.

[11] Amin A, Meshramkar R, Lekha K.Comparative evaluation of clinical performance of different kind of occlusal splint in management of myofascial pain[J]. J Indian Prosthodont Soc,2016,16(2):176–181.

[12] 张玲阁,龙星,蔡恒星.2 种不同𬌗垫治疗颞下颌关节紊乱病的临床疗效分析 [J]. 口腔医学研究,2017,33(06):614–617.

[13] Katyayan PA, Katyayan MK, Shah RJ,et al. Efficacy of appliance therapy on temporomandibular disorder related facial pain and mandibular mobility: a randomized controlled study[J].J Indian Prosthodont Soc,2014,14(3):251–261.

[14] Fernández-González FJ,Cabero-López J,Brizuela A,et al. Efficacy of Selective Grinding Guided by an Occlusal Splint in Management of Myofascial Pain: A Prospective Clinical Trial[J]. Open Dent J,2017,11:301–311.

[15] Eberhard D, Bantleon HP, Steger W.The efficacy of anterior repositioning splint therapy studied by magnetic resonance imaging[J]. Eur J Orthod,2002,24(4):343–352.

病例 3

伴肌肉痛 / 关节痛 / 可复性关节盘移位伴绞锁的内倾型深覆𬌗稳定型咬合板与正畸联合治疗

一、病例简介

本病例患者为一例内倾型深覆𬌗，关节弹响、疼痛及张口受限的病例。患者曾于外院行针灸、理疗等，效果不佳。我们通过稳定型咬合板缓解患者的关节症状。在此基础上，通过直丝弓非拔牙矫治改善前牙的内倾及后牙的咬合，整个正畸过程密切关注关节状况并进行关节自我保健。正畸结束后，患者的咬合关系及关节症状均得到改善。

二、基本信息

性别：女
年龄：20 岁
主诉：右侧关节弹响、疼痛 2 周，张口受限 3 天
病史：2 周前出现关节弹响，1 周前曾于外院行针灸、理疗，效果不佳，今求诊

三、临床检查

口外检查

面部检查情况：面部基本对称，突面型，颏唇沟深（图 5-3-1）。

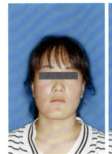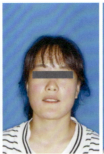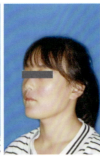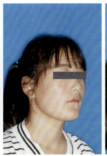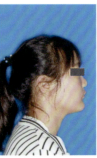

图 5-3-1 初诊面相照

口内检查

口内检查情况：恒牙列，17~27、37~47，双侧尖牙、磨牙Ⅱ类关系，前牙舌倾伴深覆𬌗（图5-3-2）。

模型分析

模型分析显示：上、下颌牙弓形态基本对称；尖牙区及第一磨牙区未见横向宽度不足，Bolton比协调（图5-3-3）。

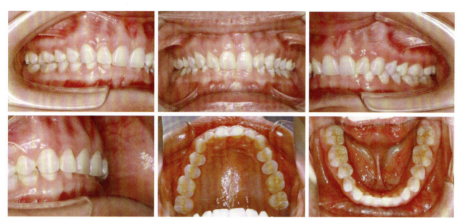

图 5-3-2　初诊口内照

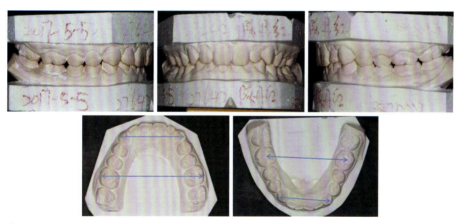

图 5-3-3　初诊模型照

TMJ 检查

TMJ 功能检查：

1. 下颌运动过程中，牙位与肌位一致，RCP与 ICP 协调。

2. 张口度 17mm，张口型正常，张口过程中下颌无偏斜。

3. 右侧关节张口时清脆弹响音，右侧髁突外极及颈部压痛。

4. 前伸运动时，后牙无接触；左右侧方运动为尖牙保护𬌗（表5-3-1）。

表 5-3-1　初诊颞下颌关节 VAS 量表

	初诊 VAS 评分
关节弹响	2
关节疼痛	1
张口受限	5
关节绞锁	0
夜磨牙 / 紧咬牙	0
咬颊 / 咬舌	0
耳鸣	0
打鼾	0
颈 / 肩 / 背 / 上肢疼痛	2
睡眠情况	0
VAS 总评分	10

TMJ 影像学检查：

CT 显示：双侧髁突及关节窝骨质结构未见异常，双侧髁突位置后移、关节间隙改变（图 5-3-4）。

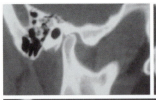
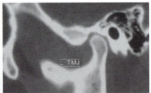
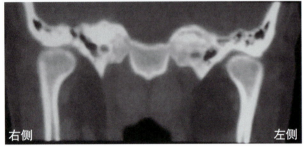

图 5-3-4 初诊 CT

X 线检查

全口曲面体层片显示：上、下前牙牙根短，38、48 存（图 5-3-5）。

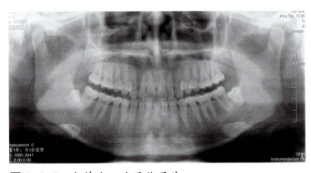

图 5-3-5 初诊全口曲面体层片

头颅侧位片及头影测量分析显示：骨性Ⅱ类，均角偏低，上前牙舌倾，下前牙直立（图 5-3-6，表 5-3-2）。

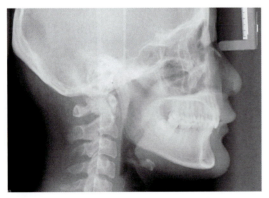

图 5-3-6 初诊头颅侧位片

表 5-3-2 初诊头影测量值

测量项目	初诊	标准值范围
SNA（°）	79.3	82.8 ± 4.0
SNB（°）	73.1	80.1 ± 3.9
ANB（°）	6.2	2.7 ± 2.0
SND（°）	71.8	77.3 ± 3.8
GoGn-SN（°）	30.8	31.2 ± 3.6
OP-SN（°）	22.6	16.1 ± 5.0
U1-NA（°）	4.3	22.8 ± 5.7
U1-NA（mm）	-0.2	5.1 ± 2.4
L1-NB（°）	24.3	30.3 ± 5.8
L1-NB（mm）	3.0	6.7 ± 2.1
U1-L1（°）	153.7	124.2 ± 8.2
FMA（°）	21.6	26.0 ± 4.0
FMIA（°）	63.4	57.8 ± 6.9
IMPA（°）	95.0	92.5 ± 6.9

四、问题列表

1. TMDs，张口受限，右侧关节张口时清脆弹响音，右侧髁突外极及颈部压痛。
2. 突面型。
3. 骨性Ⅱ类，均角偏低。
4. 双侧尖牙、磨牙Ⅱ类关系，内倾型深覆𬌗。
5. 上、下前牙牙根短，38、48 存。

五、诊　断

1. DC/TMD 诊断　右侧肌肉痛，关节痛，可复性关节盘移位伴绞锁
2. 错𬌗畸形诊断　软组织：突面型，颏唇沟深；牙性：安氏Ⅱ类2分类，双侧尖牙、磨牙Ⅱ类关系，前牙深覆𬌗，38、48 阻生；骨性：骨性Ⅱ类，均角偏低

六、治疗计划

1. 稳定型咬合板治疗，配合热敷及药物治疗，关节症状缓解后行正畸治疗。
2. 全口直丝弓非拔牙矫治，排齐整平上、下牙列，唇展上前牙，纠正前牙闭锁𬌗，配合前牙平导及后牙区轻力短Ⅱ类牵引，建立尖牙、磨牙Ⅰ类关系。根据下颌是否自行前移，调整治疗方案。
3. 择期拔除 38、48。
4. 口腔卫生及关节健康宣教。

七、治疗过程

1.佩戴稳定型咬合板3个月，热敷及药物治疗。

2.上颌序列换丝至 NiTi 方丝，配合前牙平导

及后牙区轻力短Ⅱ类牵引排齐下牙列。

3.换至不锈钢丝，匹配上、下颌弓形。

4.精细调整咬合。

5.拆除矫治器，制作压膜保持器。

正畸治疗阶段口内照（图 5-3-7）

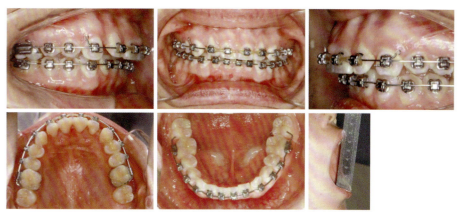

图 5-3-7　正畸治疗阶段口内照

结束正畸面相照（图 5-3-8）

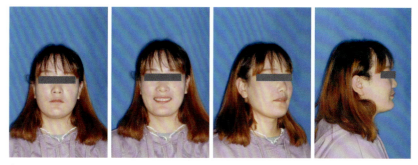

图 5-3-8　矫治后面相照

结束正畸口内照（图 5-3-9）

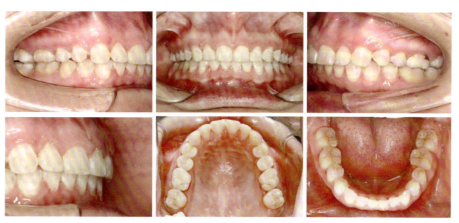

图 5-3-9　矫治后口内照

结束正畸 X 线检查

矫治后全口曲面体层片显示：牙根未见明显吸收，平行度良好（图 5-3-10）。

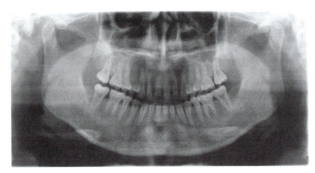

图 5-3-10 矫治后全口曲面体层片

矫治后头颅侧位片及头影测量分析显示：上前牙唇倾度有所改善（图 5-3-11，表 5-3-3）。

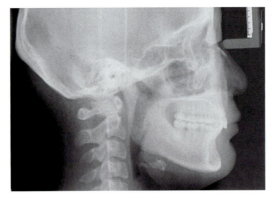

图 5-3-11 矫治后头颅侧位片

表 5-3-3 矫治后头影测量值

测量项目	矫治后	标准值范围
SNA（°）	78.7	82.8±4.0
SNB（°）	72.4	80.1±3.9
ANB（°）	6.3	2.7±2.0
SND（°）	71.2	77.3±3.8
GoGn-SN（°）	32.4	31.2±3.6
OP-SN（°）	24.1	16.1±5.0
U1-NA（°）	16.8	22.8±5.7
U1-NA（mm）	1.7	5.1±2.4
L1-NB（°）	36.5	30.3±5.8
L1-NB（mm）	5.7	6.7±2.1
U1-L1（°）	129.4	124.2±8.2
FMA（°）	20.6	26.0±4.0
FMIA（°）	51.4	57.8±6.9
IMPA（°）	108.0	92.5±6.9

结束正畸 TMJ 检查（表 5-3-4）

表 5-3-4 矫治后颞下颌关节 VAS 量表

	矫治后 VAS 评分
关节弹响	0
关节疼痛	0
张口受限	0
关节绞锁	0
夜磨牙 / 紧咬牙	0
咬颊 / 咬舌	0
耳鸣	0
打鼾	0
颈 / 肩 / 背 / 上肢疼痛	1
睡眠情况	0
VAS 总评分	1

TMJ 影像学检查：

矫治后 CT 显示：双侧髁突及关节窝骨质结构未见异常（图 5-3-12）。

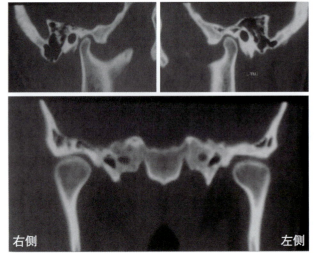

右侧　　　　　　　　　　　　　　左侧

图 5-3-12 矫治后 CT

八、分析小结

1. 本病例治疗方案的选择

正畸治疗前对 TMJ 进行正确评估至关重要。除临床检查外，影像学分析也是评估 TMDs 的有效手段。本病例患者 TMJ 存在弹响、疼痛、张口受限等，CT 显示双侧髁突位置后移、关节间隙改变，DC/TMD 诊断为关节痛及可复性关节盘移位伴绞锁。因此，需要先缓解关节症状，待病情稳定后再开始正畸治疗[1]。方案首选保守可逆性治疗，如药物、热敷理疗或咬合板等[2-3]。待疼痛 VAS 评分小于 4 分、张口度大于 25mm、绞锁频率减低且关节进入吸收静止期则可行正畸治疗。沈刚等认为，伴 TMDs 正畸治疗的原则以消除病理性𬌗、改善咬合紊乱为主要治疗目标，缓解 TMDs 的发展为期望目标，同时尽可能兼顾容貌美学要求、改善颜面畸形[4]。治疗过程中应注意尽可能建立中性磨牙关系，避免非对称拔牙、非对称咬合、长牵引及咬合干扰等[5]。贺红等认为，正畸结束后的定期复查中也应重视 TMDs 相关病史询问和检查。由于 TMDs 病因的多样性，正畸治疗结束后的保持阶段要定期进行随访和影像学监测，包括咬合关系及 TMJ 的变化[6]。

2. 安氏Ⅱ类 2 分类的咬合致病机制分析

当咬合状态碍于正常下颌功能活动时，属于病理性𬌗因素。安氏Ⅱ类 2 分类的上、下前牙呈闭锁性深覆𬌗，其下颌前伸运动受限，髁突被迫处于关节窝后位，同时后牙垂直高度不足，使关节区尤其是盘后区负荷加重，久之导致关节区病理性变化[7-8]。

另一方面，正常牙列的前牙覆𬌗、覆盖能够保证前牙在各个方向的运动中引导上、下颌后牙迅速分离，形成前牙对后牙的保护，这种保护机制称为"咬合分离"。胡敏等认为，安氏Ⅱ类 2 分类由于前牙内倾型深覆𬌗，无论在静止状态还是在张闭口的过程中，都迫使髁突处于后退位，无法实现后牙的咬合分离，并在张口过程中增加铰链的运动幅度，导致关节盘前移位[9-10]。

王美青等认为，咬合不调是导致 TMDs 的危险因素之一[11-13]。随着伴 TMDs 正畸患者的增多，正畸医生愈加重视正畸治疗与 TMDs 的关系。规范的正畸治疗能部分消除 TMDs 的易感因素，不仅对降低 TMDs 的发病率有正面的影响，也可作为肌肉疼痛的辅助治疗手段，是 TMDs 的康复方法之一[13-14]。

3. 咬合板的治疗机制剖析

咬合板又称𬌗功能矫治器、𬌗垫、𬌗板。咬合板佩戴于上颌或下颌牙列，是一种可摘戴的诊断或辅助治疗装置，其咬合面与对颌牙之间，或上、下咬合面之间具有特定的咬合对应关系，从而对改善咀嚼肌功能、口颌面疼痛起到一定治疗作用。患者戴用咬合板后，闭颌肌群去程序化，同时去除牙齿的引导作用以阻断牙周膜本体感受反射，从而消除𬌗干扰对下颌闭合道的影响，重获自然闭颌的下颌位置，使肌位与牙位一致[9]。此外，戴用咬合板能使髁突再定位，稳定于最上最前位，关节后间隙

增大，缓解髁突对关节后软组织的压迫。因此，患者在咬合板治疗后，关节疼痛及弹响症状逐渐好转[15-17]。

4. 从"髁突改建"角度谈关节病患者的临床预后

髁突表面有终身覆盖的结缔组织层，其中未分化的间充质干细胞在外力作用下发生牵张形变，并向前成软骨细胞分化。在外源性因素刺激下，髁突软骨作出启动软骨内成骨的生物学应答，这种现象称为髁突的适应性改建[18-20]。所以，髁突软骨内成骨既发生在个体自然生长发育期，又可发生在外源性刺激状态下。髁突适应性改建的特性是 TMDs 得以自限性好转或治愈的细胞生物学基础[18]。

在良好的生物力学环境下，TMJ 可实现适应性改建。关节盘移位后，双板区能否进行有效的适应性改建以发挥关节盘的作用，是 TMDs 发生与否的关键所在。谷志远等认为，关节盘移位早期会出现明显的病理学变化，但随着移位的时间延长，髁突、关节盘和双板区组织可发生改建。绝大多数改建后的双板区质地类似关节盘，行使着关节盘的作用，原来的关节盘纤维化并被压缩。改建后的髁突形态与双板区的类关节盘形态相适应，形成新的盘髁关系，在一定程度上恢复了 TMJ 的功能。如果尽可能去除病理性𬌗因素等不利于双板区适应性改建的因素，通过理化干预、药物干预等促进 TMJ 的适应性改建，使之承担起关节盘的作用，那么即使关节盘没有复位，也可达到治疗效果[21]。

5. 警惕潜在关节易感因素并做出防治措施

除内倾型深覆𬌗、高角Ⅱ类开𬌗、个别牙反𬌗跨𬌗、重度磨耗、颜面偏斜等，第三磨牙伸长及类第三磨牙伸长效应也是与 TMDs 发生相关度较高的易感因素[22]。武杰等认为，根据人类颅颌面退化机制，目前第三磨牙的萌出常使第二磨牙发生近中轴向倾斜，使得该区域产生咬合干扰，短时间内引起牙尖磨耗，而这种不自然的咀嚼模式大多在夜间不自主发生，使下颌偏离其生理位置；后方垂直向的任何微小变化都会对 TMJ 和肌肉系统产生较大的影响，最终导致 TMJ 及其周围结构脱位、关节杂音和疼痛。因此有关第三磨牙的萌出和咬合情况需要得到监控和治疗。拔除第三磨牙从而去除潜在的 TMDs 易感因素，对于 TMDs 患者的治疗及预后有积极作用[3]。

九、思维流程图

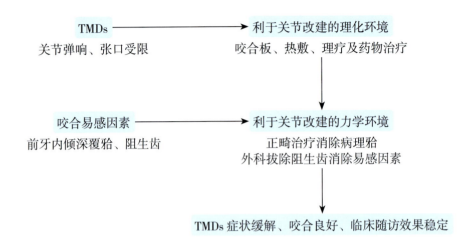

（李明瑶，焦凯）

参考文献

[1] Okeson, Jeffrey P. Evolution of occlusion and temporomandibular disorder in orthodontics: Past, present, and future[J]. American Journal of Orthodontics & Dentofacial Orthopedics, 2015, 147(5):S216–S223.

[2] Gadotti IC, Hulse C, Vlassov J, et al. Dentists' Awareness of Physical Therapy in the Treatment of Temporomandibular Disorders: A Preliminary Study[J]. Pain Res Manag, 2018, 2018:1563716.

[3] 武杰, 孟昭松, 赵艳红. 颞下颌关节紊乱病在正畸治疗中的研究进展[J]. 天津医药, 2021.

[4] 沈刚. 伴颞下颌关节病错𬌗畸形的正畸治疗原则与方案[J]. 上海口腔医学, 2021,30(4):7.

[5] 沈刚. 口腔正畸理论更新与技术研发的几点思考[J]. 上海口腔医学, 2023,32(2):113-119.

[6] 贺红, 刘志坚. 正畸相关的颞下颌关节问题及临床应对策略[J]. 中华口腔医学杂志, 2019,54(12):7.

[7] Nickel J C, Iwasaki L R, Gonzalez Y M, et al. Mechanobehavior and Ontogenesis of the Temporomandibular Joint[J]. J Dent Res, 2018,97(11):1185–1192.

[8] 郑博文, 何佳, 刘奕. 安氏Ⅱ类错𬌗畸形正畸治疗前后髁突形态与位置特征[J]. 中国实用口腔科杂志, 2023, 16(04):389–392.

[9] 鄢荣曾, 胡敏. 颞下颌关节三维有限元建模相关因素分析[J]. 医用生物力学, 2016,31(2):6.

[10] 余炜伟, 端木青雨. 口腔正畸术并发颞下颌关节骨关节病的相关因素分析[J]. 河南外科学杂志, 2024,30(2):43–46.

[11] 邹冰爽, 马绪臣. 正畸治疗中颞下颌关节问题的应对策略[J]. 中华口腔医学杂志, 2012,47(1):4.

[12] 郭冬会, 张晗, 陈长生, 等. 不对称咬合与颞下颌关节紊乱病关系的 Logistic 回归分析[J]. 中华口腔正畸学杂志, 2017,24(2):4.

[13] 张玺, 顾郁嘉, 王林, 等. 成人下颌偏斜伴颞下颌关节紊乱病的正畸治疗[J]. 口腔医学, 2018,38(5):5.

[14] Gu Z, Zhou Y, Zhang Y, et al. An animal model for inducing anterior disc displacement of the temporomandibular joint. [J]. Journal of Orofacial Pain, 2006,20(2):166.

[15] 丁寅. 正畸治疗中咬合, 颌位及颞下颌关节相关问题的探讨[J]. 中华口腔医学杂志, 2015,5:3.

[16] 张丹, 田玉楼, 周青, 等. 稳定型咬合板治疗颞下颌关节不可复性关节盘前移位的疗效评价[J]. 口腔医学研究, 2013,29(5):4.

[17] 陈莉, 陈丹鹏, 何奇, 等. 正中关系位 - 正中𬌗位垂直向不调患者戴用 Roth 诊断𬌗垫前后头影测量比较[J]. 中华口腔正畸学杂志, 2011,18(3):6.

[18] Shen G, Darendeliler MA. The adaptive remodeling of condylar cartilage-a transition from chondrogenesis to osteogenesis.[J]. Journal of Dental Research, 2005,84(8): 691–699.

[19] Owtad P, Park JH, Shen G, et al. The Biology of TMJ Growth Modification A Review[J]. Journal of Dental Research,2013,92(4):315–321.

[20] Owtad P, Potres Z, Shen G, et al. A histochemical study on condylar cartilage and glenoid fossa during mandibular advancement[J].Angle Orthod,2011, 81(2):270–276.

[21] 谷志远. 颞下颌关节盘前移位后相关组织的适应性改建与治疗决策[J]. 中华口腔医学杂志, 2017,52(3):4.

[22] 程业忠. 第三磨牙伸长与 TMD 的临床相关性研究[J]. 临床口腔医学杂志, 2011,27(8):2.

病例 4

伴肌肉痛 / 关节痛 / 可复性关节盘移位伴绞锁的不对称咬合及个别牙锁𬌗稳定型咬合板与正畸联合治疗

一、病例简介

本病例患者为一例内倾型深覆𬌗、不对称咬合、关节弹响、中度张口受限的病例，通过稳定型咬合板治疗及健康宣教，患者的关节症状得到明显改善。进而通过直丝弓矫治消除关节易感因素（前牙内倾、后牙锁𬌗等），患者咬合关系得到改善。

二、基本信息

性别：男

年龄：27 岁

主诉：关节弹响半年，张口受限伴疼痛 4 天

病史：半年来出现关节弹响，4 天前出现张口受限，今求诊

三、临床检查

口外检查

面部检查情况：面部左右基本对称，突面型（图 5-4-1）。

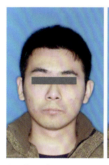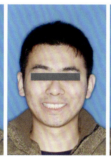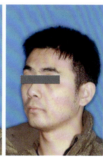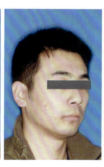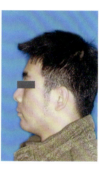

图 5-4-1　初诊面相照

口内检查

口内检查情况：恒牙列，17~27、37~47，右侧尖牙、磨牙Ⅱ类关系，27、37 锁𬌗，上、下牙列轻度拥挤（图 5-4-2）。

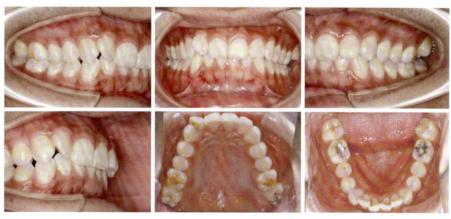

图 5-4-2　初诊口内照

TMJ 检查

TMJ 功能检查：

1. 下颌运动过程中，牙位与肌位一致，RCP 与 ICP 协调。

2. 中度张口受限、张口型正常，张口过程中下颌无偏斜。

3. 双侧关节张口及侧方运动时清脆弹响音，髁突外极压痛，胸锁乳突肌压痛。

4. 前伸运动时，后牙有接触；侧方运动为尖牙保护𬌗。

表 5-4-1 初诊颞下颌关节 VAS 量表

	初诊 VAS 评分
关节弹响	3
关节疼痛	2
张口受限	4
关节绞锁	2
夜磨牙 / 紧咬牙	0
咬颊 / 咬舌	0
耳鸣	0
打鼾	0
颈 / 肩 / 背 / 上肢疼痛	2
睡眠情况	0
VAS 总评分	13

TMJ 影像学检查：

CT 显示：双侧关节间隙改变（图 5-4-3）。

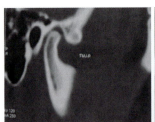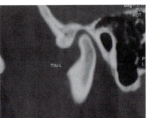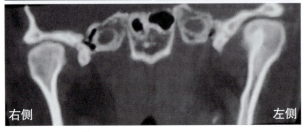

图 5-4-3 初诊 CT

X 线检查

初诊全口曲面体层片显示：36、46 修复体（图 5-4-4）。

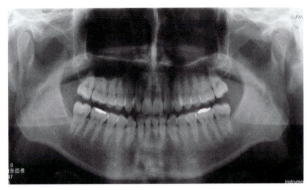

图 5-4-4 初诊全口曲面体层片

初诊头颅侧位片显示：骨性 II 类，均角，上前牙直立（图 5-4-5，表 5-4-2）。

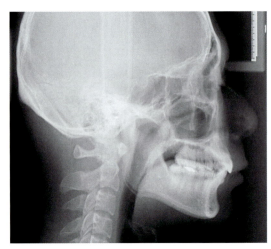

图 5-4-5 初诊头颅侧位片

表 5-4-2 矫治前头影测量值

测量项目	初诊	标准值范围
SNA（°）	82.4	82.8 ± 4.0
SNB（°）	76.3	80.1 ± 3.9
ANB（°）	6.1	2.7 ± 2.0
SND（°）	74.4	77.3 ± 3.8
GoGn–SN（°）	29.1	31.2 ± 3.6
OP–SN（°）	14.2	16.1 ± 5.0
U1–L1（°）	128.2	124.2 ± 8.2
U1–NA（mm）	1.9	5.1 ± 2.4
U1–NA（°）	15.5	22.8 ± 5.7
L1–NB（mm）	6.6	6.7 ± 2.1
L1–NB（°）	30.1	30.3 ± 5.8
FMA（°）	26.3	26.0 ± 4.0
FMIA（°）	53.3	57.8 ± 6.9
IMPA（°）	100.4	92.5 ± 6.9

四、问题列表

1. TMDs，双侧关节张口及侧方运动时清脆弹响音，髁突外极压痛，胸锁乳突肌压痛。

2. 突面型。

3. 骨性 II 类，均角。

4. 右侧尖牙、磨牙 II 类关系。

5. 27、37 锁𬌗，上、下牙列轻度拥挤。

五、诊 断

1. DC/TMD 诊断 双侧肌肉痛，关节痛，可

复性关节盘移位伴绞锁

2. **错𬌗畸形诊断**　软组织：面部基本对称，突面型；牙性：安氏Ⅱ类2分类亚类，左侧尖牙、磨牙Ⅰ类关系，右侧尖牙、磨牙Ⅱ类关系，牙列轻度拥挤，27、37锁𬌗；骨性：骨性Ⅱ类，均角

六、治疗计划

1. 保守治疗消除关节症状。

2. 全口直丝弓非拔牙矫治，排齐整平上、下牙列，平导打开咬合，纠正锁𬌗，建立尖牙、磨牙Ⅰ类关系。

3. 口腔卫生及关节健康宣教。

七、治疗过程

1. 稳定型咬合板，配合热敷及药物治疗，关节症状缓解后行正畸治疗。

2. 全口直丝弓非拔牙矫治，排齐整平上、下牙列，平导打开咬合，27、37交互牵引纠正锁𬌗，配合短Ⅱ类牵引，最终建立尖牙、磨牙Ⅰ类关系。

3. 口腔卫生及关节健康宣教。

4. 压膜保持器保持。

正畸治疗阶段口内照（图5-4-6）

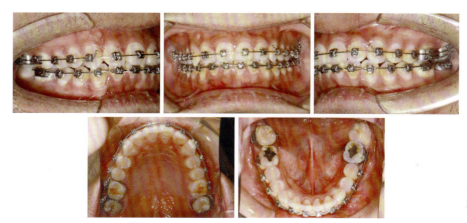

图5-4-6　正畸治疗阶段口内照

结束正畸面相照（图5-4-7）

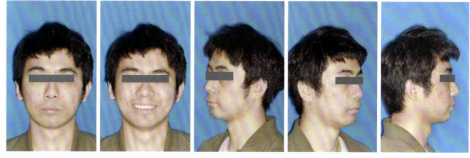

图5-4-7　矫治后面相照

结束正畸口内照（图5-4-8）

结束正畸X线检查

矫治后全口曲面体层片显示：牙根未见明显吸收，平行度良好（图5-4-9）。

矫治后头颅侧位片显示：上前牙唇倾度恢复正常，下前牙代偿性唇倾（图5-4-10，表5-4-3）。

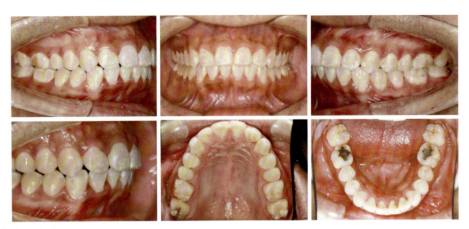

图 5-4-8 矫治后口内照

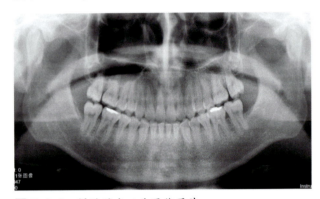

图 5-4-9 矫治后全口曲面体层片

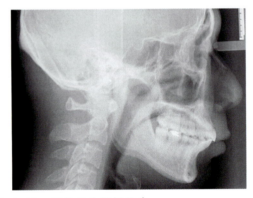

图 5-4-10 矫治后头颅侧位片

表 5-4-3 矫治后头影测量值

测量项目	矫治后	标准值范围
SNA（°）	81.6	82.8 ± 4.0
SNB（°）	75.8	80.1 ± 3.9
ANB（°）	5.8	2.7 ± 2.0
SND（°）	73.8	77.3 ± 3.8
GoGn-SN（°）	27.8	31.2 ± 3.6
OP-SN（°）	17.2	16.1 ± 5.0
U1-NA（°）	24.7	22.8 ± 5.7
U1-NA（mm）	5.0	5.1 ± 2.4
L1-NB（°）	40.1	30.3 ± 5.8
L1-NB（mm）	10.1	6.7 ± 2.1
U1-L1（°）	109.3	124.2 ± 8.2

续表

测量项目	矫治后	标准值范围
FMA（°）	27.3	26.0 ± 4.0
FMIA（°）	48.5	57.8 ± 6.9
IMPA（°）	104.2	92.5 ± 6.9

结束正畸 TMJ 检查（表 5-4-4）

表 5-4-4 矫治后颞下颌关节 VAS 量表

	矫治后 VAS 评分
关节弹响	1
关节疼痛	0
张口受限	0
关节绞锁	0
夜磨牙 / 紧咬牙	0
咬颊 / 咬舌	0
耳鸣	0
打鼾	0
颈 / 肩 / 背 / 上肢疼痛	1
睡眠情况	0
VAS 总评分	2

TMJ 影像学检查：

矫治后 CT 显示：双侧髁突骨皮质连续（图 5-4-11）。

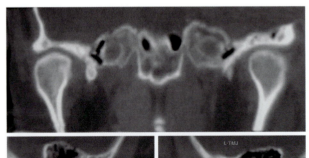
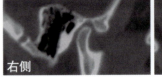
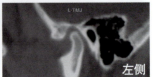

右侧　　　　　　　　　　左侧

图 5-4-11 矫治后 CT

保持 6 个月随访（图 5-4-12）

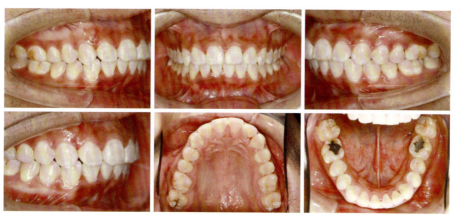

图 5-4-12　保持 6 个月口内照

八、分析小结

1. 本病例病理性殆因素致病机制的分析

本病例上前牙直立，其下颌前伸运动受限，下颌处于被迫后退位，即"咬合围栏"前界异常；同时，前牙引导后牙的咬合分离运动受到影响，久之导致关节区病理性的变化[1-2]。本病例还存在后牙锁殆，这使得下颌闭口运动过程中，由于殆干扰的存在而缺乏正确的牙尖引导，尤其是侧向移动时，正常殆的引导尖成为此时的支持尖，致使咀嚼时牙尖对下颌的引导方向也发生变化[3]。绝大部分此类患者在咀嚼时下颌只能做张闭口运动及极小范围的前伸、侧方运动，咀嚼面积明显缩小，咀嚼次数明显增加，咀嚼效率明显下降。由于单侧部分后牙锁殆，对咀嚼运动的方向、类型和速度均产生明显影响，使 TMJ 失代偿诱发 TMDs[4]。

2. 伴 TMDs 患者的错殆畸形治疗原则

TMDs 发生后，在一定的生物学限度内 TMJ 可自我适应和改建，因此应尽可能创造有利于 TMJ 改建的理化与力学微环境[5-7]。TMDs 的诊疗应遵循以下几点：①尽可能采用咬合板、热敷、理疗等保守手段来消除疼痛、恢复张口度、减缓绞锁是治疗的首要目标[6]；②对于生长发育期患者，应尽量采取保守、创伤小、能缓解甚至遏制 TMDs 发展、继续促进下颌骨生长的治疗手段[8]；③对于中重度 TMDs 患者，应采用咬合－颌位－TMJ 联合诊治模式，系统规划正畸和手术计划，实现咬合、颌位、TMJ 形态和功能的协调、平衡、稳定[9]。

伴 TMDs 患者的牙颌面畸形诊疗应遵循以下几点：①对某些阳性症状患者，尤其是与功能运动受限及疼痛相关的患者，常需在正畸治疗前进行相应的 TMJ 问题干预，也应尽可能地采用可逆的、疗效可预测性更好的治疗方式，待相关病情稳定后再开始正畸治疗。但对部分仅有个别客观体征而无显著主观症状的患者（如仅存在单纯关节弹响），可考虑在密切关注关节的条件下谨慎进行正畸治疗[10-11]。②正畸治疗以消除病理殆、获得个别正常殆为治疗目标，恢复患者的正常咀嚼及咬合功能[12]。③兼顾容貌美学要求，改善颌骨畸形，避免更严重的颜面畸形的发生[13]。④治疗过程中应避免大范围牙移动，尽可能建立Ⅰ类磨牙关系，避免非对称拔牙、非对称咬合、长牵引及咬合干扰。

3. 伴 TMDs 正畸治疗的术后保持与随访

伴 TMDs 正畸治疗术后应追踪关节的变化并密切观察，定期进行随访和影像学监测，包括咬合关系及 TMJ 的变化。定期复查中应重视 TMJ 相关病史的询问和检查，因 TMDs 病因的复杂性，即使通过正畸治疗纠正错殆畸形，也不能完全预防 TMDs 或阻断 TMDs 的进一步进展[14]。正畸医生可能比关节专科医生更有机会在 TMDs 发生的早期接触到患者，因此，正畸医生需留心患者 TMDs 相关主观感受及客观体征，力求在问题出现的早期及时处理和应对。对部分关节问题较重或问题与咬合状态无显著关系者，常需转诊至关节专科进行诊治。个别病例甚至还需根据具体情况采用药物治疗、调殆、修复治疗、外科治疗、心理治疗等多元化手段联合诊治。

九、思维流程图

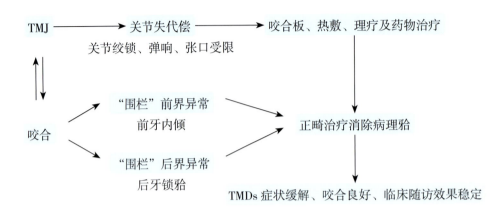

（李明瑶，焦凯）

参考文献

[1] 郑博文,何佳,刘奕.安氏Ⅱ类错𬌗畸形正畸治疗前后髁突形态与位置特征 [J]. 中国实用口腔科杂志,2023,16(04):389–392.

[2] 鄢荣曾,胡敏.颞下颌关节三维有限元建模相关因素分析 [J]. 医用生物力学,2016,31(02): 182–187.

[3] 李爽,张洪宇,易周,等.单,双侧第二磨牙正锁𬌗与颞下颌关节退行性关节病的 CBCT 研究 [J]. 实用口腔医学杂志,2023,39(6): 774–778.

[4] 王美青,王惠芸.颅颌功能紊乱者咀嚼运动轨迹的研究 [J]. 华西口腔医学杂志,1993,04:245–247.

[5] 刘吉玥,刘奕.咬合调整对颞下颌关节紊乱的影响 [J]. 中国实用口腔科杂志,2023,2:147–151.

[6] 傅开元,雷杰.颞下颌关节紊乱的分类,诊断及治疗进展 [J]. 口腔医学,2024,01:44.

[7] 蒙晓明,谭桂萍,艾文杰,等.颞下颌关节紊乱病的治疗进展 [J]. 广西中医药,2022,04:45.

[8] 沈刚.伴颞下颌关节病错𬌗畸形的正畸治疗原则与方案 [J]. 上海口腔医学,2021,30(04):337–343.

[9] 何冬梅,杨驰.颞下颌关节强直的诊治方案:基于上海交通大学医学院附属第九人民医院颞下颌关节中心的经验 [J]. 上海交通大学学报:医学版,2022,42(6): 702–708.

[10] 武杰,孟昭松,赵艳红.颞下颌关节紊乱病在正畸治疗中的研究进展 [J]. 天津医药,2021,49(01): 98–102.

[11] 艾莉,张绍辉.正畸对颞下颌关节紊乱病的影响 [J]. 中国社区医师(医学专业),2012,14(03):105–106.

[12] 赵宁,房兵.正畸治疗与颞下颌关节紊乱病的研究进展 [J]. 口腔医学,2024,44(01):20–23.

[13] 杨驰,房兵.颞下颌关节外科 - 正畸 - 正颌联合诊治模式的建立及初步应用 [C]. 第八届全国颞下颌关节病学及𬌗学大会论文汇编,2011.

[14] 贺红,刘志坚.正畸相关的颞下颌关节问题及临床应对策略 [J]. 中华口腔医学杂志,2019,54(12):7.

病例 5

可复性关节盘移位伴绞锁的偏𬌗及个别牙反𬌗稳定型咬合板与正畸联合治疗

一、病例简介

本病例患者为一例关节弹响伴轻度张口受限、个别牙反𬌗及对刃𬌗、下颌左偏的病例。通过稳定型咬合板治疗缓解 TMDs 症状后,直丝弓非拔牙矫治排齐整平上、下牙列,改善异常咬合。矫治结束后,患者牙列排齐整平,尖牙、磨牙Ⅰ类关系,覆𬌗、覆盖正常,关节症状得到明显改善。

二、基本信息

性别:女

年龄:14 岁

主诉:张口受限,右侧 TMJ 弹响 1 年

病史:右侧关节弹响,张口受限 1 年,求诊。否认口腔疾病治疗史及全身系统性疾病史

三、临床检查

口外检查

面部检查情况:面部左右基本对称,下颌偏左,上唇外翻(图 5-5-1)。

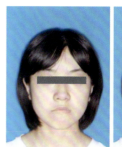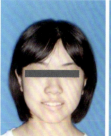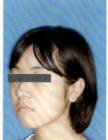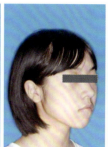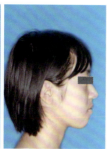

图 5-5-1　初诊面相照

口内检查情况：恒牙列，17~27、37~47，上颌牙弓狭窄，左侧磨牙Ⅰ类关系，尖牙Ⅱ类关系，右侧磨牙Ⅰ类关系，尖牙Ⅲ类关系，12、22 近中扭转，12、42 对刃𬌗，22、24、25 反𬌗，上牙列轻度拥挤，下颌中线偏左 1mm（图 5-5-2）。

口内检查（图 5-5-2）

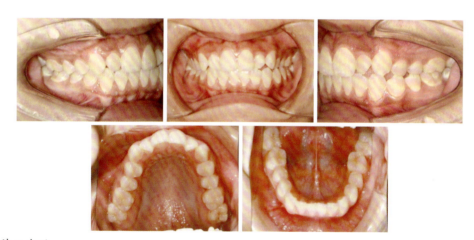

图 5-5-2　初诊口内照

TMJ 检查

TMJ 功能检查：

1. 双侧髁突动度一致。

2. 张口右偏，无痛张口度 40mm，张闭口过程右侧关节弹响绞锁。

3. 前伸运动时，11、21 引导，后牙无接触；侧方运动为组牙功能𬌗（表 5-5-1）。

TMJ 影像学检查：

CT 显示：双侧髁突及关节窝骨质结构未见异常，双侧髁突位置后移（图 5-5-3）。

表 5-5-1　初诊颞下颌关节 VAS 量表

	初诊 VAS 评分
关节弹响	3
关节疼痛	0
张口受限	1
关节绞锁	3
夜磨牙 / 紧咬牙	0
咬颊 / 咬舌	0
耳鸣	0
打鼾	0
颈 / 肩 / 背 / 上肢疼痛	0
睡眠情况	0
VAS 总评分	7

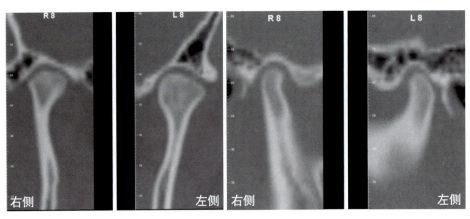

图 5-5-3　初诊 CT

X 线检查

全口曲面体层片显示：28、38、48 牙胚存（图 5-5-4）。

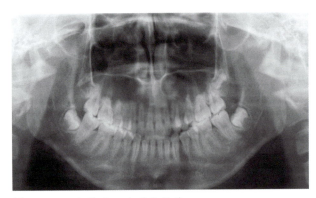

图 5-5-4　初诊全口曲面体层片

头颅侧位片及头影测量分析显示：骨性Ⅱ类，均角，上前牙直立，下前牙唇倾（图 5-5-5，表 5-5-2）。

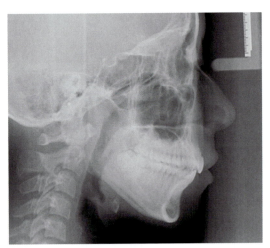

图 5-5-5　初诊头颅侧位片

表 5-5-2　初诊头影测量值

测量项目	初诊	标准值范围
SNA（°）	87.7	82.8 ± 4.0
SNB（°）	81.2	80.1 ± 3.9
ANB（°）	6.5	2.7 ± 2.0
SND（°）	77.7	77.3 ± 3.8
GoGn-SN（°）	33.8	31.2 ± 3.6
OP-SN（°）	18.0	16.1 ± 5.0
U1-L1（°）	128.2	124.2 ± 8.2
U1-NA（mm）	2.1	5.1 ± 2.4
U1-NA（°）	8.5	22.8 ± 5.7
L1-NB（mm）	8.2	6.7 ± 2.1
L1-NB（°）	36.7	30.3 ± 5.8
FMA（°）	35.6	26.0 ± 4.0
FMIA（°）	45.1	57.8 ± 6.9
IMPA（°）	99.3	92.5 ± 6.9

四、问题列表

1. TMDs。
2. 突面型。
3. 骨性Ⅱ类，均角。
4. 下颌中线偏左 1mm。
5. 上、下牙列轻度拥挤。
6. 上前牙直立，下前牙唇倾。
7. 12、42 对刃殆，22、24、25 反殆。

五、诊　断

1. DC/TMD 诊断　右侧可复性关节盘移位伴绞锁
2. 错殆畸形诊断　软组织：面部基本对称，突面型；骨性：骨性Ⅱ类，均角，下颌左偏；牙性：安氏Ⅰ类，牙列轻度拥挤，12、42 对刃殆，22、24、25 反殆

六、治疗计划

1. 保守治疗缓解关节症状。

2. 全口直丝弓非拔牙矫治，排齐整平牙列，上颌扩弓解除个别牙反𬌗，建立尖牙、磨牙Ⅰ类关系。

3. TMDs 患者病情复杂，合并上、下前牙牙槽骨吸收，治疗周期可能会更长，患者知情同意。

4. 口腔卫生及关节健康宣教。

七、治疗过程

1. 佩戴下颌稳定型咬合板。

2. 粘接全口托槽，排齐整平牙列。

3. 上颌扩弓解除个别牙反𬌗，建立尖牙、磨牙Ⅰ类关系。

4. 精细调整，对齐中线。

5. 压膜保持器保持。

结束正畸面相照（图 5-5-6）

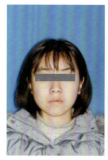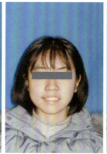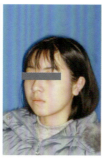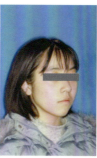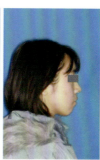

图 5-5-6　矫治后面相照

结束正畸口内照（图 5-5-7）

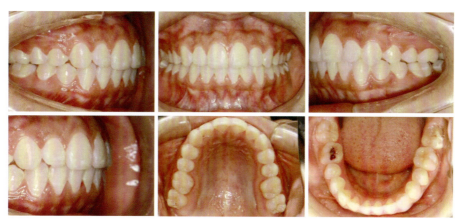

图 5-5-7　矫治后口内照

结束正畸 X 线检查

矫治后全口曲面体层片显示：38、48 已拔除，牙根未见明显吸收，平行度良好（图 5-5-8）。

矫治后头颅侧位片及头影测量分析显示：上、下颌关系基本维持，上、下前牙唇倾度改善（图 5-5-9，表 5-5-3）。

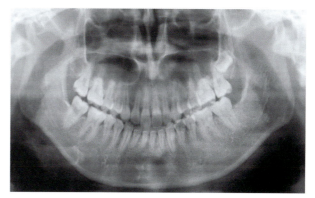

图 5-5-8　矫治后全口曲面体层片

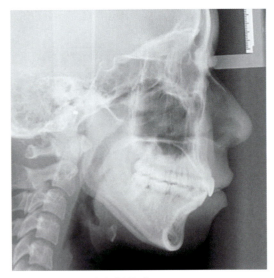

图 5-5-9　矫治后头颅侧位片

表 5-5-3　矫治后头影测量值

测量项目	结束	标准值范围
SNA（°）	81.7	82.8±4.0
SNB（°）	76.1	80.1±3.9
ANB（°）	5.6	2.7±2.0
SND（°）	77.7	77.3±3.8
GoGn-SN（°）	41.7	31.2±3.6
OP-SN（°）	21.9	16.1±5.0
U1-L1（°）	118.0	124.2±8.2
U1-NA（mm）	4.3	5.1±2.4
U1-NA（°）	19.5	22.8±5.7

续表

测量项目	结束	标准值范围
L1-NB（mm）	8.8	6.7±2.1
L1-NB（°）	36.9	30.3±5.8
FMA（°）	36.0	26.0±4.0
FMIA（°）	47.0	57.8±6.9
IMPA（°）	97.1	92.5±6.9

结束正畸 TMJ 检查（表 5-5-4）

表 5-5-4　矫治后颞下颌关节 VAS 量表

	矫治后 VAS 评分
关节弹响	1
关节疼痛	0
张口受限	0
关节绞锁	0
夜磨牙 / 紧咬牙	0
咬颊 / 咬舌	0
耳鸣	0
打鼾	0
颈 / 肩 / 背 / 上肢疼痛	0
睡眠情况	0
VAS 总评分	1

TMJ 影像学检查：

矫治后 CT 显示：双侧髁突骨皮质连续，关节间隙改变（图 5-5-10）。

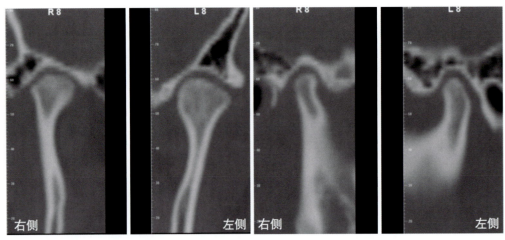

图 5-5-10　矫治后 CT

八、分析小结

1. 治疗方案的确定

国内外专家目前普遍认为，规范的正畸治疗对 TMDs 有辅助康复的作用[1-2]，在本病例中，患者临床检查自主无痛最大张口度达 40mm，同时影像学检查显示双侧髁突、关节窝均无明显吸收，骨皮质连续性良好，仅髁突位置异常。但患者存在反复的张口绞锁及弹响，发生频次较高。综上，本病例考虑先佩戴下颌稳定型咬合板缓解临床症状后开始正畸治疗。

2. 本病例 TMDs 致病机制的分析

（1）病理性殆因素

本病例患者前牙区存在 12、42 对刃殆，22、24、25 个别牙反殆，在下颌前伸运动时仅由 11、21 引导，存在"围栏前界异常"的情况，同时左右侧方运动时均为组牙引导，表明存在"围栏侧界异常"。如上文所述，异常咬合可通过对咀嚼运动的方向、类型和速度产生明显影响，从而引发 TMDs[3]。

（2）病理殆、偏殆与 TMDs

病理殆、偏殆、TMDs 三者之间常表现出明显的相关性，彼此互相影响。个别牙反殆的病例中，下颌由息止颌位到正中颌位的运动时[4]，由于牙尖斜面的引导作用，下颌偏向一侧，久而久之则形成下颌偏斜，此时通常为假性下颌偏斜。若单侧反殆长期得不到矫正，则会导致反殆侧上颌骨的生长发育受到一定抑制，同侧的肌肉功能也会受到影响，从而发展为真性下颌偏斜[5-6]。真性下颌偏斜一旦形成，会导致上、下颌牙齿发生代偿性变化，通过调整牙齿的位置来适应颌位的改变，从而满足咀嚼需要。此时，牙齿的代偿表现主要为偏斜侧上后牙颊倾、下后牙舌倾，代偿性倾斜程度自第二磨牙至第一前磨牙有递减趋势[7]。下颌偏斜患者偏斜侧的髁突在关节窝中的位置后移，髁突后斜面的斜度减小；而偏斜对侧的髁突在关节窝中的位置向前下移位，髁突前斜面斜度和髁突后斜面的斜度均减小。下颌偏斜患者的关节运动中，偏斜侧髁突转动，对侧的髁突滑动，同时双侧髁突和关节窝会发生相对应的适应性改建。髁突形态的变化与其关节窝形态的变化及其在关节窝中的位置呈现出高度相关性[8-9]，髁突形态的非对称性改变是髁突为适应新的咬合关系而发生的功能性改建的结果[10]。

偏殆者张闭口运动轨迹基本稳定，但运动过程中出现较明显的左右偏移，冠状面内运动环常呈"8"字形且主要分布在患侧，这表明偏殆者下颌运动不稳定、咀嚼肌或 TMJ 功能不协调。张口段与闭口段的下颌运动特征反映了咀嚼肌及颈椎周围肌群的功能状态，同时也反映了下颌运动中咀嚼肌的肌张力水平。偏殆畸形患者在做张闭口运动时，

下颌向左右偏斜的程度反映了下颌及颌面肌群功能、TMJ 结构的不对称程度。下颌偏斜者无论张口运动或闭口运动，下颌骨在三维方向上的运动幅度、速度及运动所用时间均大于正常者[11]。

对于个别牙反殆造成下颌偏斜的患者而言，早期及时的干预是尤为重要的。有研究表明，正畸治疗不仅能够起到对 TMDs 患者的髁突不对称症状进行有效修复的作用，还能够达到降低下颌骨功能性移位发生率的目的。此外，早期正畸治疗还能够实现促进患者牙弓长度增长的效果，利于其下颌偏斜症状的改善。临床实践表明：约有 85% 左右的个别牙反殆引起下颌偏斜患者，在接受早期的正畸治疗之后，牙弓长度的增长得到了有效的保持[12]。

3. TMJ 绞锁

TMDs 是一类渐进性发展的疾病，目前通常认为大致包括以下 3 个阶段：①可复性关节盘前移位期。该期的主要临床特点为下颌做张闭口运动时患侧关节区出现往返的关节弹响；②可复性关节盘前移位伴绞锁期。该期的主要临床特点为患者自行张口时患侧 TMJ 有卡锁感，下颌经由侧方运动努力调整，患侧关节弹响后方能张口。患侧关节一般无自发疼痛，多数患者早晨起床时绞锁感尤为明显，多伴有张口型异常；③不可复性关节盘前移位期。伴随绞锁期的进一步发展，如不及时治疗即出现不可复性关节盘前移位，该期的主要临床特点为张口疼痛和张口受限。有研究证实关节腔内压改变、关节腔内滑液的黏稠度增加，导致关节盘吸附于关节窝内引起绞锁的发生，关节盘的活动度下降，导致张口受限[13]。这种状态可通过改变关节腔内的压力或降低关节滑液的黏稠度得到改善[14]。从生物力学的角度来看，绞锁常出现在关节盘前移位的情况下，前移位的关节盘阻碍髁突滑动而出现锁结，当阻力与张口肌力达到平衡时，髁突滑动暂停，一旦张口肌力减小，挤压变形的关节盘将会释放弹力导致髁突后退，进而新一轮张口肌力加大达到新的平衡。而在张口障碍无法克服的情况下只能转向闭合，出现典型的张口末期前后交替的锁结轨迹。Kerstens 等认为部分的关节盘前内移位，因为内侧维持住了关节盘与髁突的垂直高度，不易发展为绞锁；而完全的关节盘前内移位，矢状高度得不到维持，变厚的关节盘会阻碍其复位，进而发展为绞锁[15]。

九、思维流程图

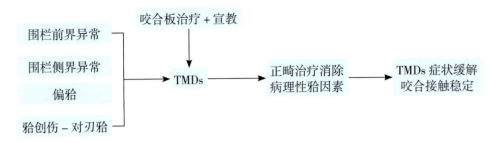

（冷静，焦凯）

参考文献

[1] 赵宁, 房兵. 正畸治疗与颞下颌关节紊乱病的研究进展 [J]. 口腔医学, 2024,44(1): 20-23.

[2] Occlusion, orthodontics, and temporomandibular disorders: Cutting edge of the current evidence[J]. J World Fed Orthod, 2020,9(3S):S15-S18.

[3] 王美青, 王惠芸. 颅颌功能紊乱者咀嚼运动轨迹的研究 [J]. 华西口腔医学杂志,1993,4:245-247,315.

[4] Shu J, Xiong X, Chong DY, et al. The relations between the stress in temporomandibular joints and the deviated distances for mandibular asymmetric patients[J]. Proc Inst Mech Eng H,2021,235(1):109-116.

[5] Mongini F, Schmid W. Treatment of mandibular asymmetries during growth. A longitudinal study[J]. Eur J Orthod, 1987, 9(1):51-67.

[6] Melnik AK. A cephalometric study of mandibular asymmetry in a longitudinally followed sample of growing children[J]. Am J Orthod Dentofacial Orthop, 1992,101(4): 355-366.

[7] 纪昌蓉, 周彦秋. 颜面不对称畸形牙弓特征的研究 [J]. 现代口腔医学杂志, 2000,14(4): 246-248.

[8] Buschang PH, Hayasaki H, Throckmorton GS. Quantification of human chewing-cycle kinematics[J]. Arch Oral Biol, 2000,45(6):461-74.

[9] Lewis RP, Buschang PH, Throckmorton GS. Sex differences in mandibular movements during opening and closing[J]. Am J Orthod Dentofacial Orthop, 2001,120(3): 294-303.

[10] Ahmed MMS, Zhao Y, Al-Hadad SA, et al. Three-dimensional evaluation of upper pharyngeal airway, hyoid bone, and craniocervical changes following stabilization splint therapy in adult patients with temporomandibular joint disorders and mandibular deviation: A retrospective study[J]. J Stomatol Oral Maxillofac Surg,2023,124(6, Supplement 2): 101646.

[11] Pullinger AG, Hollender L, Solberg WK, et al. A tomographic study of mandibular condyle position in an asymptomatic population[J]. Journal of Prosthetic Dentistry,1985,53(5): 706-713.

[12] 章成凤, 王楠, 侯爱兵. 单侧后牙反𬌗患者的𬌗接触特

征分析 [J]. 安徽医科大学学报, 2012,47:1447-1449.

[13] Nitzan DW. Intraarticular pressure in the functioning human temporomandibular joint and its alteration by uniform elevation of the occlusal plane[J]. Journal of Oral and Maxillofacial Surgery, 1994, 52(7): 671-679.

[14] Al-Baghdadi M,Durham J,Steele J.Timing interventions in relation to temporomandibular joint closed lock duration: a systematic review of 'locking duration'[J]. Journal of Oral Rehabilitation, 2014, 41(1): 24-58.

[15] Kerstens HCJ,Golding RP, Valk J,et al. Magnetic resonance imaging of partial temporomandibular joint disc displacement[J]. Journal of Oral and Maxillofacial Surgery, 1989, 47(1): 25-29.

病例6

伴关节痛 / 可复性关节盘移位伴绞锁的内倾型深覆𬌗及个别牙锁𬌗稳定型咬合板与正畸联合治疗

一、病例简介

本病例患者为一例内倾型深覆𬌗伴关节弹响、绞锁、疼痛的病例，通过关节健康宣教及稳定型咬合板治疗，患者的关节症状得到明显改善。进而通过直丝弓矫治消除关节易感因素（前牙内倾），改善咬合，关节疗效得以长期稳定。

二、基本信息

性别：女

年龄：27 岁

主诉：右侧关节弹响 2 年，疼痛 3 月，绞锁半年余

病史：患者自述 2 年前右侧 TMJ 出现弹响，3

月前出现疼痛，至今未见好转；半年前发现偶有张口绞锁，近 1 月右侧关节绞锁频率增加，遂来我科就诊

三、临床检查

口外检查

面部检查情况：面部左右基本对称（图 5-6-1）。

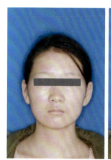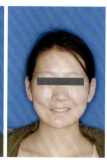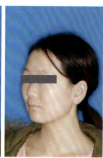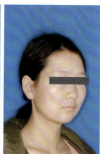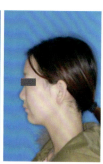

图 5-6-1　初诊面相照

口内检查

口内相显示：恒牙列，17~27、37~47，双侧尖牙、磨牙Ⅱ类关系，深覆𬌗，35 舌侧弓外牙，25、35 正锁𬌗（图 5-6-2）。

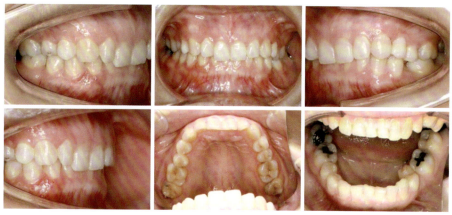

图 5-6-2　初诊口内照

TMJ 检查

TMJ 功能检查：

1. 下颌运动过程中，牙位与肌位一致，RCP 与 ICP 协调。

2. 右侧张口末弹响伴绞锁、张口型闪电型。

3. 右侧关节后极压痛。

4. 前伸运动时，后牙无接触；右侧方运动为尖牙保护𬌗，左侧方运动后牙𬌗干扰（表 5-6-1）。

TMJ 影像学检查：

CT 显示：右侧髁突顶部及后斜面骨皮质变薄或凹陷，左侧髁突及关节窝骨质未见明显异常，双侧髁突后移位（图 5-6-3）。

表 5-6-1　初诊颞下颌关节 VAS 量表

	初诊 VAS 评分
关节弹响	2
关节疼痛	3
张口受限	0
关节绞锁	4
夜磨牙 / 紧咬牙	0
咬颊 / 咬舌	3
耳鸣	0
打鼾	0
颈 / 肩 / 背 / 上肢疼痛	1
睡眠情况	0
VAS 总评分	13

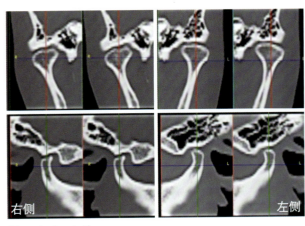

图 5-6-3 初诊 CT

表 5-6-2 初诊头影测量值

测量项目	初诊	标准值范围
SNA（°）	82.4	82.8 ± 4.0
SNB（°）	76.3	80.1 ± 3.9
ANB（°）	6.1	2.7 ± 2.0
SND（°）	74.4	77.3 ± 3.8
GoGn–SN（°）	29.1	31.2 ± 3.6
OP–SN（°）	14.2	16.1 ± 5.0
U1–L1（°）	128.2	124.2 ± 8.2
U1–NA（mm）	1.9	5.1 ± 2.4
U1–NA（°）	15.5	22.8 ± 5.7
L1–NB（mm）	6.6	6.7 ± 2.1
L1–NB（°）	30.1	30.3 ± 5.8
FMA（°）	26.3	26.0 ± 4.0
FMIA（°）	53.3	57.8 ± 6.9
IMPA（°）	100.4	92.5 ± 6.9

X 线检查

全口曲面体层片显示：双侧髁突形态不对称（图 5-6-4）。

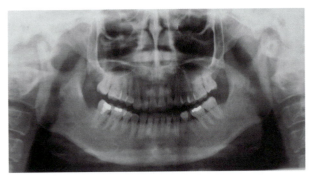

图 5-6-4 初诊全口曲面体层片

头颅侧位片及头影测量分析显示：骨性Ⅱ类，均角，上前牙内倾（图 5-6-5，表 5-6-2）。

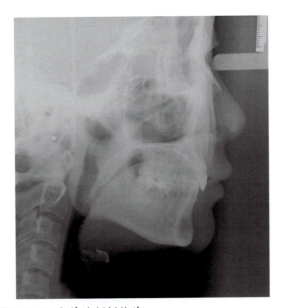

图 5-6-5 初诊头颅侧位片

四、问题列表

1. TMDs，右侧关节张口运动时弹响、疼痛、绞锁。
2. 骨性Ⅱ类，均角。
3. 内倾型深覆𬌗。
4. 35 舌侧弓外牙，25、35 正锁𬌗。

五、诊　断

1. DC/TMD 诊断　右侧关节痛，可复性关节盘移位伴绞锁
2. 错𬌗畸形诊断　软组织：面部基本对称，直面型；牙性：安氏Ⅱ类 2 分类；骨性：骨性Ⅱ类，均角

六、治疗计划

1. 关节保守治疗，待关节症状稳定后行正畸治疗。
2. 全口直丝弓非拔牙矫治，排齐整平上、下牙列，建立尖牙、磨牙Ⅰ类关系。

七、治疗过程

1. 稳定型咬合板治疗，配合关节自我保健，待关节症状稳定后行正畸治疗。
2. 全口直丝弓非拔牙矫治，排齐整平上、下牙列。

3.平导打开咬合，短Ⅱ类牵引建立尖牙、磨牙Ⅰ类关系。

4.压膜保持器保持。

结束正畸面相照（图 5-6-6）

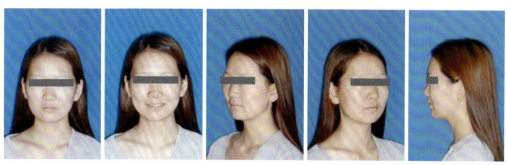

图 5-6-6　矫治后面相照

结束正畸口内照（图 5-6-7）

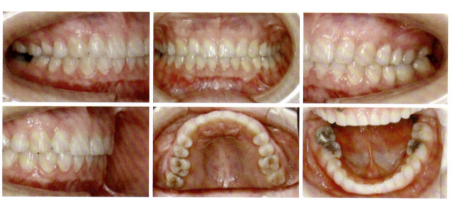

图 5-6-7　矫治后口内照

结束正畸 X 线检查

矫治后全口曲面体层片显示：牙根平行度良好，未见牙根吸收（图 5-6-8）。

矫治后头颅侧位片及头影测量分析显示：治疗后前牙转矩恢复正常、覆𬌗、覆盖正常，闭锁型深覆𬌗解除（图 5-6-9，表 5-6-3）。

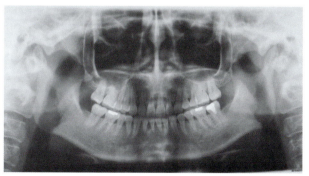

图 5-6-8　矫治后全口曲面体层片

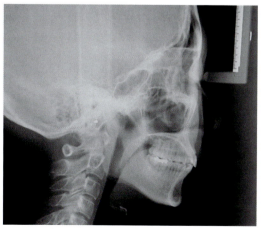

图 5-6-9　矫治后头颅侧位片

表 5-6-3 矫治后头影测量值

测量项目	矫治后	标准值范围
SNA（°）	81.6	82.8 ± 4.0
SNB（°）	75.8	80.1 ± 3.9
ANB（°）	5.8	2.7 ± 2.0
SND（°）	73.8	77.3 ± 3.8
GoGn–SN（°）	27.8	31.2 ± 3.6
OP–SN（°）	17.2	16.1 ± 5.0
U1–L1（°）	109.3	124.2 ± 8.2
U1–NA（mm）	5.0	5.1 ± 2.4
U1–NA（°）	24.7	22.8 ± 5.7
L1–NB（mm）	10.1	6.7 ± 2.1
L1–NB（°）	40.1	30.3 ± 5.8
FMA（°）	20.3	26.0 ± 4.0
FMIA（°）	48.5	57.8 ± 6.9
IMPA（°）	111.2	92.5 ± 6.9

结束正畸 TMJ 检查（表 5-6-4）

表 5-6-4 矫治后颞下颌关节 VAS 量表

	矫治后 VAS 评分
关节弹响	1
关节疼痛	0
张口受限	0
关节绞锁	0
夜磨牙 / 紧咬牙	0
咬颊 / 咬舌	0
耳鸣	0
打鼾	0
颈 / 肩 / 背 / 上肢疼痛	1
睡眠情况	0
VAS 总评分	2

TMJ 影像学检查：

矫治后 CT 显示：髁突骨皮质连续（图 5-6-10）。

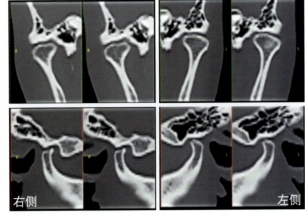

右侧　　　　　　　　　　　　　左侧

图 5-6-10 矫治后 CT

八、分析小结

1. 本病例患者情况分析

本例患者以"关节弹响、绞锁、疼痛"为主诉，考虑为可复性关节盘前移位。长期可复性关节盘前移位可发展为关节绞锁，符合患者自述两年弹响病程。CT 显示右侧髁突骨皮质基本连续，后斜面及顶部骨皮质变薄、凹陷，左侧髁突及关节窝骨质未见异常，故考虑右侧髁突曾经吸收、改建，现已吸收停止；双侧髁突相对关节窝位置均后移，关节上、后间隙缩小而前间隙明显增大，符合关节盘前移位表现。根据 2020 年《颞下颌关节紊乱病锥形束 CT 检查规范及诊断标准的专家共识》及颞下颌关节紊乱病 DC/TMD 双轴诊断，最终诊断为右侧关节痛，可复性关节盘移位伴绞锁[1-2]。

2. 本病例治疗方案选择

（1）关节治疗

TMDs 治疗从可逆性保守治疗、到不可逆性保守治疗、再到外科治疗，包括了家庭自我保健、心理治疗、药物治疗、物理治疗、下颌功能训练、咬合板治疗、关节腔注射治疗、关节镜手术、开放性手术等[3]。目前国内外对于 TMDs 治疗的共识是先可逆性保守治疗再不可逆性保守治疗，最后在有明确指征的情况下考虑关节外科手术[4-5]。本例患者除弹响外存在关节疼痛及绞锁，选择关节健康宣教及稳定型咬合板治疗[6-7]。

（2）稳定型咬合板与前伸再定位咬合板临床决策

1）根据病程长短：有学者建议对可复性关节盘前移位患者采用再定位咬合板，其主要适用于关节盘轻中度前移位，能够通过下颌位置调整恢复到正常盘髁关系的患者[8]。可复性盘前移位患者随着病程迁延盘后连接更加松弛，盘前移位程度加重，弹响出现时间较晚，且更容易伴发关节绞锁。本病例患者弹响 2 年，病程较长，临床检查发现弹响出现在张口末期，问诊可知半年前已出现绞锁且近 1 个月发作频率增加，临床检查发现患者下颌前伸后弹响仍未消除。

2）根据疼痛症状：有研究显示稳定型咬合板戴入后，关节上、后间隙增大，可以避免髁突持续挤压盘后双板区，避免造成盘后组织水肿等病变[9]。稳定型咬合板对于 TMJ 疼痛改善效果显著，是关节疼痛的首选治疗措施[10]。本病例患者右侧髁突后斜面骨皮质变薄、凹陷，且触诊存在关节痛，使用稳定型咬合板治疗后疼痛消失。

3）根据患者年龄：青少年髁突为下颌活跃生长区，若发生盘移位，移位后的髁突吸收将影响下颌的生长发育[11]，治疗目标应为积极恢复正常盘髁关系；而对于成人可复性关节盘前移位患者的治疗目标则不要求恢复髁突、关节盘及关节窝三者之间的关系，是希望建立稳定的盘髁窝关系，这是因为 TMJ 在长期的磨合下形成了功能性代偿[12]。成人 TMJ 可通过髁突改建、双板区纤维化等方式获得再适应而缓解症状[13-14]。

4）根据预后效果：有研究显示再定位咬合板远期有较高复发率[15-16]，陈慧敏等通过 MRI 观察可复性关节盘前移位的患者，结果发现：在下颌前伸位置髁突捕获到了关节盘，但其中有 41.9% 的患者在治疗结束后再次发生关节盘前移位[17]。

综上，针对本例患者我们选择稳定型咬合板，治疗结束后患者关节疼痛及绞锁消失，弹响好转，颌位稳定无双重咬合，可见患者 TMJ 发生生理性改建，说明对于成人可复性关节盘前移位，特别是病程较长且伴有绞锁及疼痛的患者稳定型咬合板治疗效果良好。

3. 病理性𬌗因素分析

本例患者尖牙、磨牙安氏 Ⅱ 类、内倾型深覆𬌗且髁突后移，是 TMDs 的危险因素[18]。前牙内倾型深覆𬌗属于"围栏前界"异常，深覆𬌗的患者髁突多处于关节窝后位，关节盘相对前移[19]，而髁突形态和位置的异常导致关节盘受力异常进而导致关节滑液被挤出，关节盘润滑能力下降，在下颌运动过程中摩擦力增加，最终关节盘回位困难形成盘前移位[20]。25、35 正锁𬌗属于"围栏侧界"异常，个别后牙锁𬌗继发咀嚼时下颌运动轨迹改变进而导致关节内异常生物力，且这种异常生物力是持续、慢性、渐进的，最终可能导致开口运动中关节弹响和闭口过程中关节盘移位[21-22]。由于患者存在关节绞锁及疼痛，因此我们先予稳定型咬合板治疗稳定关节，后通过正畸治疗建立良好的咬合关系，正畸治疗期间继续关节健康宣教及关节状态随访，治疗结束后患者咀嚼功能改善，关节症状保持稳定。主编团队十余年的成功临床经验表明，通过规范的正畸治疗消除病理性𬌗因素，创造一个有利于 TMJ 恢复的生物力学环境，此时通过药物、理疗等理化手段促进 TMJ 适应性改建，双管齐下将取得更好疗效。

九、思维流程图

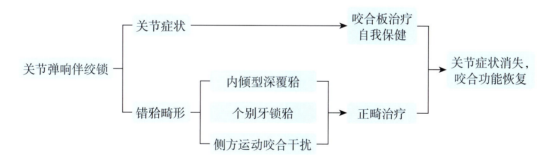

（辛乾英，焦凯）

参考文献

[1] 傅开元，胡敏，余强，等. 颞下颌关节紊乱病锥形束 CT 检查规范及诊断标准的专家共识 [J]. 中华口腔医学杂志，2020,55(9):613–616.

[2] 马绪臣，张震康. 颞下颌关节紊乱病双轴诊断的临床意义和规范治疗的必要性 [J]. 中华口腔医学杂志 ,2005, 05:6–8.

[3] 傅开元，雷杰. 颞下颌关节紊乱病的分类、诊断及治疗进展 [J]. 口腔医学 ,2024,44(01):6–10.

[4] 张震康，马绪臣. 颞下颌关节紊乱病保守治疗 — 手术治疗 — 保守治疗的循环历程 [J]. 中华口腔医学杂志，2005,40(5):365–367.

[5] Gauer RL, Semidey MJ. Diagnosis and treatment of temporomandibular disorders[J]. Am Fam Physician,2015, 15,91(6):378–386.

[6] Scrivani SJ, Keith DA, Kaban LB. Temporomandibular disorder[J]. N Engl J Med, 2008, 359(25):2693–2705.

[7] Al-Baghdadi M, Durham J, Araujo-Soares V, et al. TMJ disc displacement without reduction management: a systematic review[J]. J Dent Res, 2014,93(7 Suppl): 37S–51S.

[8] Li H, Shen D, Chen ZH, et al. Step-back anterior repositioning splint retraction for temporomandibularjoint disc displacement with reduction in adult patients[J]. J Oral Rehabil, 2023, 50(10):965–971.

[9] 米热古丽·图尔苏江，李健，龙星，等．稳定性咬合板在颞下颌关节盘穿孔术后的应用研究［J］．口腔医学研究，2018, 34(3):298–301.

[10] 李榕，赵青．基于颞下颌关节思考成人安氏Ⅱ类2分类错拾畸形的治疗［J］．国际口腔医学杂志，2024,51(06):687–698.

[11] 谷志远．颞下颌关节盘前移位后相关组织的适应性改建与治疗决策［J］．中华口腔医学杂志,2017,52(3):148–151.

[12] 黎静，刘星辰，李佳园，等．稳定咬合板治疗慢性颞下颌关节盘不可复性移位的临床随机对照试验的系统评价［J］．国际口腔医学杂志,2017,44(4):405–410.

[13] 马绪臣．对颞下颌关节紊乱病关节盘移位的认识及治疗策略［J］．中华口腔医学杂志，2017, 52(3):139142.

[14] 王美青．颞下颌关节盘移位与关节组织改建［J］．中华口腔医学杂志，2017,52(3):143–147.

[15] Chen HM, Liu MQ, Yap AU, et al. Physiological effects of anterior repositioning splint on temporomandibular joint disc displacement: a quantitative analysis[J]. J Oral Rehabil, 2017,44(9):664–672.

[16] Liu MQ, Lei J, Han JH, et al. Metrical analysis of disc-condyle relation with different splint treatment positions in patients with TMJ disc displacement[J]. J Appl Oral Sci, 2017,25(5):483–489.

[17] 陈慧敏，傅开元，李优伟，等．再定位拾垫戴入前后颞下颌关节盘和髁突的位置改变［J］．华西口腔医学杂志，2009,27(4):408–412.

[18] Imai T, Okamoto T, Kaneko T, et al. Long-term follow-up of clinical symptoms in TMD patients who underwent occlusal reconstruction by orthodontic treatment[J]. Eur J Orthod,2000,22(1):61–67.

[19] Vitral RW, Telles Cde S, Fraga MR, et al. Computed tomography evaluation of temporomandibular joint alterations in patients with class Ⅱ division 1 subdivision malocclusions: condyle-fossa relationship[J]. Am J Orthod Dentofacial Orthop,2004,126(1):48–52.

[20] 赵二军，张东妹，马永平，等．TMD单侧颞下颌关节疼痛患者双侧关节MRI比较研究［J］．河北医药,2018, 40(2):239–242.

[21] Imai T, Okamoto T, Kaneko T, et al. Long-term follow-up of clinical symptoms in TMD patients who underwent occlusal reconstruction by orthodontic treatment[J]. Eur J Orthod,2000,22(1):61–67.

[22] 许颖捷，邵博，贾梦莹，等．后牙锁拾与颞下颌关节紊乱病的相关性研究［J］．口腔医学研究,2019,35(6):578–582.

病例 7

伴肌肉痛／关节痛／可复性关节盘移位伴绞锁的前牙对刃拾及后牙锁拾稳定型咬合板与正畸联合治疗

一、病例简介

本病例患者为一例右侧 TMJ 弹响、伴张闭口咀嚼肌疼痛的病例，通过佩戴稳定型咬合板缓解症状，直丝弓非拔牙矫治改善前牙对刃拾、后牙锁拾，在正畸治疗过程中密切关注患者关节状况，进行关节保守治疗及健康宣教，矫治结束后患者咬合关系良好，关节症状明显改善。

二、基本信息

性别：女
年龄：17 岁
主诉：右侧 TMJ 弹响、疼痛 3 月，牙列不齐
病史：否认口腔疾病治疗史及全身系统性疾病史

三、临床检查

口外检查

面部检查情况：面部软组织左右不对称，左侧稍丰满（图 5-7-1）。

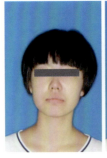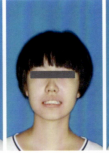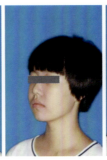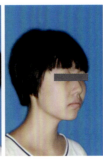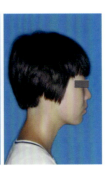

图 5-7-1 初诊面相照

口内检查

口内检查情况：恒牙列，17~27，37~47，双侧尖牙、磨牙 Ⅰ 类关系，上、下前牙轻度拥挤，下颌中线偏右 1mm，Ⅱ 度深覆𬌗，17、47 锁𬌗，22、33 对刃𬌗。上、下颌牙弓形态基本对称；尖牙区及第一磨牙区未见横向宽度不足，Bolton 比协调（图 5-7-2）。

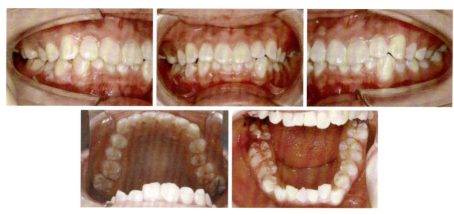

图 5-7-2　初诊口内照

TMJ 检查

TMJ 功能检查：

1. 下颌运动过程中，牙位与肌位一致，RCP 与 ICP 协调。

2. 张口度 41mm，张口型正常，张口过程中下颌无偏斜。

3. 右侧髁突外极压痛，右侧关节张口末清脆弹响音，张闭口绞锁，咀嚼肌压痛。

4. 前伸运动时，后牙无接触，下颌无偏斜；侧方运动为尖牙保护𬌗（表 5-7-1）。

TMJ 影像学检查：

CT 显示：双侧 TMJ 骨质无异常，右侧髁突前间隙增大（图 5-7-3）。

表 5-7-1　初诊颞下颌关节 VAS 量表

	初诊 VAS 评分
关节弹响	3
关节疼痛	2
张口受限	0
关节绞锁	3
夜磨牙 / 紧咬牙	0
咬颊 / 咬舌	0
耳鸣	0
打鼾	0
颈 / 肩 / 背 / 上肢疼痛	0
睡眠情况	0
VAS 总评分	8

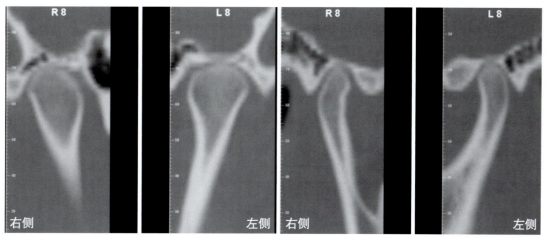

图 5-7-3　初诊 CT

X 线检查

全口曲面体层片显示：18、28、38、48 存，双侧髁突形态不对称（图 5-7-4）。

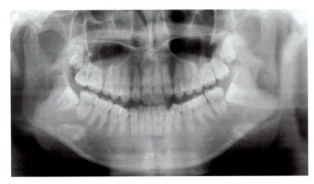

图 5-7-4 初诊全口曲面体层片

头颅侧位片及头影测量分析显示：骨Ⅰ类，均角，上、下前牙唇倾度正常（图 5-7-5，表 5-7-2）。

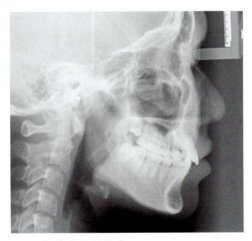

图 5-7-5 初诊头颅侧位片

表 5-7-2 初诊头影测量值

测量项目	初诊	标准值范围
SNA（°）	83.5	82.8 ± 4.0
SNB（°）	79.1	80.1 ± 3.9
ANB（°）	4.4	2.7 ± 2.0
SND（°）	76.7	77.3 ± 3.8
GoGn-SN（°）	31.7	31.2 ± 3.6
OP-SN（°）	17.1	16.1 ± 5.0
U1-L1（°）	130.2	124.2 ± 8.2
U1-NA（mm）	4.8	5.1 ± 2.4
U1-NA（°）	22.3	22.8 ± 5.7
L1-NB（mm）	5.9	6.7 ± 2.1
L1-NB（°）	23.1	30.3 ± 5.8
FMA（°）	29.6	26.0 ± 4.0
FMIA（°）	60.7	57.8 ± 6.9
IMPA（°）	89.8	92.5 ± 6.9

四、问题列表

1. TMDs，右侧髁突外极压痛，张闭口弹响及绞锁。

2. 17、47 锁𬌗，22、33 对刃𬌗。

3. 上、下牙列轻度拥挤。

4. Ⅱ度深覆𬌗。

5. 18、28、38、48 存。

6. 面部不对称。

五、诊 断

1. **DC/TMD 诊断** 右侧肌肉痛，关节痛，可复性关节盘移位伴绞锁

2. **错𬌗畸形诊断** 软组织：直面型，左侧丰满；骨性：骨性Ⅰ类，均角，面部不对称；牙性：安氏Ⅰ类，双侧尖牙、磨牙Ⅰ类关系，Ⅱ度深覆𬌗，22、33 对刃𬌗，17、47 锁𬌗，上、下牙列轻度拥挤，18、28、38、48 阻生

六、治疗计划

1. 关节保守治疗改善弹响及疼痛。

2. 全口直丝弓非拔牙矫治，排齐整平牙列，纠正 17、47 锁𬌗。

3. 下颌扩弓并唇倾下前牙，建立尖牙、磨牙Ⅰ类关系协调覆𬌗、覆盖。

4. TMDs 患者病情复杂，治疗周期可能会更长，患者知情同意。

5. 尽早拔除 18、28、38、48。

七、治疗过程

1. 下颌稳定型咬合板治疗 6 个月，关节弹响及疼痛明显改善。

2. 粘接全口托槽，排齐整平牙列，注意控制前牙唇倾度，纠正 17、47 锁𬌗。下颌扩弓并唇倾下前牙，排齐整平，建立尖牙、磨牙Ⅰ类关系，协调覆𬌗、覆盖。

3. 正畸治疗第 7 个月，患者打球时前牙撞伤，21 行根管治疗后观察。

4. 精调咬合。

5. 压膜保持器保持。

正畸治疗 10 个月阶段口内照

治疗第 10 个月，临床检查发现 21 Ⅱ度松动，

冷刺激痛（±），叩痛（－）。转正畸科会诊，建 议拔除 21 后种植修复（图 5-7-6）。

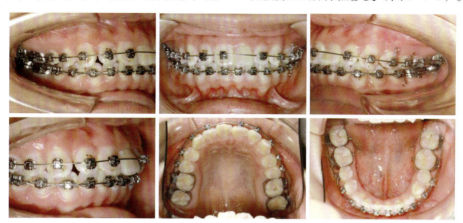

图 5-7-6　正畸治疗 10 个月阶段口内照

结束正畸面相照（图 5-7-7）

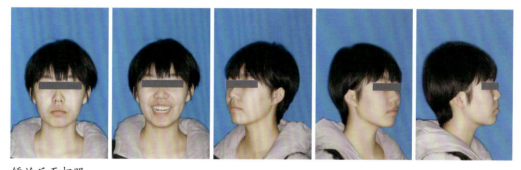

图 5-7-7　矫治后面相照

结束正畸口内照（图 5-7-8）

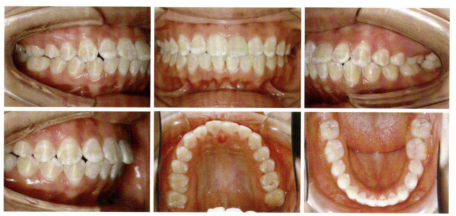

图 5-7-8　矫治后口内照

结束正畸 X 线检查

矫治后曲面体层片显示：牙根未见明显吸收，平行度良好，21 可见折裂线，28、38 存（图 5-7-9）。

矫治后头颅侧位片及头影测量分析显示：上、下颌关系基本维持（图 5-7-10，表 5-7-3）。

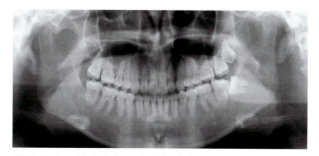

图 5-7-9　矫治后全口曲面体层片

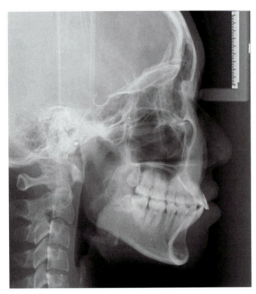

图 5-7-10 矫治后头颅侧位片

表 5-7-3 矫治后头影测量值

测量项目	结束	标准值范围
SNA（°）	78.9	82.8 ± 4.0
SNB（°）	76.5	80.1 ± 3.9
ANB（°）	2.4	2.7 ± 2.0
SND（°）	76.2	77.3 ± 3.8
GoGn-SN（°）	35.8	31.2 ± 3.6
OP-SN（°）	20.4	16.1 ± 5.0
U1-L1（°）	104.0	124.2 ± 8.2
U1-NA（mm）	11.4	5.1 ± 2.4
U1-NA（°）	35.7	22.8 ± 5.7
L1-NB（mm）	11.2	6.7 ± 2.1
L1-NB（°）	37.9	30.3 ± 5.8
FMA（°）	31.7	26.0 ± 4.0
FMIA（°）	44.6	57.8 ± 6.9
IMPA（°）	103.7	92.5 ± 6.9

结束正畸 TMJ 检查（表 5-7-4）

表 5-7-4 矫治后颞下颌关节 VAS 量表

	矫治后 VAS 评分
关节弹响	0
关节疼痛	0
张口受限	0
关节绞锁	0
夜磨牙 / 紧咬牙	0
咬颊 / 咬舌	0
耳鸣	0
打鼾	0
颈 / 肩 / 背 / 上肢疼痛	0
睡眠情况	0
VAS 总评分	0

TMJ 影像学检查：

双侧髁突骨皮质连续，髁突位置良好（图 5-7-11）。

保持 3 个月随访

21 已拔除，咬合关系稳定，后期修复（图 5-7-12）。

八、分析小结

1. 本病例中 TMDs 易感及诱发因素分析

（1）女 性

关于 TMDs 患病率的性别差异目前虽尚无一致观点，但基于临床实际发病率及部分临床研究，大多数学者认为女性 TMDs 的患病率高于男性[1-2]。这种差异通常被认为与女性对疼痛的感受域和耐受域较低有关。研究发现两性对疼痛感受和耐受的性

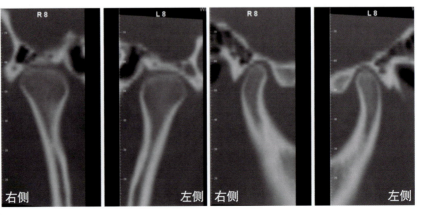

图 5-7-11 矫治后 CT

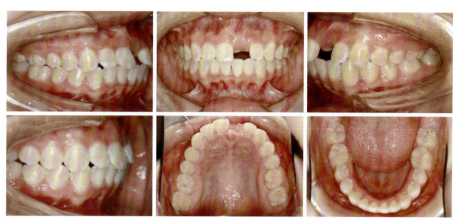

图 5-7-12　保持 3 个月口内照

别差异自青春期开始出现并延续至成年[3]，孕期女性耐受力更低。疼痛敏感性的性别差异可以用荷尔蒙因素来解释[4]，疼痛敏感性已被证明受到睾酮和雌激素的影响。据临床研究发现，睾酮可以减轻慢性疼痛，并且与较高的疼痛耐受性有关，而雌激素则与较低的疼痛耐受性有关[5-6]。现有的研究已表明，髁突是雌激素受体的靶器官之一。Sheridan 等在雌狒狒的髁突软骨、关节盘和关节囊中均发现了雌激素受体[7]。

TMDs 相关的疼痛症状在青春期前很少见，且发生率无性别差异[8]，青春期后女性易受累，绝经后女性较生育期女性患病率低。有关研究发现，绝经期女性补充雌激素可增加 TMDs 患病的风险，且与雌激素的剂量成正比。除此之外对儿童的研究并未显示性别在 TMDs 的体征和症状方面存在显著差异[9-10]，以上患病模式提示，内源性生殖激素在 TMDs 的患病中有重要作用，女性 TMDs 患病率较高也与女性本身的性格特点以及女性在社会中的性别角色有关。有学者研究发现，与男性群体相比女性群体髁突在关节窝中的位置较为靠后，在健康人群和 TMDs 人群中都是如此[11]。性别因素并不一定是 TMDs 的直接致病因素，但与之相关的激素差异、心理状态、焦虑及精神压力与 TMDs 之间的关联较为明确。

（2）年　龄

研究发现东亚 TMDs 患者主要由青年人构成[12]，人群研究报道 TMDs 在 12 岁时开始增加，并在 16 岁时达到顶峰[13-14]。学者们收集中韩两国 TMDs 患者的资料并按照年龄分组，结果发现 15~34 岁年龄组总发病率占所有组别的 60.8%[15]。青少年患病率高一方面与激素因素有关，尤其是女性，雌激素可

以影响中枢神经系统和周围神经系统，通过改变与疼痛相关的神经递质（如血清素）来调节疼痛及其感知[16]。另一方面则与青年人关节内环境的非稳态有关，髁突是下颌骨的主要生长发育区，是颌骨中最后停止发育的，到 20~25 岁髁突才完全骨化不再生长，在髁突完全停止发育前，TMJ 一直处于生长改建状态。

（3）病理性𬌗因素

病理性𬌗因素既可作为 TMDs 的易感因素，又可作为诱发因素和持续因素，对其治疗是一种重要的对因治疗。异常的咬合关系以及上、下颌骨的位置关系，能够对 TMJ 相关的咀嚼肌、韧带等软组织的应力分布产生一定的影响，从而进一步影响 TMJ 结构中髁突和关节窝的形态、骨质、盘髁关系以及关节盘的位置，最终会干扰下颌运动和咀嚼肌的正常功能[17-18]。

本病例中患者口内检查发现Ⅱ度深覆𬌗，22、33 对刃𬌗，17、47 锁𬌗，表明同时存在"围栏前界异常"及"围栏侧界异常"，相比较性别及年龄等无法人为控制的易感因素，病理性𬌗因素可以通过多种医疗手段干预并消除，本病例通过直丝弓非拔牙治疗消除病理性𬌗因素，缓解 TMDs 症状的同时为长期稳定预后打下良好基础。

（4）第三磨牙拔除术与 TMDs

一方面，临床研究发现接受第三磨牙拔除手术的患者发生 TMDs 的风险更高，TMDs 是下颌第三磨牙拔除术后的常见并发症之一[19-20]。由于操作过程中患者长时间大张口，髁突过度向前滑动，可损伤关节盘后的附着纤维，从而破坏关节盘的动力平衡[21]。当阻生牙情况较为复杂时，拔牙过程中患者过度张口时间相对较长，关节运动超出正常范

围，易造成咀嚼肌和 TMJ 韧带疲劳、翼外肌痉挛、术后关节区疼痛，张口受限[22]。研究显示拔牙后 4 周患者所出现的 TMDs 症状与拔牙手术有关，12 周后可恢复至术前状态，提示拔除手术对 TMJ 的影响为可逆的。但其具体机制尚未明确，可能与术后翼外肌相关咀嚼肌群的暂时性痉挛解除有关。目前普遍认为在 TMDs 症状急性期不建议进行拔牙、补牙等需要长时间大张口配合的临床操作，以上口腔治疗的时机应当是 TMDs 急性症状解除后、TMJ 状态平稳的情况下展开。

另一方面，第三磨牙伸长可作为 TMDs 的病理性𬌗因素独立存在，其在 TMDs 患者中的发病率约为 20%，且相对危险度高达 9.4[23-24]。因而在通过关节治疗手段缓解 TMDs 症状且观察 2-3 月后，TMJ 相对稳定的情况下及时拔除伸长的第三磨牙，以去除影响 TMJ 的不良生物力学因素。

2. TMDs 患者的咬合板治疗

（1）咬合板的作用机制

1）通过应用咬合板，戴入并进行微调，消除咬合创伤并获得理想的上、下颌咬合关系，功能运动时牙列在前伸和侧方移动时得到正确引导，从而有效地协调下颌的位置到原有正常状态。同时由于双侧平衡接触的咬合关系，可以协调双侧咀嚼肌的对称情况[25]。

2）咬合板通常有一定厚度，戴入后可增大垂直距离，从而减轻肌肉的张力，缓解或消除异样的肌肉活动[26]。同时由于打开咬合，关节上腔的压力也会减小。

3）诊断作用：当患者使用咬合板后，其 TMDs 症状消退或减轻，这一现象表明病理性𬌗因素在该疾病的发生和发展中发挥了一定的作用，有利于指导后续治疗。

4）咬合板戴入后缓解患者心理紧张及焦虑，兼顾一定心理安慰作用。TMDs 患者戴用咬合板后，其体内降钙素基因相关肽水平明显升高，该成分与血管扩张密切相关，可促进局部肌肉组织的血液循环[27]。

（2）咬合板的临床应用要求

稳定型咬合板临床佩戴时多要求患者除饮食及洗漱外全天佩戴，部分学者要求饮食时也应佩戴咬合板以维持治疗效果。当然，对于磨牙症的患者多要求夜间佩戴。除此之外，许多学者也会根据患者情况设计佩戴要求，如 Chen 等要求咬合板遵循全夜 + 白日 4 小时（上午 2 小时，下午 2 小时）的佩戴要求，持续 4 个月[28]。Sahebi 等要求从治疗第 7 周开始，咬合板的佩戴时长减少 8 小时，此后每天减少 1 小时[29]。无论按照哪种时间佩戴稳定型咬合板，都需要按时复诊，定期调磨。

九、思维流程图

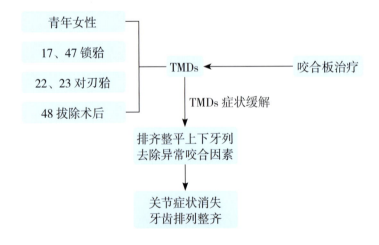

（冷静，焦凯）

参考文献

[1] Shah SM, Joshi MR. An Assessment of Asymmetry in the Normal Craniofacial Complex[J].Angle Orthod, 1978, 48(2):141-148.

[2] 高益鸣，邱蔚六．下颌骨不对称畸形颜面软组织特征的

初步分析 [J]. 上海口腔医学 ,1999,03:141–142,162.

[3] Mazzetto MO, Rodrigues CA, Magri LV, et al. Severity of TMD Related to Age, Sex and Electromyographic Analysis[J]. Brazilian Dental Journal, 2014,25:54–58.

[4] Knuutila J, Kivipuro J, Näpänkangas R, et al. Association of temporomandibular disorders with pain sensitivity: A cohort study[J]. Eur J Pain, 2022,26(1):143–153.

[5] Paredes S, Cantillo S, Candido KD, et al. An Association of Serotonin with Pain Disorders and Its Modulation by Estrogens[J]. International Journal of Molecular Sciences, 2019, 20(22): 5729.

[6] Borzan J, Fuchs PN. Organizational and activational effects of testosterone on carrageenan-induced inflammatory pain and morphine analgesia[J]. Neuroscience, 2006, 143(3): 885–893.

[7] Sheridan PJ, Aufdemorte TB, Holt GR, et al. Cartilage of the baboon contains estrogen receptors[J]. Rheumatology In ternational,1985,5(6):279–281.

[8] Paulino MR, Moreira VG, Lemos GA, et al. Prevalence of signs and symptoms of temporomandibular disorders in college preparatory students: associations with emotional factors, parafunctional habits, and impact on quality of life[J]. Ciência & Saúde Coletiva, 2018, 23:173–186.

[9] Pizolato RA, Freitas-Fernandes FS, Gavião MB. Anxiety/depression and orofacial myofacial disorders as factors associated with TMD in children[J]. Brazilian Oral Research, 2013, 27:156–162.

[10] Emodi-Perlman A, Eli I, Friedman-Rubin P, et al. Bruxism, oral parafunctions, anamnestic and clinical findings of temporomandibular disorders in children[J]. Journal of Oral Rehabilitation, 2012, 39(2):126–135.

[11] Pullinger AG, Hollender L, Solberg WK, et al. A tomographic study of mandibular condyle position in an asymptomatic population[J]. Journal of Prosthetic Dentistry, 1985, 53(5): 706–713.

[12] Yap AU, Lei J, Park JW, et al. Age distribution of East Asian TMD patients and age-related differences in DC/TMD axis I findings[J]. Cranio,2024,18:1–10.

[13] Graue AM, Jokstad A, Assmus J, et al. Prevalence among adolescents in Bergen,Western Norway,of temporomandibular disorders according to the DC/TMD criteria and examination protocol[J]. Acta odontologica Scandinavica, 2016,74: 449–455.

[14] Tecco S, Crincoli V, Di Bisceglie B, et al. Signs and Symptoms of Temporomandibular Joint Disorders in Caucasian Children and Adolescents[J]. Cranio,2011, 29(1): 71–79.

[15] 雷杰 ,YAP AJ,PARK JW, 等 . 亚洲地区颞下颌关节紊乱病患者 DC/TMD 轴Ⅰ诊断的年龄分布特点研究 [C]. 第 20 次全国颞下颌关节病学及𬌗学研讨会暨第七届亚洲颞下颌关节学术大会论文汇编 ,2023.

[16] de Melo Júnior PC, Aroucha JMCNL, Arnaud M, et al. Prevalence of TMD and level of chronic pain in a group of Brazilian adolescents[J]. PLoS ONE, 2019, 14(2): e0205874.

[17] Garstka AA, Kozowska L, Kijak K, et al. Accurate Diagnosis and Treatment of Painful Temporomandibular Disorders: A Literature Review Supplemented by Own Clinical Experience[J]. Pain Research & Management, 2023, 2023: 1002235.

[18] Garstka AA, Brzózka M, Bitenc-Jasiejko A, et al. Cause-Effect Relationships between Painful TMD and Postural and Functional Changes in the Musculoskeletal System: A Preliminary Report[J]. Pain Research & Management, 2022,2022:1429932.

[19] Marangos D. The relationship between third molar extractions and TMD: Or is there one?[J]. Cranio, 2023, 41(4): 287–289.

[20] Park HJ, Auh QS. Age and sex differences in comorbidities in adult temporomandibular disorders: A cross-sectional study using Korea National Health and Nutrition Examination Survey (KNHANES)[J]. PLOS ONE,2024, 19(1): e0296378.

[21] 刘欢欢 , 郭永青 , 刘怡田 , 等 . 下颌第三磨牙不同拔除方式与颞下颌关节紊乱病的相关性 [J]. 福建医科大学学报 ,2021,55(01):62–65.

[22] Damasceno YSS, Espinosa DG, Normando D. Is the extraction of third molars a risk factor for the temporomandibular disorders? A systematic review[J]. Clinical Oral Investigations, 2020,24(10): 3325–3334.

[23] 王美青 . 现代𬌗学 [M]. 北京 : 人民卫生出版社 , 2006.

[24] 王美青 . 𬌗学 [M]. 北京 : 人民卫生出版社 ,2020.

[25] Alajbeg IZ, Valentić-Peruzović M, Alajbeg I, et al. Influence of Occlusal Stabilization Splint on the Asymmetric Activity of Masticatory Muscles in Patients with Temporomandibular Dysfunction[J]. Coll. Antropol, 2003.

[26] He SS, Li F, Song F, et al. Spontaneous neural activity alterations in temporomandibular disorders: A cross-sectional and longitudinal resting-state functional magnetic resonance imaging study[J]. Neuroscience,2014,278:1–10.

[27] Nitecka-Buchta A, Marek B, Baron S. CGRP plasma level changes in patients with temporomandibular disorders treated with occlusal splints-a randomised clinical trial[J]. Endokrynologia Polska,2014,65(3):217–223.

[28] Chen J, Ning R, Lu Y. Effects of occlusal splint and exercise therapy, respectively, for the painful temporomandibular disorder in patients seeking for orthodontic treatment: a retrospective study[J]. BMC Oral Health, 2022, 22: 527.

[29] Sahebi M, Zeighami S, Hajimahmoudi M. The Effect of Flat Dual-Cure Stabilizer Occlusal Splint in Pain Relief of Individuals Suffering from Migraine Headaches[J]. The Open Dentistry Journal,2018,12: 501–509.

<table>
<tr><td>

病例 8

伴关节盘移位的前牙深覆𬌗及下前牙缺失稳定型咬合板正畸修复多学科联合治疗

</td></tr>
</table>

一、病例简介

本病例患者为一例双侧TMJ弹响伴张口受限、绞锁，下颌运动不流畅，内倾型深覆𬌗，下前牙缺失的病例。咬合板治疗缓解症状后，通过直丝弓非拔牙矫治改善咬合，并进行关节健康宣教，正畸治疗结束后，患者的关节症状缓解，咬合关系良好，缺牙间隙开辟并修复。

二、基本信息

性别：女

年龄：21 岁

主诉：张口受限 6 年余

病史：6 年前双侧 TMJ 开始出现张口弹响、张口受限伴绞锁，未接受过治疗，今求诊

三、临床检查

口外检查

面部检查情况：双侧基本对称，直面型，均角（图 5-8-1）。

口内检查

口内检查情况：恒牙列，17~27、37~41、43~37，双侧尖牙、磨牙Ⅰ类关系，下中线右偏1mm，上、下前牙舌倾伴深覆𬌗，12 远中唇侧扭转，26 远颊尖下垂（图 5-8-2）。

TMJ 检查

TMJ 功能检查：

1. 下颌运动过程中，牙位与肌位一致，RCP与 ICP 协调。

2. 张口受限，张口型正常。

3. 右侧关节张口末弹响，张闭口伴绞锁。

4. 前伸运动时，左侧后牙有干扰；侧方运动为尖牙保护𬌗（表 5-8-1）。

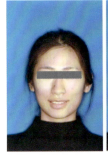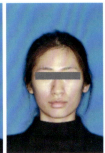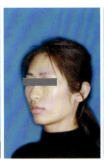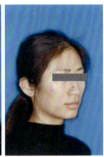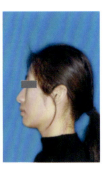

图 5-8-1 初诊面相照

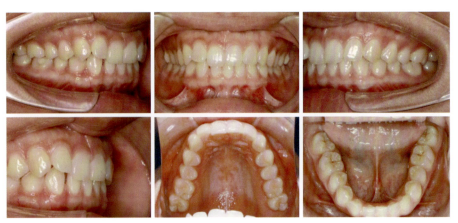

图 5-8-2 初诊口内照

表 5-8-1 初诊颞下颌关节 VAS 量表

	初诊 VAS 评分
关节弹响	3
关节疼痛	0
张口受限	4
关节绞锁	3
夜磨牙 / 紧咬牙	4
咬颊 / 咬舌	4
耳鸣	2
打鼾	0
颈 / 肩 / 背 / 上肢疼痛	2
睡眠情况	0
VAS 总评分	22

TMJ 影像学检查：

CT 显示：双侧髁突骨皮质连续，关节间隙尚可（图 5-8-3）。

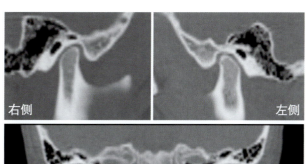

图 5-8-3 初诊 CT

X 线检查

全口曲面体层片显示：下颌骨双侧基本对称，18、28、38、48 阻生（图 5-8-4）。

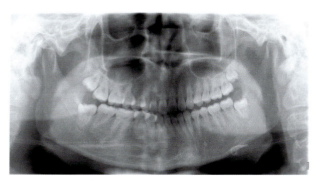

图 5-8-4 初诊全口曲面体层片

头颅侧位片及头影测量分析显示：骨性Ⅱ类，均角，上前牙舌倾，下前牙直立（图 5-8-5，表 5-8-2）。

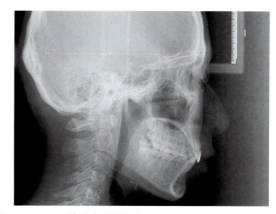

图 5-8-5 初诊头颅侧位片

表 5-8-2 初诊头影测量值

测量项目	初诊	标准值范围
SNA（°）	83.5	82.8 ± 4.0
SNB（°）	79.0	80.1 ± 3.9
ANB（°）	4.5	2.7 ± 2.0
SND（°）	76.4	77.3 ± 3.8
GoGn-SN（°）	33.3	31.2 ± 3.6
OP-SN（°）	16.4	16.1 ± 5.0
U1-L1（°）	132.2	124.2 ± 8.2
U1-NA（mm）	2.2	5.1 ± 2.4
U1-NA（°）	13.5	22.8 ± 5.7
L1-NB（mm）	5.4	6.7 ± 2.1
L1-NB（°）	29.8	30.3 ± 5.8
FMA（°）	27.1	26.0 ± 4.0
FMIA（°）	56.0	57.8 ± 6.9
IMPA（°）	96.9	92.5 ± 6.9

四、问题列表

1. TMDs，右侧TMJ张口末弹响，张口受限、绞锁。
2. 上前牙舌倾伴深覆𬌗。
3. 中线不齐。
4. 26 远颊尖下垂。
5. 骨性Ⅱ类。

五、诊 断

1. DC/TMD 诊断 右侧可复性关节盘移位伴绞锁，左侧不可复性关节盘移位有开口受限

2. 错𬌗畸形诊断 牙性：安氏Ⅰ类，上前牙舌倾伴深覆𬌗；骨性：骨性Ⅱ类，均角

六、治疗计划

1. 关节保守治疗缓解症状后行正畸矫治。

2. 全口直丝弓非拔牙矫治，拔除 18、28、38、48。

3. 排齐整平上、下牙列，上前牙唇展解除闭锁。

4. 开辟 42 间隙，纠正下中线，正畸治疗后修复 42。

5. 建立尖牙、磨牙 I 类关系。

6. 口腔卫生及关节健康宣教。

七、治疗过程

1. 佩戴稳定型咬合板 3 个月，关节症状缓解后开始正畸治疗。

2. 镍钛丝序列排齐整平上、下牙列，0.016 英寸 × 0.022 英寸镍钛方丝起使用推簧轻力开辟 42 间隙。

3. 不锈钢方丝调整匹配上、下颌弓形。

4. 精细调整咬合。

5. 拆除矫治器，压膜保持器保持。

6. 修复 42。

结束正畸面相照（图 5-8-6）

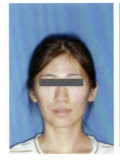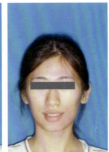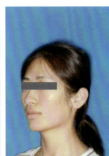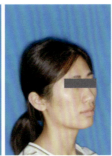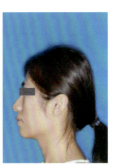

图 5-8-6 矫治后面相照

结束正畸口内照

咬合关系良好，覆𬌗、覆盖正常，中线对正，前牙角度良好，42 预留修复间隙（图 5-8-7）。

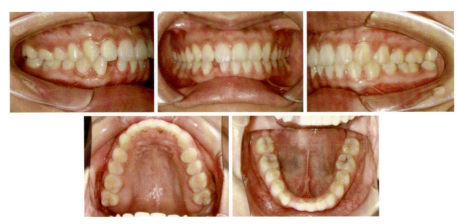

图 5-8-7 矫治后口内照

结束正畸 X 线检查

矫治后全口曲面体层片显示：牙根未见明显吸收，平行度良好（图 5-8-8）。

矫治后头颅侧位片显示：面型维持，上前牙唇倾度恢复正常（图 5-8-9，表 5-8-3）。

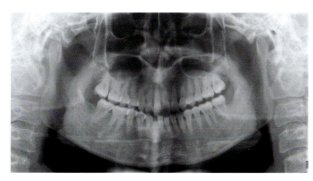

图 5-8-8　矫治后全口曲面体层片

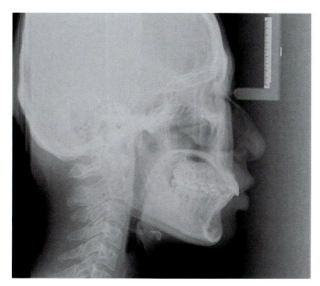

图 5-8-9　矫治后头颅侧位片

表 5-8-3　矫治后头影测量值

测量项目	测量值	标准值范围
SNA（°）	83.5	82.8 ± 4.0
SNB（°）	79.0	80.1 ± 3.9
ANB（°）	4.5	2.7 ± 2.0
SND（°）	76.4	77.3 ± 3.8
GoGn-SN（°）	32.6	31.2 ± 3.6
OP-SN（°）	14.8	16.1 ± 5.0
U1-L1（°）	120.1	124.2 ± 8.2
U1-NA（mm）	5.9	5.1 ± 2.4
U1-NA（°）	24.5	22.8 ± 5.7
L1-NB（mm）	6.0	6.7 ± 2.1
L1-NB（°）	31.2	30.3 ± 5.8
FMA（°）	26.9	26.0 ± 4.0
FMIA（°）	56.0	57.8 ± 6.9
IMPA（°）	97.1	92.5 ± 6.9

结束正畸 TMJ 检查

TMJ 功能检查：

1. 下颌运动过程中，牙位与肌位一致，RCP 与 ICP 协调。

2. 张口度正常，张口型正常，张口过程中下颌无偏斜。

3. 双侧关节无弹响、无疼痛。

4. 前伸运动时，后牙无接触；侧方运动为尖牙保护𬌗（表 5-8-4）。

表 5-8-4　矫治后颞下颌关节 VAS 量表

	矫治后 VAS 评分
关节弹响	0
关节疼痛	0
张口受限	0
关节绞锁	0
夜磨牙 / 紧咬牙	2
咬颊 / 咬舌	0
耳鸣	2
打鼾	0
颈 / 肩 / 背 / 上肢疼痛	1
睡眠情况	0
VAS 总评分	5

TMJ 影像学检查：

矫治后 CT 显示：双侧髁突及关节窝骨质结构未见异常（图 5-8-10）。

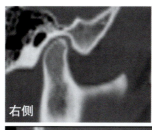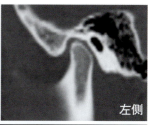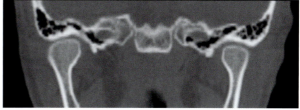

图 5-8-10　矫治后 CT

保持 6 个月随访

42 修复，咬合保持良好（图 5-8-11）。

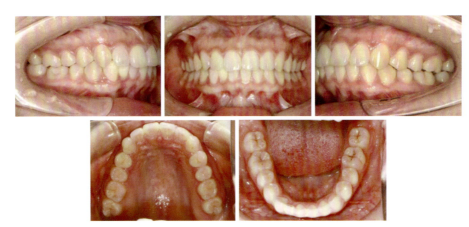

图 5-8-11 保持 6 个月口内照

八、分析小结

1. 本病例患者致病因素分析

该患者前牙区为内倾型深覆𬌗，后牙区 26 颊尖下垂，属于"围栏"前界与后界的异常；在前伸运动过程中，后牙区存在𬌗干扰，属于后牙咬合分离障碍，这些病理性𬌗因素都对下颌的正常生理运动造成影响，长时间得不到有效治疗，对咀嚼肌和关节产生病理性影响[1-2]。此外，患者 42 缺失，邻牙倾斜占据 42 空间，双侧咬合不对称，也是 TMDs 的病理性𬌗因素之一[3]。正畸治疗应结合患者的牙列特征，对病理性𬌗因素进行纠正，制定合理的治疗方案。

2. 本病例患者治疗方案选择

针对患有 TMDs 患者的正畸治疗，应在开始正畸治疗前对 TMJ 进行正确评估，确定是否可以直接开始正畸治疗。该患者虽无 TMJ 疼痛，但右侧 TMJ 弹响伴绞锁，存在张口受限，DC/TMD 诊断为右侧可复性关节盘移位伴绞锁，左侧不可复性关节盘移位有开口受限，因此，我们首先应用稳定型咬合板缓解 TMDs，随后开始正畸治疗[4]。正畸治疗的首要目标为消除咬合中的病理性𬌗因素[5]。本病例患者治疗的关键在于恢复上前牙正常的转矩，解除上颌对下颌的闭锁作用，纠正 26 远颊尖下垂，最终获得稳定且健康的咬合关系。

3. TMDs 与耳症、肩颈疼痛

本病例中患者存在耳鸣症状，在治疗结束后耳鸣症状改善。有研究表明，TMDs 与耳症之间存在密切的关联：TMDs 患者常表现为耳前区、耳后

区或耳深部疼痛，尤其是在咀嚼或张口时加重；耳鸣是 TMDs 患者中较为常见的耳症之一，可能与 TMDs 引发的神经反射或局部血流改变有关；部分 TMDs 患者会出现耳闷、听力下降等症状[6]。这种关联主要源于两者解剖结构的毗邻、神经支配的重叠以及功能上的相互影响[7]。从解剖学上看，TMJ 位于耳屏前方，与中耳、外耳结构在解剖上相邻。此外，三叉神经的分支支配 TMJ 及其周围肌肉，而耳部的神经支配也与之存在部分重叠，有意思的是，异常咬合所引发的牙周本体觉信号也是通过三叉神经传入，那么 TMDs 患者多伴有耳症是否与病理性𬌗因素、TMJ 及耳部共同的神经传导相关呢，值得我们深思及探索[8]。有研究报道了经咬合板治疗后，TMDs 伴耳症患者的关节症状改善，耳症的治愈率也超过 70%[9]。

TMDs 与肩颈疼痛之间并非简单的因果关系，而是一个相互影响、互相加重的复杂系统。首先，TMDs 最常见的症状表现为 TMJ 及咀嚼肌的疼痛、功能障碍，而这些肌肉与颈部肌肉通过肌链效应实现功能协同，共同参与头部和颈部的稳定与运动[10]。当 TMDs 导致咀嚼肌紧张、失衡时，这种失衡往往会通过肌链传递至颈部，引发颈部肌肉的代偿性紧张和痉挛，从而导致肩颈疼痛[10]。反之，颈部肌肉的长期紧张，比如因不良姿势、压力等造成的肩颈疼痛，也会通过肌链影响到下颌的运动和关节的稳定性，从而诱发或加重 TMDs[11]。其次，神经系统在其中扮演着重要的角色，三叉神经负责支配面部及咀嚼肌，而颈部的神经根则支配颈部及肩部，这些神经之间存在着复杂的交互激活作用。因此，无论是 TMDs 还是肩颈疼痛，都可能通过神经反射影响到对方，形成一个疼痛的恶性循环。临床研究

表明，TMDs 患者常常伴有颈椎活动受限和颈部肌肉压痛[12]，并且颈部疼痛的程度与 TMDs 的症状严重程度呈正相关[13]。最后，压力、焦虑等心理因素也常被认为是 TMDs 和肩颈疼痛的共同诱因，这些心理因素可以通过增加肌肉张力、改变神经敏感性等方式加剧症状[14]。因此，对于同时出现 TMDs 和肩颈疼痛的患者，需要进行全面的评估，考虑两者的相互影响，制定综合性的治疗方案。治疗手段通常包括物理治疗、肌肉松弛治疗、咬合板治疗、咬合调整等，以期打破这种恶性循环，达到更好的治疗效果。

九、思维流程图

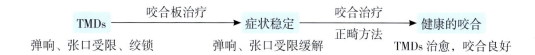

（孙唯夫，焦凯）

参考文献

[1] Okeson JP. Management of temporomandibular disorders and occlusion[M].London: Elsevier, 2013.

[2] Dawson PE.Functional occlusion: from TMJ to smile design[M]. Louis:Mosby,2007.

[3] 黄定云，罗俊，卢金祥，等. 非对称性咬合与颞下颌关节紊乱病的关系 [J]. 中国实用口腔科杂志,2010,3(4):258-260.

[4] 潘春阳，罗莉，李玉林. 颞下颌关节紊乱病患者正畸治疗的时机选择 [J]. 口腔疾病防治,2017,25(1):35-38.

[5] Proffit WR,Fields HW,Sarver DM,et al.Contemporary orthodontics[M].London: Elsevier,2018.

[6] Kusdra PM, Stechman-Neto J, Leão BLC,et al. Relationship between otological symptoms and TMD[J]. Int Tinnitus J, 2018,22(1):30-34.

[7] StechmanNeto J, Porporatti AL, Porto TI, et al. Effect of temporomandibular disorder therapy on otologic signs and symptoms: a systematic review[J].Journal of Oral Rehabilitation,2016,43(6): 468-479.

[8] 李季. 颞下颌关节与中耳关系的解剖学研究 [J]. 中华医学信息导报, 1994(12):11.

[9] 焦国良，王永海. 颞颌功能紊乱的耳症及治疗研究 [J]. 现代口腔医学杂志,1999(4):276-277.

[10] 王晓霞，李德华. 颞下颌关节紊乱病与颈椎病的相关性研究进展 [J]. 中国口腔颌面外科杂志,2019,17(2):177-181.

[11] Ferrari R, Sutter E, Loebl D, et al. Prevalence of temporomandibular disorder in individuals with cervical spine pain: a systematic review and meta-analysis[J]. Journal of Oral Rehabilitation, 2018,45(8):654-663.

[12] Pietrokovic M,Brkic R,Vlahovic Z,et al. Neck disability index and temporomandibular disorder severity in patients with myofascial temporomandibular disorder[J].Journal of Orofacial Pain,2013,27(4): 331-337.

[13] 杜新玲，丁建. 颈椎病与颞下颌关节紊乱病关系的研究进展 [J]. 中国组织工程研究,2021,25(2):317-322.

[14] 肖慧，刘丽娟，赵丽娜，等. 心理因素在颞下颌关节紊乱病发生发展中的作用 [J]. 临床口腔医学杂志,2020,36(4):242-245.

病例 9
伴关节痛/可复性关节盘移位/退行性关节病的高角骨性Ⅱ类稳定型咬合板与拔牙矫治联合治疗

一、病例简介

本病例患者为一例左侧关节弹响及疼痛、咬合不适、下颌后缩的病例。我们采用关节正畸联合治疗，先佩戴稳定型咬合板缓解关节症状，稳定关节位置后，直丝弓拔牙矫治。矫治结束后，患者牙列排齐整平，尖牙关系中性，覆𬌗、覆盖正常，咬合关系改善，关节症状缓解。

二、基本信息

性别：女

年龄：16 岁

主诉：牙齿不齐、咬合不适 5 年

病史：患者自述自换牙后发现牙齿不齐，咬合不适，左侧耳屏前偶有弹响、疼痛，未行任何治疗，来我院求治。自述有口呼吸、夜磨牙病史

三、临床检查

口外检查

面部检查情况：双侧面部不对称，左侧面稍丰满，突面型，下颌后缩，颏唇沟浅，颏肌紧张（图5-9-1）。

口内检查

口内检查情况：恒牙列，11~15、17、21~27、31~35、37、41~47，上、下牙列拥挤；上颌中线偏右约2mm；尖牙、磨牙远中关系，覆𬌗0mm，覆盖6mm，16、36缺失，26窝沟龋，口腔卫生欠佳，色素（+），牙石（+），探诊出血（+）（图5-9-2）。

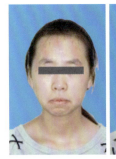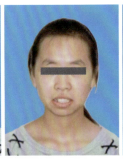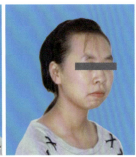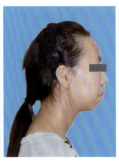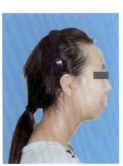

图 5-9-1 初诊面相照

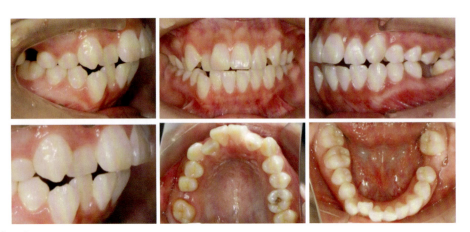

图 5-9-2 初诊口内照

TMJ 检查

TMJ 功能检查：

1. 下颌运动过程中，牙位与肌位一致，RCP 与 ICP 协调。

2. 张口型、张口度正常。

3. 左侧关节弹响，关节区压痛（表5-9-1）。

TMJ 影像学检查：

CT 显示：左侧髁突表面骨皮质模糊，双侧髁突形态不对称（图5-9-3）。

X 线检查

全口曲面体层片显示：18、28、38、48牙胚存（图5-9-4）。

表 5-9-1 初诊颞下颌关节 VAS 量表

	初诊 VAS 评分
关节弹响	3
关节疼痛	5
张口受限	0
关节绞锁	0
夜磨牙 / 紧咬牙	2
咬颊 / 咬舌	0
耳鸣	0
打鼾	0
颈 / 肩 / 背 / 上肢疼痛	0
睡眠情况	0
VAS 总评分	10

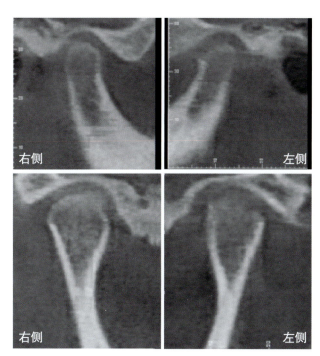

图 5-9-3　初诊 CT

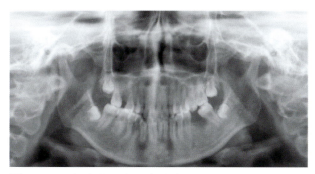

图 5-9-4　初诊全口曲面体层片

头颅侧位片及头影测量分析显示：骨性Ⅱ类，高角，下颌后缩，下前牙唇倾（图5-9-5，表5-9-2）。

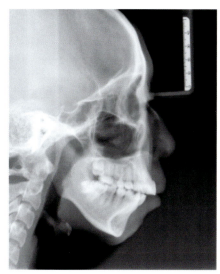

图 5-9-5　初诊头颅侧位片

表 5-9-2　初诊头影测量值

测量项目	初诊	标准值范围
SNA（°）	70.1	82.8 ± 4.0
SNB（°）	63.9	80.1 ± 3.9
ANB（°）	6.2	2.7 ± 2.0
U1-NA（°）	25.8	31.3 ± 5.0
U1-NA（mm）	8.2	93.9 ± 6.2
L1-NB（°）	42.6	54.9 ± 6.1
L1-NB（mm）	9.5	32.5 ± 5.2
FMA（°）	40.2	−1.1 ± 2.4
IMPA（°）	102.1	22.8 ± 5.7
FMIA（°）	37.7	5.1 ± 2.4
GoGn-SN（°）	54.0	30.3 ± 5.8
Wits（mm）	0.8	6.7 ± 2.1

四、问题列表

1. TMDs，左侧 TMJ 弹响、压痛、骨皮质模糊。
2. 软组织：突面型。
3. 骨性：骨性Ⅱ类，高角，下颌后缩，垂直生长型。
4. 牙性：安氏Ⅱ类。
5. 上、下颌牙列拥挤。
6. 上颌中线偏右约 2mm。
7. 尖牙、磨牙远中关系。
8. 覆𬌗 0mm，覆盖 6mm。
9. 16、36 缺失。

五、诊　断

1. **DC/TMD 诊断**　左侧关节痛，可复性关节盘移位，退行性关节病
2. **错𬌗畸形诊断**　软组织：突面型；牙性：安氏Ⅱ类；骨性：骨性Ⅱ类，高角

六、治疗计划

1. 牙体牙髓科、牙周科会诊治疗。
2. 关节保守治疗，症状缓解后行正畸矫治。
3. 正畸正颌联合治疗改善下颌后缩的骨Ⅱ类面型；但患者拒绝手术，要求正畸掩饰性治疗。
4. 全口直丝弓拔牙矫治。
5. 关节、口腔健康宣教。

七、治疗过程

1. 全口牙周洁治，口腔卫生宣教；牙体科行 26 充填治疗。

2. 稳定型咬合板治疗，关节健康宣教。

3. 拔除 25、45，利用 16、36 缺牙间隙，近移 18、38 代 17、37，17、37 代 16、36，排齐整平牙列，关闭拔牙间隙。

4. 上颌双侧后牙区支抗钉 + 高位横腭杆控制后牙高度，内收前牙。

5. 精细调整咬合。

6. 拆除矫治器，制作压膜保持器。

佩戴咬合板 12 个月

经过 12 个月的稳定型咬合板治疗，关节弹响逐渐消失，疼痛缓解，咬合板咬合印迹逐渐稳定（表 5-9-3，图 5-9-6）。

表 5-9-3　咬合板治疗后颞下颌关节 VAS 量表

	咬合板治疗后 VAS 评分
关节弹响	1
关节疼痛	0
张口受限	0
关节绞锁	0
夜磨牙 / 紧咬牙	2
咬颊 / 咬舌	0
耳鸣	0
打鼾	0
颈 / 肩 / 背 / 上肢疼痛	0
睡眠情况	0
VAS 总评分	3

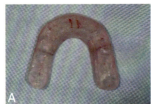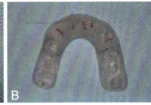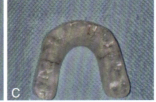

图 5-9-6　咬合板。A. 初戴。B. 治疗 5 个月。C. 治疗 12 个月

治疗过程中照片（图 5-9-7、图 5-9-8）

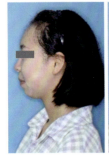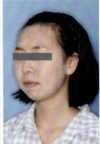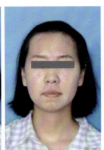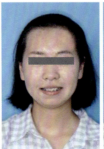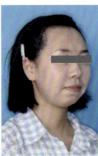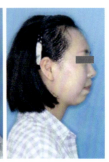

图 5-9-7　正畸治疗 10 个月阶段面相照

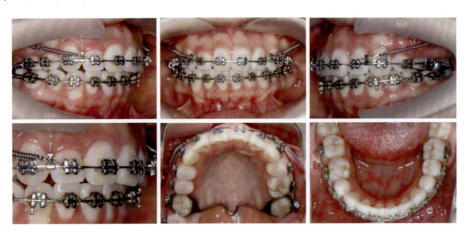

图 5-9-8　正畸治疗 10 个月阶段口内照

结束正畸面相照（图 5-9-9）

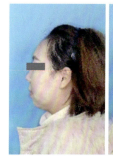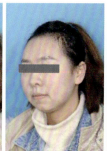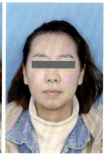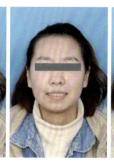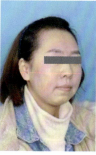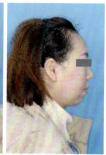

图 5-9-9　矫治后面相照

结束正畸口内照

牙列排齐整平，前牙覆𬌗、覆盖正常，双侧尖牙中性关系，中线对齐（图 5-9-10）。

结束正畸 X 线检查

矫治后全口曲面体层片显示：牙根未见明显吸收，平行度良好（图 5-9-11）。

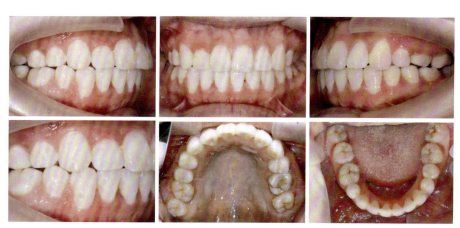

图 5-9-10　矫治后口内照

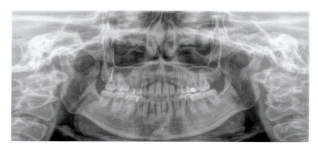

图 5-9-11　矫治后全口曲面体层片

矫治后头颅侧位片及头影测量分析显示：下前牙唇倾改善，下颌平面角得以控制，未发生下颌进一步顺旋（图 5-9-12，表 5-9-4）。

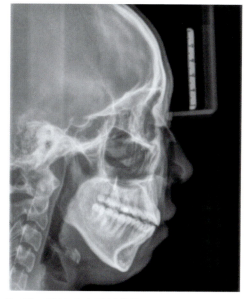

图 5-9-12　矫治后头颅侧位片

表5-9-4 矫治后头影测量值

测量项目	矫治后	标准值范围
SNA（°）	69.0	82.8 ± 4.0
SNB（°）	63.7	80.1 ± 3.9
ANB（°）	5.3	2.7 ± 2.0
U1–NA（°）	23.0	22.8 ± 5.7
U1–NA（mm）	3.1	5.1 ± 2.4
L1–NB（°）	38.6	30.3 ± 5.8
L1–NB（mm）	9.2	6.7 ± 2.1
FMA（°）	39.8	31.3 ± 5.0
IMPA（°）	98.1	93.9 ± 6.2
FMIA（°）	42.1	54.9 ± 6.1
GoGn–SN（°）	53.6	32.5 ± 5.2
Wits（mm）	−0.7	−1.1 ± 2.4

结束正畸 TMJ 检查（表 5-9-5）

表5-9-5 矫治后颞下颌关节 VAS 量表

	矫治后 VAS 评分
关节弹响	1
关节疼痛	0
张口受限	0
关节绞锁	0
夜磨牙 / 紧咬牙	1
咬颊 / 咬舌	0
耳鸣	0
打鼾	0
颈 / 肩 / 背 / 上肢疼痛	0
睡眠情况	0
VAS 总评分	2

TMJ 影像学检查：

CT 显示：双侧髁突骨皮质连续（图 5-9-13）。

八、分析小结

1. 治疗方案的选择

该患者以牙齿不齐、咬合不适为主诉，伴有左侧关节弹响及疼痛，同时有夜磨牙病史，CBCT 示左侧髁突顶部骨皮质不连续，诊断为左侧关节痛，可复性关节盘移位，退行性关节病。我们采用关节正畸联合治疗，先佩戴稳定型咬合板缓解关节症状，

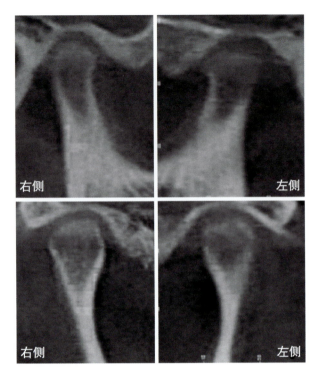

右侧　左侧
右侧　左侧

图 5-9-13 矫治后 CT

稳定关节位置后，由于患者下颌严重后缩，建议行正畸正颌联合治疗，但患者拒绝手术，要求正畸掩饰性治疗。因此正畸方案采用直丝弓矫治技术拔除25、45，利用16、36缺牙间隙内收前牙，高位横腭杆及支抗钉辅助控制后牙高度。矫治结束后，患者牙列排齐整平，尖牙中性关系，覆𬌗、覆盖正常，关节症状缓解，CBCT 显示髁突顶部骨皮质连续，吸收停止。

TMDs 患者的治疗中，𬌗垫治疗可以通过稳定上、下颌相对咬合关系、释放 TMJ 区域应力和髁突再定位，以实现口颌系统的神经肌肉再平衡。此外，这种治疗方法是可逆的，具有较佳的安全性[1-2]。

2. 磨牙症对 TMJ 的影响

磨牙症是咀嚼肌在睡眠中的一种节律性（阶段性）或非节律性（紧张性）的肌肉活动[3]。有学者指出，磨牙症的活动特征是紧咬和研磨[1]。紧咬是指上颌和下颌牙列在最大牙尖交错位下，表现为下颌与上颌骨静态关系的有力闭合。研磨是指下颌骨在不同位置自由运动时，上颌和下颌牙列在动态关系下的有力闭合[4]。

目前普遍认为 TMDs 是多因素疾病，其中，磨牙症被认为在 TMDs 的发生发展中发挥着关键作用，然而具体机制尚不明确[5]。临床研究数据显示，在 TMDs 患者中，磨牙症的患病率介于 58%~80%[6-7]，

而在一般人群中，磨牙症患病率低于 10%[8]。此外，磨牙症患者发生 TMDs 的风险较高，是正常人的 1.6~5.3 倍[9]。一项纵向研究表明，磨牙症是 TMDs 的一个重要预测因子[10]。磨牙症是一种常见的反复发作的微创伤源，可造成 TMJ 软组织的反复损伤[11]，引起关节囊和关节盘韧带伸长，使肌肉运动不协调，从而导致关节运动障碍。由于磨牙症活动强烈且频繁，关节内压力长时间升高可能会增加关节内滑液的黏度，进而影响关节运动，但其具体作用机制还有待进一步研究[12]。

3. 骨性 Ⅱ 类患者掩饰性治疗

骨性 Ⅱ 类错𬌗畸形患者侧貌通常表现为突面型，伴有一定程度的上颌前突或颏部后缩，正面相可见开唇露齿，闭口时颏部肌肉紧绷，面下 1/3 较短等表现[13]。上、下切牙常存在不同程度的代偿性倾斜，儿童患者可伴有口呼吸、咬唇、咬物等不良习惯。尽管正颌手术的效果相对更为理想，但仍有许多患者因个人情况拒绝手术治疗。房兵等认为患者自身需求、牙弓宽度及长度、牙槽丰满度、牙长轴角度、牙槽长轴长度等均是要考虑的目标[14]；Hunt 等学者指出患者的心理因素相较于测量指标更能影响患者的治疗选择[15]。对于单纯正畸治疗的患者，有研究发现正畸治疗可使安氏 Ⅱ 类高角型患者的髁突位置发生前移，髁突前斜面发生适应性改建，但不会对 TMJ 骨性结构和功能产生不利影响。本例患者正畸掩饰性治疗后髁突骨质吸收停止，骨皮质连续性恢复，这些都证实了垂直向控制、𬌗干扰消除等咬合关系的改善，可使 TMJ 发生适应性改建，从而获得协调稳定的关节 – 咬合 – 面型[16]。

九、思维流程图

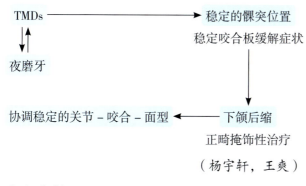

（杨宇轩，王爽）

参考文献

[1] Okeson JP. Management of Temporomandibular Disorders and Occlusion[M]. London: Elsevier,2019.

[2] The Glossary of Prosthodontic Terms: Ninth Edition[J]. J Prosthet Dent ,2017,117(5S):e1–e105.

[3] Lobbezoo F, Ahlberg J, Raphael K, et al. International consensus on the assessment of bruxism: Report of a work in progress [J]. Journal of oral rehabilitation, 2018,45(11):837–844.

[4] De Laat A, Macaluso GM. Sleep bruxism as a motor disorder[J]. Mov Disord 2002,17 Suppl 2:S67–S69.

[5] Mcneill C. Management of temporomandibular disorders: Concepts and controversies [J]. 1997,77(5): 510–522.

[6] Manfredini D, Lobbezoo F. Relationship between bruxism and temporomandibular disorders: a systematic review of literature from 1998 to 2008 [J]. Oral Surgery, Oral Medicine, Oral Pathology, Oral Radiology, and Endodontology, 2010, 109(6):e26–e50.

[7] Tegelberg A, Wenneberg B, List T. General practice dentists' knowledge of temporomandibular disorders in children and adolescents [J]. European Journal of Dental Education, 2007,6:216–221.

[8] Lavigne G, Montplaisir J. Restless legs syndrome and sleep bruxism: prevalence and association among Canadians[J]. Sleep,1994,17(8):739–743.

[9] Rossetti LMN, de Araujo CDRP, Rossetti PHO, et al. Association between rhythmic masticatory muscle activity during sleep and masticatory myofascial pain: a polysomnographic study[J]. Journal of orofacial pain, 2008, 22(3): 190–200.

[10] Magnusson T, Egermark I, Carlsson GE. A prospective investigation over two decades on signs and symptoms of temporomandibular disorders and associated variables. A final summary[J]. Acta Odontologica Scandinavica, 2005,63(2): 99–109.

[11] Molina OF, dos Santos Jr J, Nelson S, et al. A clinical comparison of internal joint disorders in patients presenting disk-attachment pain: prevalence, characterization, and severity of bruxing behavior[J]. CRANIO, 2003, 21(1):17–23.

[12] Nitzan DW, Dolwick MF, Heft MW. Arthroscopic lavage and lysis of the temporomandibular joint: a change in perspective [J]. Journal of Oral and Maxillofacial Surgery, 1990,48(8):798–801.

[13] 樊蓉 . 成人骨性 Ⅱ 类错𬌗畸形拔牙矫治前后𬌗平面与下颌骨矢状向位置的相关性研究 [D]. 辽宁 : 大连医科大学 ,2022.

[14] 房兵 . 骨性 Ⅱ 类错𬌗畸形矫治中的美观因素 [J]. 中国实用口腔科杂志 , 2011,4(05):273–277.

[15] Hunt MG, Hegeman BM, Resnick SG. Role of psychologists in enhancing care quality for individuals with serious mental illnesses: Introduction to a special section[J]. Psychol Serv,2025,22(1):1–3.

[16] 杨鹍，姚霜，刘晓君，等 . 正畸治疗对成年安氏 Ⅱ 类高角型错𬌗患者颞下颌关节影响的研究 [J]. 中国实用口腔科杂志 ,2011,04(9):536–538.

伴 TMDs 患者的再定位咬合板与正畸治疗

第六章
伴 TMDs 患者的再定位咬合板与正畸治疗

病例 1
伴可复性关节盘移位的个别牙反𬌗及面部偏斜手法复位后再定位咬合板与正畸联合治疗

一、病例简介

本病例患者为一例左侧颞下颌关节可复性盘前移位、骨性Ⅰ类、安氏Ⅰ类、上下牙列轻度拥挤的病例。患者曾因不可复性关节盘前移位伴绞锁、开口受限于康复科进行关节手法复位，由左侧 TMJ 不可复性盘前移位恢复为左侧 TMJ 可复性盘前移位，然后于正畸科就诊，治疗方案采用再定位咬合板（ARS）配合正畸。矫治结束后，患者牙列排齐整平，关节不适缓解，弹响消失。

二、基本信息

性别：男

年龄：25 岁

主诉：颏部左偏，左侧关节不适，张口弹响

现病史：否认正畸治疗史，否认口呼吸等不良习惯，曾于康复科行关节手法复位

既往史：否认系统性疾病史，否认外伤史

三、临床检查

口外检查

正面检查：面部外形不对称，均面型，下面高正常，唇齿位正常，颏部左偏，微笑嘴唇稍偏斜。

侧面检查：突面型，鼻唇角接近 90°，上唇位于审美平面后，下唇位于审美平面上，颏唇沟正常，颏位正常，均角骨面型（图 6-1-1）。

口内检查

口内检查情况：

牙列 17~27，37~47，磨牙、尖牙中性关系；上牙弓尖圆形，下牙弓卵圆形，上、下颌弓形较为对称；上、下牙列中线不一致，上下牙弓轻度拥挤，前牙覆𬌗、覆盖正常，后牙宽度匹配，23、33 个别牙反𬌗（图 6-1-2）。

模型分析

下颌双侧 Spee 曲线深度为 2mm。前牙 Bolton 比为 78.3%（79.32% ± 2.27%），全牙 Bolton 比为 90.2%（91.75% ± 1.62%）。

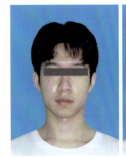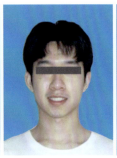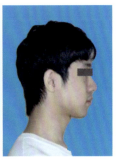

图 6-1-1　初诊面相照

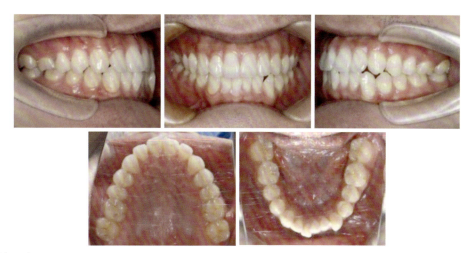

图 6-1-2　初诊口内照

TMJ 检查

TMJ 功能检查：张口度三指，张口型闪电型，左侧 TMJ 触及弹响，无压痛。

TMJ 影像学检查：

治疗前 TMJ CBCT 显示：双侧髁突骨皮质光滑连续，右侧髁突基本位于关节窝中央，左侧髁突前间隙大于后间隙（图 6-1-3AB）。

治疗前 TMJ MRI 显示：闭口时关节盘后带位于髁突前方，张口时关节盘中间区位于髁突顶部。双侧髁突骨质结构未见明显异常、活动度可。双侧关节腔内未见明显 T2WI 高信号影。诊断为左侧 TMJ 可复性盘前移位（图 6-1-3 C~F）。

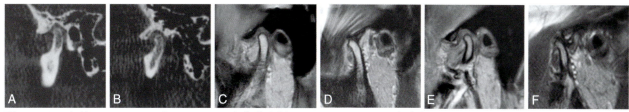

图 6-1-3　初诊 TMJ CBCT 和 MRI。A. 治疗前右侧 TMJ CBCT。B. 治疗前左侧 TMJ CBCT。CD. 治疗前右侧 TMJ MRI。EF. 治疗前左侧 TMJ MRI

X 线检查

全口曲面体层片显示：牙根长度可，牙槽骨高度可，38 存，双侧髁突形态轻度不对称，双侧下颌角正常，下颌骨体基本对称，余未见明显异常（图 6-1-4）。

头颅侧位片显示：骨性 I 类，均角，下中切牙唇倾，上下唇正常（图 6-1-5，表 6-1-1）。

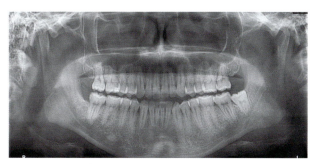

图 6-1-4　初诊全口曲面体层片

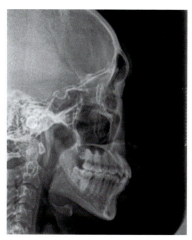

图 6-1-5　初诊头颅侧位片

正畸治疗阶段口内照

粘接全口托槽（上颌左侧磨牙玻璃离子垫高）（图 6-1-10）。

结束正畸面相照

疗程持续 10 个月，矫治后，患者面部偏斜改

善（图 6-1-11）。

结束正畸口内照

矫治后，口内的尖磨牙为Ⅰ类关系，上、下颌牙齿排列整齐，前牙覆𬌗、覆盖正常，获得最大牙尖交错位，上下中线齐（图 6-1-12）。

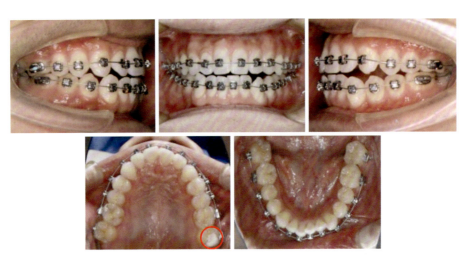

图 6-1-10 正畸治疗阶段口内照

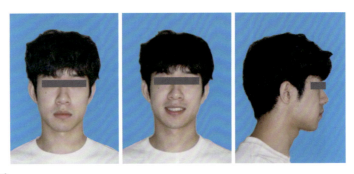

图 6-1-11 矫治后面相照

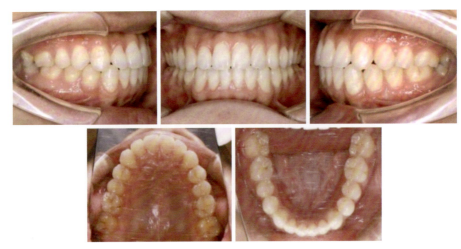

图 6-1-12 矫治后口内照

结束正畸 X 线检查

矫治后全口曲面体层片显示牙根平行度可，未见牙根吸收，牙槽骨无明显吸收（图 6-1-13）。

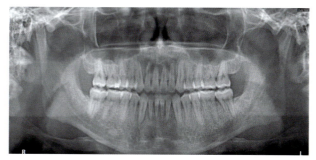

图 6-1-13　矫治后全口曲面体层片

矫治后头颅侧位片及头影测量分析显示颌骨维持 I 类关系，上下切牙角度正常（图 6-1-14，表6-1-2）。矫治前后头颅侧位片描记图见图 6-1-16。

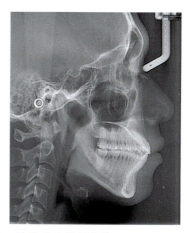

图 6-1-14　矫治后头颅侧位片

表 6-1-2　治疗前后头影测量值对比

测量项目	初诊	矫治后	标准值范围
SNA（°）	79.8	79.8	83.0±4.0
NA-FH（Maxillary Depth）（°）	88.6	88.6	91.0±8.0
SNB（°）	77.1	77.1	80.0±4.0
FH-NPo（Facial Angle）（°）	85.1	85.1	85.0±4.0
NA-APo（convexity）（°）	7.6	7.6	6.0±4.0
FMA（FH-MP）（°）	27.2	27.2	26.0±4.0
SN-MP（°）	36.0	36.0	30.0±6.0
Go-Co（mm）	64.1	64.1	59.0±3.0
S-N（Anterior Cranial Base）（mm）	60.7	60.7	71.0±3.0
GoMe/SN（%）	110.6	110.6	100.0±10.0
Y-Axis（SGn-FH）（°）	66.8	66.9	64.0±2.0

续表

测量项目	初诊	矫治后	标准值范围
Po-NB（mm）	1.6	1.6	4.0±2.0
S Vert-Co（mm）	17.4	17.4	20.0±3.0
N`-Sn-Pg′（Facial convexity angle）（°）	161.6	160.7	168.0±4.0
ANB（°）	2.8	2.8	3.0±2.0
Wits（mm）	-1.2	-2.0	0.0±2.0
ANS-Me/Na-Me（%）	55.7	55.7	55.0±3.0
S-Go/N-Me（P-A Face Height）（%）	67.4	67.4	64.0±2.0
U1-SN（°）	106.3	104.6	106.0±6.0
U1-NA（°）	26.4	24.8	23.0±5.0
U1-NA（mm）	6.9	6.2	5.0±2.0
U1-PP（mm）	31.8	32.0	28.0±2.0
U6-PP（mm）	25.0	25.0	22.0±3.0
IMPA（L1-MP）（°）	104.2	102.5	97.0±6.0
L1-MP（mm）	43.6	42.6	42.0±4.0
L1-NB（°）	37.2	35.5	30.0±6.0
L1-NB（mm）	8.6	8.3	7.0±2.0
U1-L1（Interincisal Angle）（°）	113.6	116.9	124.0±8.0
Overjet（mm）	2.6	2.1	2.0±1.0
Overbite（mm）	1.3	0.7	3.0±2.0
FMIA（L1-FH）（°）	48.6	50.4	55.0±2.0
OP-FH（°）	9.9	11.0	15.0±4.0
ST N vert-Pog′（mm）	0.6	1.6	0.0±2.0
G Vert-Sn（mm）	8.7	8.7	6.0±1.0
G Vert-Pog′（mm）	-0.6	-1.6	0.0±2.0
G Vert-U1（mm）	-2.1	-2.8	0.0±1.0
Upper Lip Length（ULL）（mm）	24.8	24.8	20.0±2.0
UL-EP（mm）	-1.0	-0.7	-1.0±1.0
LL-EP（mm）	1.9	2.5	1.0±2.0

矫治后 CBCT 3D 重建显示下颌中线与面中线一致（图 6-1-15）。

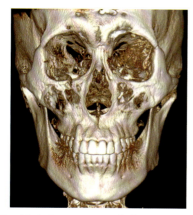

图 6-1-15　矫治后 CBCT 3D 重建

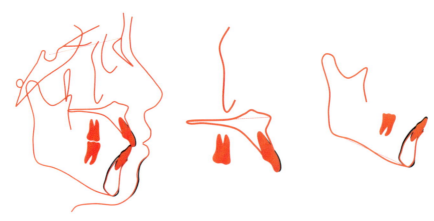

图 6-1-16 矫治前后头颅侧位片描迹图前颅底、上颌骨、下颌骨重叠（治疗前黑色，治疗后红色）

结束 TMJ 检查

TMJ 功能评估检查：张口度三指，张口型正常，双侧 TMJ 无弹响，无压痛。

TMJ 影像学评估：闭口时关节盘后带位于髁突前方，张口时关节盘中间区位于髁突顶部。双侧髁突骨质结构未见明显异常、活动度可。双侧关节腔内未见明显 T2WI 高信号影。诊断为双侧 TMJ 正常盘髁关系（图 6-1-17）。

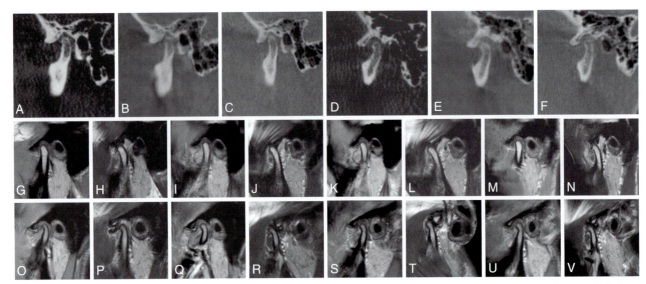

图 6-1-17 手法复位前、咬合板治疗前、咬合板治疗后、正畸治疗后关节 CBCT 及 MRI。A. 咬合板治疗前右侧 TMJ CBCT。B. 咬合板治疗后右侧 TMJ CBCT。C. 正畸治疗后右侧 TMJ CBCT。D. 咬合板治疗前左侧 TMJ CBCT。E. 咬合板治疗后左侧 TMJ CBCT。F. 正畸治疗后左侧 TMJ CBCT。GH. 手法复位前右侧 TMJ MRI。IJ. 咬合板治疗前右侧 TMJ MRI。KL. 咬合板治疗后右侧 TMJ MRI。MN. 正畸治疗后右侧 TMJ MRI。OP. 手法复位前左侧 TMJ MRI。QR. 咬合板治疗前左侧 TMJ MRI。ST. 咬合板治疗后左侧 TMJ MRI。UV. 正畸治疗后左侧 TMJ MRI

八、分析小结

1. 急性不可复性关节盘前移位的治疗方法

本病例患者于我科就诊时主诉为"颏部左偏，左侧关节不适，张口弹响"，自诉有左侧关节绞锁、疼痛史，曾于康复科就诊，康复科治疗前 TMJ MRI 示左侧 TMJ 不可复性盘前移位（图 6-1-17P），康复科行手法复位，关节急性疼痛症状缓解。当发生急性不可复性关节盘前移位时，常选择理疗、手法复位以及关节腔注射等保守治疗方法，以缓解关节区疼痛、改善下颌功能，尽可能早期恢复正常盘髁关系[1]。该患者手法复位前 TMJ MRI（图 6-1-17P）示左侧关节盘形态尚可，未因受挤压出现明显挛缩变形，同时附着在关节盘上的韧带及软组织改变较少，髁突骨质尚未出现破坏，若在此时期介入有效治疗，对下颌骨施力，解除关节"锁住"的状态，可即刻改善盘髁关系，有效缓解患者的临床症状，避免疾病进一步发展[2]。

2. 再定位咬合板的治疗机制

通过手法复位可使功能结构状态尚可的关节盘回到髁突，从而恢复盘髁关系，达到解剖治愈的效果。但由于关节盘复位后早期，稳定关节盘周围软组织的修复仍需要一段时间，若关节盘复位后没有足够的支撑，可能会再次发生关节盘的前移。而复位后佩戴咬合板可以很好地弥补手法复位即刻效应后关节盘不稳定的缺陷。咬合板可有效打开咬合，减少关节腔内的负压，进而改善最大张口度，同时再定位咬合板使下颌骨的位置向前移动，使髁突与位于前方的关节盘接触，阻止已经相对复位的关节盘在闭口过程中再度复发前移位，从而有效维持盘髁关系[3]。Lei 等对于这类患者联合使用手法复位、

关节腔灌洗术及再定位咬合板，关节盘复位的成功率高达 95.2%[4]。

3. TMDs 引起下颌偏斜的机制分析

临床上关节盘的可复性前移位及不可复性前移位常常导致面部偏斜，双侧的关节盘前移位常常由于两侧关节盘移位发生的时机与严重程度不一致，导致下颌的偏摆或者偏斜，引起口腔副功能增加、非正常的牙齿磨耗等，也可能进一步导致关节退行性改变、骨关节病等问题[5-6]。此外，下颌不对称程度与关节盘移位的严重程度有关[7]。该患者治疗前左侧髁突前间隙大于后间隙（图 6-1-17D），左侧关节盘前移，导致下颌和颏部左偏。通过再定位咬合板恢复正常盘髁关系（图 6-1-17E），治疗后随着髁突向下移动，下颌骨也向下移动，增大了上方关节间隙，减轻了关节区组织间的压力（图6-1-17E）。后续重新建立咬合，进一步稳定左侧盘髁关系（图 6-1-17F），最终改善患者下颌偏斜。

九、思维流程图

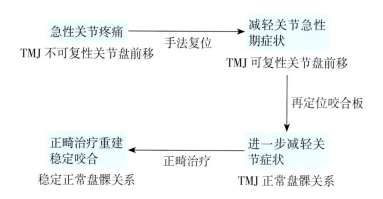

（李亚祯，赵宁）

参考文献

[1] Cheng HN, Lee LM, Deng YQ, et al. Outcomes of Treatment With Manipulative Reduction Combine With the Disc-condyle Repositioning Splint in Acute Anterior Disc Displacement Without Reduction[J]. J Craniofac Surg,2022, 33(5):e467–e470.

[2] 傅开元 , 张豪 , 马绪臣 , 等 . 手法复位辅助殆垫治疗急性不可复性盘前移位的初步报告 [J]. 中华口腔医学杂志 , 2002,37(1):36–38,T003.

[3] 刘木清 , 傅开元 . 髁突在关节窝中的位置及其在临床诊断治疗中的意义 [J]. 中国实用口腔科杂志 ,2015,8(01):8–12.

[4] Lei J, Yap AU, Li Y, et al. Clinical protocol for managing acute disc displacement without reduction: a magnetic resonance imaging evaluation[J]. Int J Oral Maxillofac Surg,2020, 49(3):361–368.

[5] 郭冬梅 , 常少海 , 鲁颖娟 . 下颌偏斜的诊断与治疗 [J]. 中华口腔医学研究杂志 (电子版),2011,5(02):211–215.

[6] 周芳 . 成人下颌偏斜患者颞下颌关节形态学特点的研究 [D]. 西安 : 第四军医大学 ,2007.

[7] Xie Q, Yang C, He D, et al. Is mandibular asymmetry more frequent and severe with unilateral disc displacement?[J]. J Craniomaxillofac Surg,2015,43(1):81–86.

病例 2
伴可复性关节盘移位的前牙对刃后牙开𬌗再定位咬合板治疗后隐形矫治

一、病例简介

本病例患者为一例左侧可复性关节盘移位，上、下牙列轻度拥挤的病例，予前伸再定位𬌗垫治疗后开口受限及关节疼痛等症状改善，但咬合不佳，前牙对刃、后牙开𬌗。关节科转诊正畸治疗，予无托槽隐形矫治 + 改良导下颌向前技术维持前伸颌位，远移下牙列，伸长后牙，改善咬合。治疗后咬合及排列改善，随访 2 年关节及咬合稳定。

二、基本信息

性别：女
年龄：17 岁
主诉：关节科转诊正畸治疗
病史：1 年前因"左侧关节弹响半年"就诊于外院，予"𬌗垫治疗"（具体不详）后症状无改善。该治疗 1 个月后因"张口受限伴疼痛半个月"就诊

于我院关节科，初诊考虑左侧可复性盘前移位伴关节绞锁，予关节腔冲洗及透明质酸注射，效果不佳，后进展为左侧不可复性盘前移位，给予手法复位 + 即刻佩戴前伸再定位𬌗垫，治疗 6 个月后关节症状明显改善，MRI 证实关节盘复位，CBCT 见"双线征"。停戴𬌗垫 1 个月后，后牙仍有开𬌗，转诊我科正畸治疗。全身情况良好，否认口腔不良习惯及鼻咽部疾病，否认牙外伤；家族史无特殊

三、临床检查

口外检查

面部检查情况：正面观，面部左右轻微不对称，颏部右偏约 2mm，无微笑露龈、开唇露齿等；侧面观直面型，均角（图 6-2-1）。

口内检查

口内检查情况：恒牙列，上牙弓拥挤度 1mm；下牙弓拥挤度 2mm；双侧磨牙及尖牙近中尖对尖关系；前牙对刃，后牙开𬌗；上下中线基本正（图 6-2-2）。

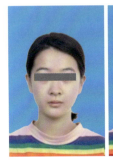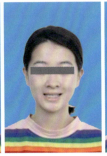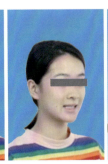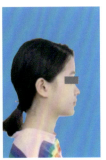

图 6-2-1 ARS 治疗后面相照

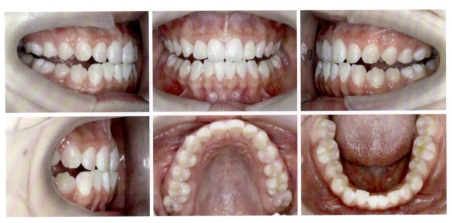

图 6-2-2 ARS 治疗后口内照

TMJ 检查

前伸再定位𬒈垫（ARS）治疗前：

TMJ 功能检查：最大张口度 43mm；张口型左偏后回中线；左关节张口中可闻及可重复高调清脆弹响，前伸对刃时卡住，下颌中线右偏 2mm。

TMJ 影像学检查：

CBCT 显示：双侧髁突后移位（图 6-2-3）。

MRI 显示：左侧 TMJ 不可复性盘前移位（图 6-2-4）。

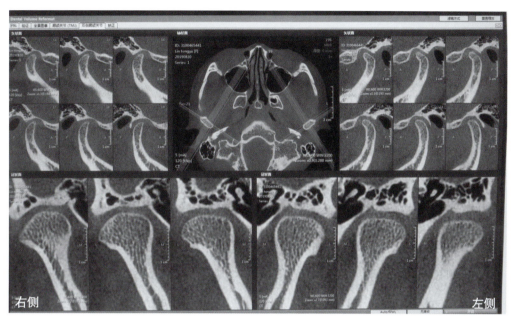

图 6-2-3　ARS 治疗前关节 CBCT

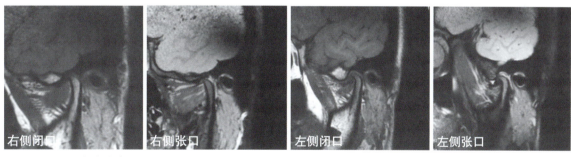

图 6-2-4　ARS 治疗前关节 MRI

ARS 治疗后：

TMJ 功能检查：无明显疼痛，张口度 51mm，关节无弹响或杂音。

TMJ 影像学检查：

ARS 治疗后 CBCT 显示：左髁突中心下移位；右髁突后移位；左侧髁突后上缘"双线征"明显（图 6-2-5）。

ARS 治疗后 MRI 显示：左侧 TMJ 可复性盘前移位（图 6-2-6）。

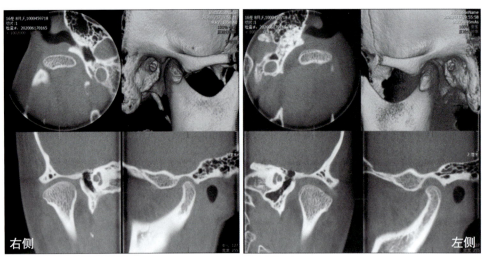

图 6-2-5 ARS 治疗后关节 CBCT

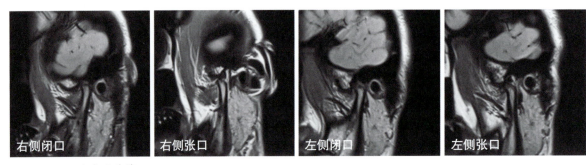

图 6-2-6 ARS 治疗后关节 MRI

X 线检查

全口曲面体层片显示：双侧颌骨基本对称，18、28、38、48 存（图 6-2-7）。

头颅侧位片及头影测量值显示：骨性Ⅰ类均角（图 6-2-8，表 6-2-1）。

CBCT 显示：双侧髁突形态欠对称，左髁突中心下移位，右髁突后移位；11、21 牙根略短（图 6-2-9）。

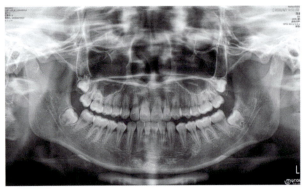

图 6-2-7 全口曲面体层片

表 6-2-1 初诊头影测量值

测量项目	初诊	标准值范围
SNA（°）	80.3	82.8 ± 4.0
SNB（°）	78.7	80.1 ± 3.9
ANB（°）	1.6	2.7 ± 2.0
FH–NPo（°）	90.1	85.4 ± 3.7
NA–APo（°）	−1.1	6.0 ± 4.4
FH–MP（°）	23.1	31.1 ± 5.6
SGn–FH（°）	58.6	66.3 ± 7.1
MP–SN（°）	32.5	32.5 ± 5.2
Po–NB（°）	3.8	1.0 ± 1.5
U1–NA（mm）	3.0	5.1 ± 2.4
U1–NA（°）	20.4	22.8 ± 5.7
L1–NB（mm）	4.4	6.7 ± 2.1
L1–NB（°）	25.8	30.3 ± 5.8
U1–L1（°）	132.1	125.4 ± 7.9
U1–SN（°）	100.7	105.7 ± 6.3
IMPA（°）	94.7	92.6 ± 7.0

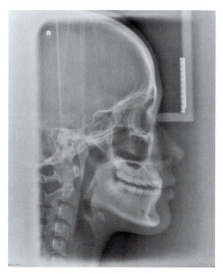

图 6-2-8　ARS 治疗后头颅侧位片

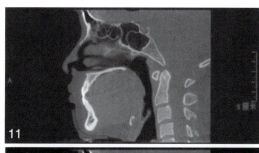

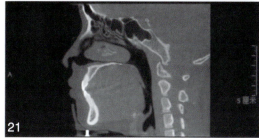

图 6-2-9　牙齿 CBCT

四、问题列表

1. 左侧 TMJ 可复性盘前移位。
2. 安氏Ⅲ类错𬌗，前牙对刃，后牙开𬌗。
3. 上、下牙列轻度拥挤。

五、诊　断

1. DC/TMD 诊断　左侧 TMJ 可复性关节盘移位
2. 错𬌗畸形诊断　安氏：Ⅲ类；毛氏：Ⅱ类 1 分类＋Ⅰ类 1 分类；骨性：Ⅰ类均角

六、治疗计划

1. 无托槽隐形矫治技术（改良导下颌向前矫治器），不拔牙矫治。
2. 利用隐形矫治器结合𬌗垫维持前伸颌位，排齐整平牙列，建立良好稳定的咬合关系。

七、治疗过程

正畸治疗 8 个月复诊：患者在备战高考期间左 TMJ 出现弹响 1 周，张口度 50mm，左 TMJ 多声弹响。CBCT 显示：左侧髁突后斜面局部骨质吸收改变。关节科建议尽早结束正畸治疗，遂予精调。

治疗过程中照片（图 6-2-10 至图 6-2-12）

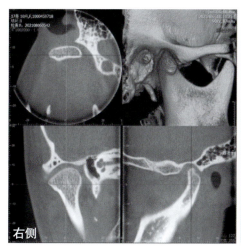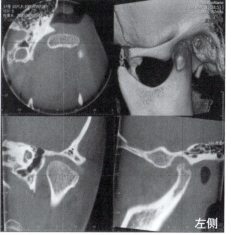

图 6-2-10　正畸治疗 8 个月关节 CBCT

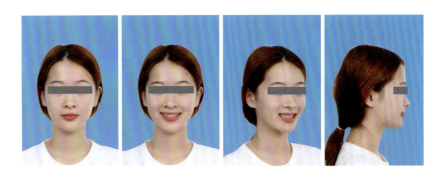

图 6-2-11 正畸治疗 8 个月阶段面相照

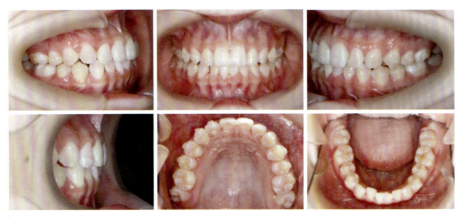

图 6-2-12 正畸治疗 8 个月阶段口内照

结束正畸面相照（图 6-2-13）

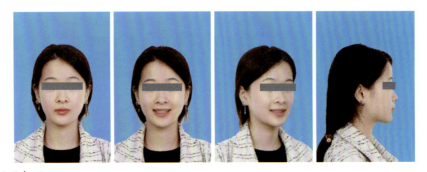

图 6-2-13 矫治后面相照

结束正畸口内照（图 6-2-14）

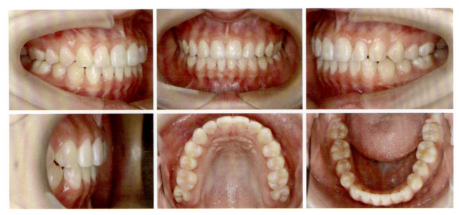

图 6-2-14 矫治后口内照

结束正畸 X 线检查

矫治后全口曲面体层片显示：牙根平行排列，牙根及牙槽骨未见明显异常（图 6-2-15）。

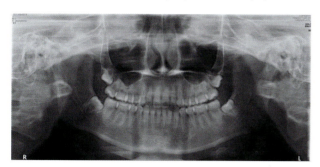

图 6-2-15　矫治后全口曲面体层片

矫治后头颅侧位片及头影测量分析显示：下前牙内收，侧貌维持良好（图 6-2-16，表 6-2-2）。

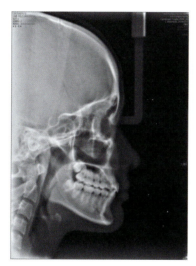

图 6-2-16　矫治后头颅侧位片

表 6-2-2　矫治后头影测量值

测量项目	矫治后	标准值范围
SNA（°）	79.7	82.8 ± 4.0
SNB（°）	77.8	80.1 ± 3.9
ANB（°）	1.9	2.7 ± 2.0
FH–NPo（°）	90.8	85.4 ± 3.7
NA–APo（°）	−0.7	6.0 ± 4.4
FH–MP（°）	20.7	31.1 ± 5.6
SGn–FH（°）	57.2	66.3 ± 7.1
MP–SN（°）	31.5	32.5 ± 5.2
Po–NB（°）	4.0	1.0 ± 1.5
U1–NA（mm）	3.6	5.1 ± 2.4
U1–NA（°）	21.3	22.8 ± 5.7
L1–NB（mm）	3.6	6.7 ± 2.1
L1–NB（°）	22.5	30.3 ± 5.8
U1–L1（°）	134.2	125.4 ± 7.9
U1–SN（°）	101.0	105.7 ± 6.3
IMPA（°）	93.2	92.6 ± 7.0

结束正畸 TMJ 检查

TMJ 功能评估检查：

无张口痛及关节区压痛，张口度 46mm，左侧偶有张口弹响。

TMJ 影像学评估：

矫治后 CBCT 显示：髁突骨质修复良好，髁突后移位（图 6-2-17）。

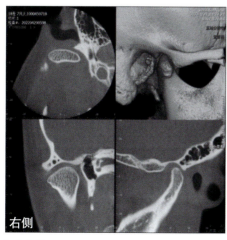
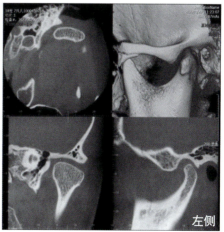

图 6-2-17　矫治后关节 CBCT

保持 1 年随访（图 6-2-18、图 6-2-19）

TMJ 功能评估检查：

无张口痛及关节区压痛，张口度 50mm，左侧张口偶有弹响。

TMJ 影像学评估：

保持 1 年 MRI 显示：左侧 TMJ 可复性盘前移位（图 6-2-20）。

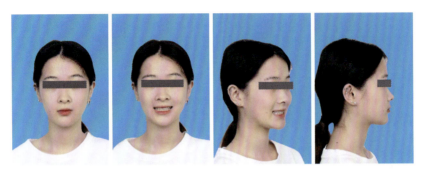

图 6-2-18　保持 1 年面相照

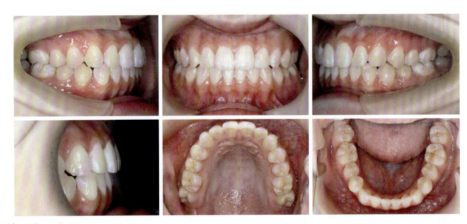

图 6-2-19　保持 1 年口内照

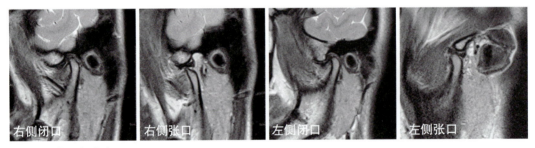

图 6-2-20　保持 1 年关节 MRI

八、分析小结

1. 本病例治疗难点及治疗设计思路

患者以关节主诉就诊，经关节科再定位𬌗垫治疗后症状及体征改善，但治疗后前伸的颌位不能稳定，加之治疗期间经历高考，精神压力大，导致症状偶有反复，稳定患者颌位并建立稳定咬合成为治疗关键。

因此，在对该病例进行治疗设计时，我们制定了分步移动的方案，先以𬌗垫稳定颌位，然后逐渐降低其高度，与此同时调整后牙，建立稳定的咬合。在后牙咬合建立后，再对前牙进行调整，从而实现了在整个治疗过程中前伸颌位的维持。

既往文献显示，即使将咬合固定在前伸的位置，关节盘的移位也仍有复发的趋势[1-2]。在治疗结束后，为了更好地稳定盘髁关系，促进

TMJ 的恢复，我们为该患者设计了白天佩戴压膜保持器、夜间佩戴固位器（图 6-2-21）的保持方案。目前患者保持效果良好，关节症状无明显复发。

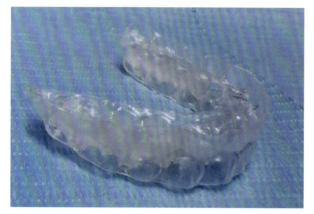

图 6-2-21　夜间佩戴固位器对颌位进行保持

2. 颞下颌关节盘移位患者的正畸治疗要点

对于这类患者的正畸治疗，正确判断患者病情、选择恰当的治疗时机和方法是治疗成功的关键。

颞下颌关节盘移位是 TMDs 中最常见的亚型，在成人中发病率约 19.1%，青少年中发病率约 8.3%[3]。研究显示，下颌后缩、下颌偏斜、前牙开𬌗等牙颌面畸形与颞下颌关节盘移位存在相关性[4-6]，在以牙颌面畸形为主诉就诊的患者中，发现颞下颌关节盘移位的比例约为 33.9%[7]。这些提示，正畸医生接诊时，应注意询问相关病史，并检查就诊者的关节情况。

对于存在颞下颌关节盘移位的患者，其正畸治疗应当在关节治疗的稳定期进行，除了疼痛和张口度的改善外，髁突骨质的"双线征"也是提示关节良好改建的重要标志，即 X 线片中髁突周围骨膜反应样的双重皮质骨影像（图 6-2-22 红色箭头），或 MRI 中髁突周围一个高信号带夹在两个无信号带中间。研究显示，对于进行关节盘移位再治疗的患者，"双线征"的出现提示骨质发生正向改建[8]，而骨皮质不连续、骨质欠均匀，则提示患者髁突可能处于骨质吸收的活动期。

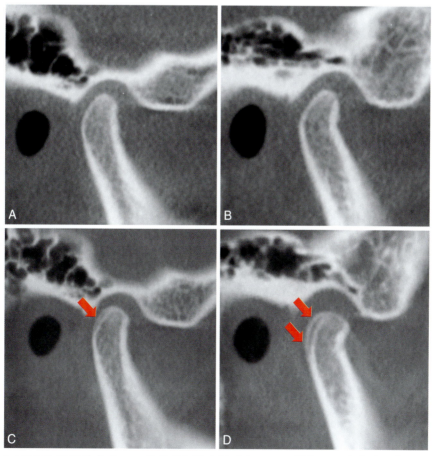

图 6-2-22　髁突"双线征"影像学表现。A. 关节科初诊右侧髁突 CBCT 影像。B. 关节科初诊左侧髁突 CBCT 影像。C. 关节科治疗后右侧髁突 CBCT 影像。D. 关节科治疗后左侧髁突 CBCT 影像，红色箭头示双线征

最后，如何在移动牙齿的同时，维持颌位的相对稳定，是该类患者正畸治疗的难点。既往文献报告，使用固定矫治器配合关节治疗时，可以先采用后牙𬌗垫维持颌位，然后对后牙进行分步的移动和建𬌗，从而取得良好治疗效果[9]。无托槽隐形矫治器天然具有分步移动的特点，在此基础上通过数字化设计的𬌗垫精确固定颌位，达到了更加稳定高效的治疗效果。

九、思维流程图

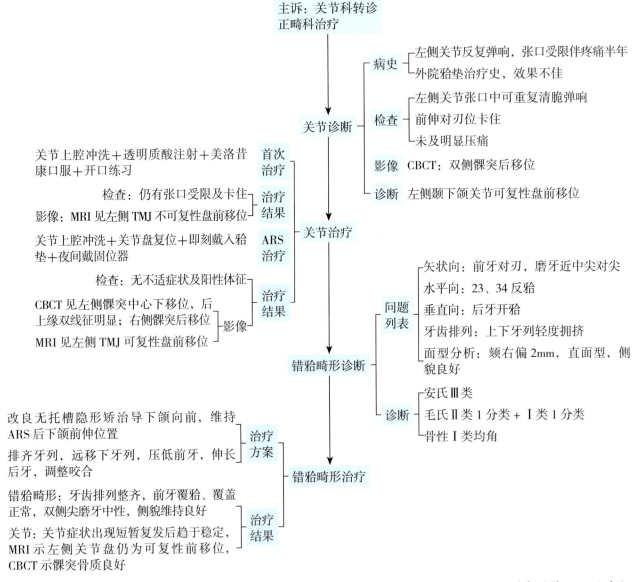

（郭燕宁，王雪东）

参考文献

[1] Aidar LA, Dominguez GC, Yamashita HK, et al. Changes in temporomandibular joint disc position and form following Herbst and fixed orthodontic treatment[J]. The Angle Orthodontist, 2010,80(5):843–852.

[2] Joondeph, DR. Long-term stability of mandibular orthopedic repositioning[J]. Angle Orthodontist,1999,69(3):201–209.

[3] Valesan LF, Da-Cas CD, Réus JC, et al. Prevalence of temporomandibular joint disorders: a systematic review and meta-analysis[J]. Clin Oral Investig, 2021, 25(2):441–453.

[4] Jeon DM, Jung WS, Mah SJ, et al.The effects of TMJ symptoms on skeletal morphology in orthodontic patients with TMJ disc displacement[J]. Acta Odontol Scand, 2014,

72(8):776–782.

[5] 王青青. 成年人颞下颌关节盘移位与颅颌面形态间相关性的研究 [D]. 沈阳：中国医科大学,2019.

[6] 万绍楠,李佩伦,谢千阳,等. 颞下颌关节盘前移位青少年患者的下颌偏斜特征 [J]. 上海交通大学学报：医学版,2022,42(11):1557–1561.

[7] 张大河,沈佩,杨驰. 青少年颞下颌关节盘前移位患者就诊情况分析 [J]. 中国口腔颌面外科杂志,2022,05:20.

[8] Yano K, Nishikawa K,Sano T,et al., Relationship between appearance of a double contour on the mandibular condyle and the change in articular disc position after splint therapy[J]. Oral Surg Oral Med Oral Pathol Oral Radiol Endod, 2009. 108(4): e30–34.

[9] Brenkert DR. Orthodontic treatment for the TMJ patient following splint therapy to stabilize a displaced disk(s): a systemized approach. Part I, TMJ orthodontic diagnosis[J]. Cranio,2010,28(3): 193–199.

病例 3

可复性关节盘移位伴绞锁的前牙深覆𬌗再定位咬合板联合下颌前导隐形矫治

一、病例简介

本病例患者为一例右侧可复性关节盘移位伴绞锁的病例，患者于关节科接受 3 个月的前伸再定位𬌗垫治疗后，初步稳定盘髁关系，关节不适缓解，随后于我科接受隐形矫治。采用改良导下颌向前的隐形矫治技术稳定颌位、调整咬合。治疗后，患者牙齿排列整齐、咬合关系良好、面型改善，并且盘髁关系正常、髁突发生骨改建、关节症状明显改善。

二、基本信息

性别：女

年龄：24 岁

主诉：关节科转诊正畸

病史：关节科转诊正畸，因"右侧关节弹响，偶有卡住 1 年余"于我院关节科就诊，诊断为右侧可复性盘前移位伴关节绞锁，前伸再定位𬌗垫（ARS）治疗 3 个月后关节稳定，症状明显改善，MRI 证实关节盘复位，CBCT 见"双线征"，转我科正畸

三、临床检查

口外检查

面部检查情况：

正面观：颏右偏 2mm，颊部不对称，面下 1/3 匀称，无微笑露龈、开唇露齿。侧面观：面中 1/3 稍前突，下颌后缩（图 6-3-1）。

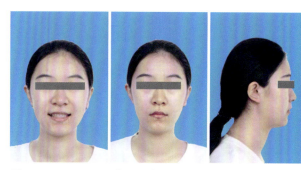

图 6-3-1　ARS 治疗后面相照

口内检查

牙齿咬合关系：

口内检查情况：ARS 前双侧磨牙远中尖对尖关系，前牙覆盖 2.5mm，Ⅱ度深覆𬌗；上下中线基本正。ARS 使下颌前伸至前牙对刃位。ARS 后双侧磨牙中性偏近中关系，前牙对刃，后牙开𬌗；上中线正，下中线左偏 1mm（图 6-3-2）。

恒牙列，上牙弓拥挤度 1mm，下牙弓拥挤度 3mm；Bolton 比偏大（前牙 81%）（图 6-3-2）。

模型分析

ARS 治疗前，双侧磨牙远中关系，上下中线基本齐，前牙覆盖 2.5mm，Ⅱ度覆𬌗，右侧前磨牙及双侧第二磨牙正锁𬌗（图 6-3-3）。

TMJ 检查

TMJ 功能检查：

1. 最大自由张口度 43mm，断续性张闭口运动，下颌前伸及侧向运动不受限。

2. 右侧关节可重复性张口弹响。

3. 双侧关节区张口不痛、无压痛，咀嚼肌无压痛。经过 3 个月的 ARS 治疗，关节症状消失。

TMJ 影像学检查：

CBCT 显示：左髁突顶轻度凹陷改变，右髁突后移位，骨质正常（图 6-3-4AB）。

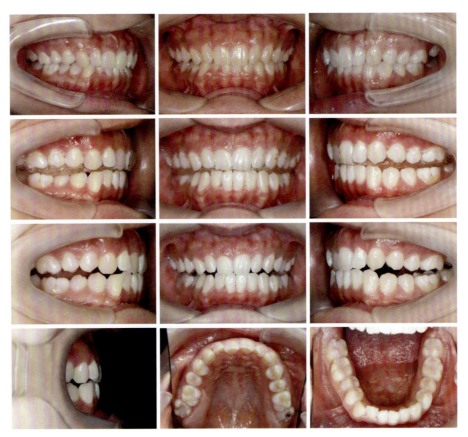

图 6-3-2 ARS 治疗口内照

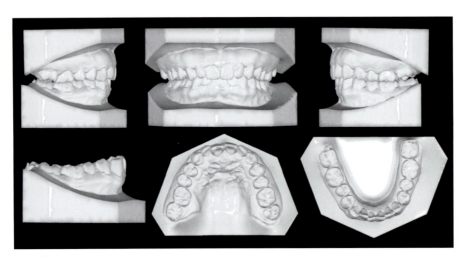

图 6-3-3 ARS 治疗前模型照

MRI 显示：左侧关节盘位置稍前移（图 6-3-4CD），右侧关节盘可复性前移位（图 6-3-4EF）。

经过 3 个月的 ARS 治疗，CBCT 显示：双侧髁突"双线征"（图 6-3-5AB）。

MRI 显示：双侧关节盘位置后移，右侧可复性盘前移位已解除（图 6-3-5C~F）。

X 线检查

全口曲面体层片显示：双侧髁突形态欠对称；牙根长度短（图 6-3-6A）。

ARS 治疗前头颅侧位片见图 6-3-6B。ARS 治疗后头颅侧位片显示：骨性 I 类均角，上切牙舌倾（图 6-3-6C）。

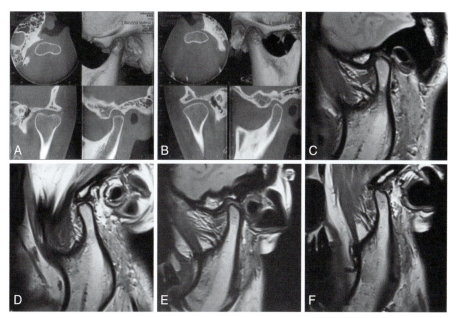

图 6-3-4　ARS 治疗前 TMJ 影像学检查　A. 左侧关节 CBCT。B. 右侧关节 CBCT。CD. 左侧关节闭口及张口位 MRI。EF. 右侧关节闭口及张口位 MRI

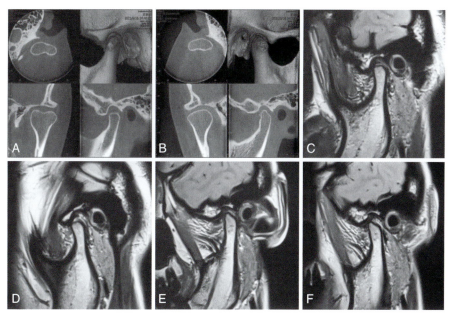

图 6-3-5　ARS 治疗 3 个月后 TMJ 影像学检查。A. 左侧关节 CBCT。B. 右侧关节 CBCT。CD. 左侧关节闭口及张口位 MRI。EF. 右侧关节闭口及张口位 MRI

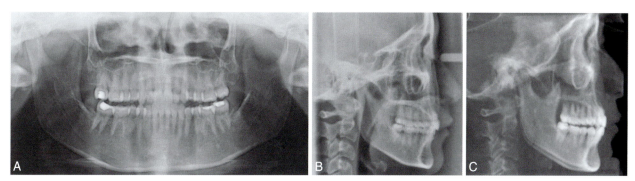

图 6-3-6　治疗前 X 线片。A. 治疗前曲面体层片。B.ARS 前头颅侧位片。C.ARS 后头颅侧位片

四、问题列表

1. TMDs，右侧 TMJ 关节盘前移位，已通过 ARS 治疗复位关节盘，现需要维持下颌前伸关系，进一步稳定关节盘位置，促进髁突骨质改建。

2. 矢状向：前牙对刃，上切牙舌倾，磨牙偏近中关系。

3. 水平向：左侧前磨牙对刃，右侧前磨牙及双侧第二磨牙正锁𬌗。

4. 垂直向：后牙开𬌗。

5. 牙齿排列：上、下牙弓轻度拥挤，Bolton 比偏大。

6. 面型：面部不对称，颏部右偏 2mm，面中 1/3 稍前突。

五、诊　断

1. **DC/TMD 诊断**　右侧可复性关节盘移位伴绞锁

2. **错𬌗畸形诊断**　安氏：Ⅰ类；毛氏：Ⅱ类 3 分类 + Ⅰ类 1 分类；骨性：Ⅰ类均角

六、治疗计划

方案一：

1. 隐形矫治。

2. 不拔牙，改良导下颌向前矫治技术，维持下颌于前伸位，少量远移下磨牙，排齐并改善前牙对刃，伸长上下后牙，建立咬合，维持现有侧貌。

3. 矫治目标：排齐牙列，调整咬合，建立双侧中性磨牙关系，尽量维持 ARS 治疗结果。

4. 正畸过程中需要关节科随诊。

方案二：

1. 唇侧固定矫治。

2. 不拔牙。

3. 矫治目标：排齐牙列，调整咬合，建立双侧中性磨牙关系。

患者选择方案一。

七、治疗过程

1. 1~3 个月，双侧后牙𬌗垫维持下颌前伸位置，右侧前磨牙、双侧第二磨牙交互牵引解除正锁𬌗。

2. 3~8 个月，逐步压低前牙、升高后牙，唇倾上前牙，改善前牙覆𬌗、覆盖，同时辅助后牙垂直牵引、交互牵引继续改善后牙咬合。

3. 8~16 个月，精细调整，排齐牙列、关闭间隙，交替伸长后牙建立重咬合。

4. 治疗结束，拆除牙面附件，嘱日间佩戴压膜保持器，夜间佩戴牙齿正位器。

治疗过程中照片（图 6-3-7 至图 6-3-10）

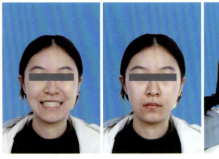

图 6-3-7　正畸治疗 3 个月阶段面相照

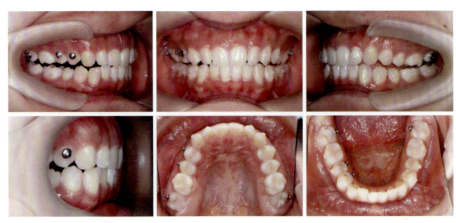

图 6-3-8　正畸治疗 3 个月阶段口内照

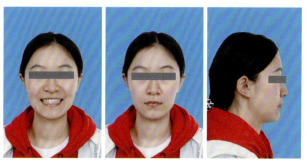

图 6-3-9　正畸治疗 8 个月阶段面相照

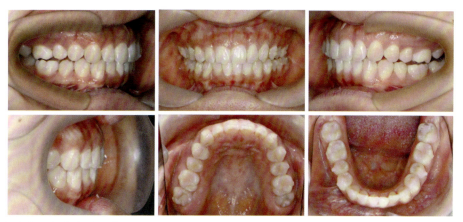

图 6-3-10　正畸治疗 8 个月阶段口内照

矫治结果

　　侧貌改善，上下唇及唇齿关系协调（图 6-3-11）；咬合关系良好，上、下牙列整齐，前牙覆𬌗、覆盖正常，双侧尖牙及磨牙中性关系，上下中线正（图 6-3-12、图 6-3-13）。全口曲面体层片示牙根平行排列，牙根及牙槽骨未见明显异常（图 6-3-14A），头颅侧位片及头影测量分析：ANB 角及下颌平面角有减小趋势，上切牙突度及倾斜度增加，下切牙突度及倾斜度减小，前牙显著压低（图 6-3-14B，表 6-3-1）。

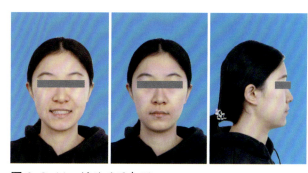

图 6-3-11　矫治后面相照

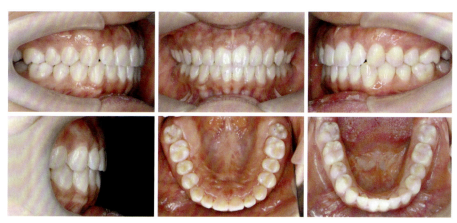

图 6-3-12　矫治后口内照

197

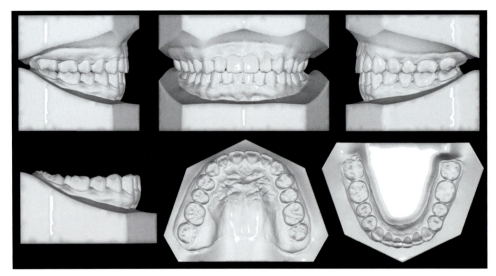

图 6-3-13 矫治后模型照

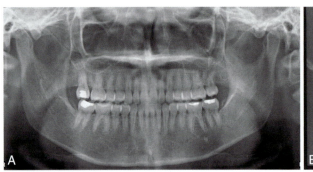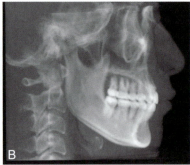

图 6-3-14 矫治后影像学检查。A. 全口曲面体层片。B. 头颅侧位片

表 6-3-1 治疗前后头影测量结果

测量指标	标准值范围	关节治疗前	关节治疗后	正畸治疗后
骨性指标				
SNA（°）	82.8 ± 4.0	79.1	78.9	79.0
SNB（°）	80.1 ± 3.9	75.3	76.2	76.8
ANB（°）	2.7 ± 2.0	3.8	2.7	2.2
FH–NPo（°）	85.4 ± 3.7	87.8	88.3	88.1
NA–APo（°）	6.0 ± 4.4	4.8	3.1	2.3
MP/SN（°）	32.5 ± 5.2	35.1	37.2	35.3
FMA（MP/FH）（°）	31.1 ± 5.6	24.3	26.4	25.1
Y–axis（°）	66.3 ± 7.1	62.5	63.0	62.7
Po–NB（mm）	1.0 ± 1.5	3.3	2.6	2.3
牙性指标				
U1/NA（°）	22.8 ± 5.7	9.3	9.7	19.3
U1–NA（mm）	5.1 ± 2.4	1.7	3.0	3.2
L1/NB（°）	30.3 ± 5.8	25.3	28.4	24.1

续表

测量指标	标准值范围	关节治疗前	关节治疗后	正畸治疗后
L1–NB（mm）	6.7 ± 2.1	4.7	6.1	4.4
U1/SN（°）	105.7 ± 6.3	88.4	88.6	98.3
U1/L1（°）	125.4 ± 7.9	141.6	139.1	134.4
IMPA（L1/MP）（°）	92.6 ± 7.0	94.9	95.0	92.0
U1–PP（mm）	28.0 ± 2.0	31.7	31.4	30.9
L1–MP（mm）	48.3 ± 3.4	41.6	41.4	40.5
U6–PP（mm）	22.0 ± 4.0	26.3	26.4	26.4
L6–MP（mm）	34.0 ± 2.0	31.3	31.3	31.7

结束正畸 TMJ 检查

TMJ 功能评估检查：

最大自由张口度 42mm，下颌运动无异常，关节无弹响或杂音。

TMJ 影像学评估：

矫治后 CBCT 示双侧髁突"双线征"（图 6-3-15AB），MRI 示关节盘位置稳定，盘髁关系良好（图 6-3-15C~F）。

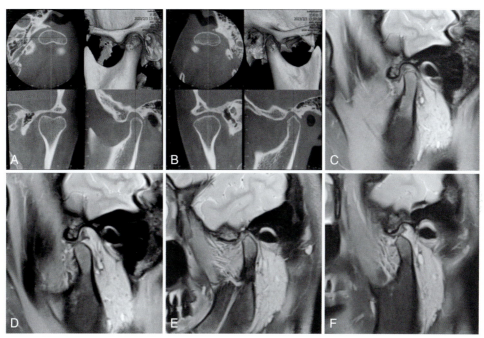

图 6-3-15　正畸治疗后 TMJ 影像学检查。A. 左侧关节 CBCT。B. 右侧关节 CBCT。CD. 左侧关节闭口及张口位 MRI。EF. 右侧关节闭口及张口位 MRI

八、分析小结

关节盘移位常伴随髁突骨质的改变，甚至继发更严重的骨关节病[1]，发生于青少年患者时还会导致下颌生长发育平衡破坏，发生下颌偏斜或下颌后缩。早期的医学干预使关节盘复位，能够极大程度恢复髁突体积和升支高度，避免面部畸形的进一步加重[2]。为了治疗关节盘移位，关节科医生常采用 ARS 来缓解临床症状[3-4]、恢复盘髁关系[5]。ARS 其原理是促使下颌处于前伸位置，使髁突向前下移动，追上前移的关节盘，并通过逐渐磨除殆垫使关节盘和髁突维持在这一关系上一起后退[6]。然而，ARS 的长期疗效并不稳定，例如 Chen 等研究表明，当可复性盘前移位患者停止佩戴 6 个月后，只有 40.6% 的关节还维持在治疗后的盘髁关系，其余均发生关节盘再次向前移位[7]；ARS 治疗后，患者的下颌通常处于一个前伸的位置，表现为前牙

覆𬌗、覆盖减小，后牙开𬌗趋势，磨牙关系呈现为安氏 III 类趋势。此时组织改建尚不稳定，由于咬合因素的干扰和咀嚼肌的牵拉，下颌容易发生后退，关节盘移位因此复发[8]。因此我们希望通过正畸手段，将下颌固定在 ARS 治疗后的位置上，并在这一基础上排齐牙列、获得正确的尖窝交错关系，从而稳固关节治疗的疗效，同时达到正畸后口腔颌面部的美观效果。

隐形矫治在下颌颌位的控制上有着传统固定矫治器不具备的优势。我们开创性地将前导下颌的隐形矫治技术应用于关节盘移位患者，通过在矫治器上设计殆垫，嘱患者 24 小时佩戴，包括进食时，一方面稳定下颌前伸的位置，另一方面在这个过程中获得肌肉动力平衡。殆垫的位置设计在前磨牙和磨牙区，以确保咬合运动时颌位的稳定，并且能有助于患者开𬌗的后牙获得咬合功能。殆垫的前导距离以 ARS 的前伸位置为参考，即下颌最大前伸位，

这是一个相对于传统 ARS 设计的下颌最少前伸位（也就是弹响刚好消失的位置）复位更加完全的位置，由于前牙反𬌗会引起咀嚼不适，所以这个位置设计在前牙对刃位[9]。在矫治过程中升高后牙、压低前牙，使开𬌗的后牙逐渐建立咬合，并依照后牙建立咬合的速度精准控制𬌗垫高度，最终实现牙齿在下颌前伸位上获得新的尖窝交错关系。值得一提的是，我们建议患者在保持期内夜间佩戴牙齿正位器，这样能继续稳定下颌位置，延长组织重塑的时间。

在该病例中，患者在接受了 ARS – 正畸联合治疗后，获得了良好的牙齿排列，前牙达到正常覆𬌗、覆盖，双侧磨牙和尖牙均达到中性关系，中线对齐，侧面貌的唇突、下颌后缩得到了一定改善，并且关节症状未再复发，盘髁关系改善，髁突充分形成新骨以适应新的位置，达到了理想的治疗效果。

九、思维流程图

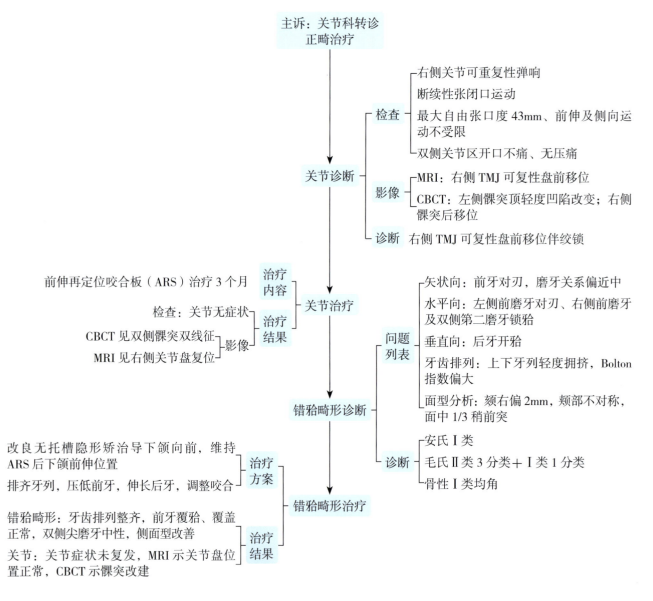

（扈宁，王雪东）

参考文献

[1] de Souza-Pinto GN, Herreira-Ferreira M, Grossmann E, et al. Assessment of temporomandibular joint bone changes associated with anterior disc displacement: An MRI cross-sectional study[J]. J Stomatol Oral Maxillofac Surg, 2023, 124(6s2):101657.

[2] Bi R, Li Q, Li H, et al. Divergent chondro/osteogenic transduction laws of fibrocartilage stem cell drive temporomandibular joint osteoarthritis in growing mice[J]. Int J Oral Sci, 2023, 15(1):36.

[3] Pihut M, Gorecka M, Ceranowicz P, et al. The Efficiency of Anterior Repositioning Splints in the Management of Pain Related to Temporomandibular Joint Disc Displacement with Reduction[J]. Pain Res Manag, 2018,2018:9089286.

[4] Eraslan R, Kilic K, Zararsiz G. Effects of Different Therapeutic Modalities on the Clicking Sound and Quantitative Assessment of the Vertical and Lateral Mandibular Movements of Patients with Internal Derangements of the Temporomandibular Joint[J]. Int J Prosthodont, 2021,34(2):173–182.

[5] Wang XR, Qiao YM, Qiao Y. Preliminary MRI evaluation of anterior repositioning splint in treatment of disc displacement with reduction of temporomandibular joint[J]. Zhonghua Kou Qiang Yi Xue Za Zhi, 2022,57(9):914–920.

[6] Guo YN, Cui SJ, Zhou YH, et al. An Overview of Anterior Repositioning Splint Therapy for Disc Displacement-related Temporomandibular Disorders[J]. Curr Med Sci, 2021, 41(3):626–634.

[7] Chen HM, Liu MQ, Yap AU, et al. Physiological effects of anterior repositioning splint on temporomandibular joint disc displacement: a quantitative analysis[J]. J Oral Rehabil, 2017,44(9):664–672.

[8] Li H, Shen D, Chen Z, et al. Step-back anterior repositioning splint retraction for temporomandibular joint disc displacement with reduction in adult patients[J]. J Oral Rehabil,2023, 50(10):965–971.

[9] Chen H, Fu K, Li Y, et al. Positional changes of temporomandibular joint disk and condyle with insertion of anterior repositioning splint[J]. West China Journal of Stomatology,2009,27(04):408–412.

病例 4

伴关节痛／不可复性关节盘移位的骨性Ⅱ类双重咬合补救性下颌前导隐形矫治

一、病例简介

本病例患者为一例在隐形正畸治疗过程中出现了颞下颌关节紊乱病、前牙严重深覆𬌗、双重咬合、骨性Ⅱ类的成人病例。采用了稳定型咬合板控制颞下颌关节紊乱病症状后，无托槽隐形矫治结合下颌前导装置实现了稳定的颌位及咬合，同时颜面部美观得到较大改善。1 年的随访记录显示，颞下颌关节形态没有明显变化，颌位、咬合关系及面型保持稳定。

二、基本信息

性别：女
年龄：26 岁
主诉：上颌前突数年
病史：全身病史：否认系统性疾病，否认药物过敏史。口腔病史：①现病史，患者替牙后牙齿逐渐前突，自觉影响美观；②既往史，无正畸治疗史；③家族史，无

三、临床检查

口外检查

面部检查情况：正面观：面上、中、下份比例为 1.04：0.79：0.75，左右面部不对称，左侧丰满，颏部左偏；侧面观：鼻唇角：90°（正常值95°~100°），突面型，下颌后缩（图 6-4-1）。

口内检查

口内检查情况：恒牙列，方圆形牙弓，上颌 17~27，下颌 37~47，前牙区伴轻度拥挤；尖牙远中关系；磨牙中性关系；覆𬌗Ⅰ度，覆盖Ⅰ度；上中线基本对齐，下中线左偏 0.5mm（图6-4-2）。

模型分析

前牙 Bolton 比为 79.63%，全牙 Bolton 比为90.43%；Spee 曲线深度 2.5mm（图 6-4-3）。

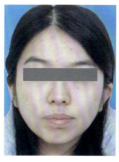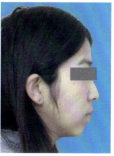

图 6-4-1　初诊面相照

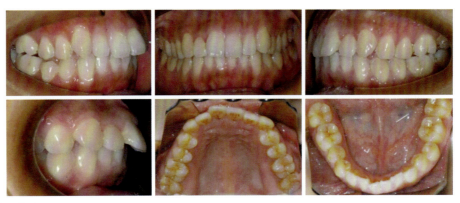

图 6-4-2 *初诊口内照*

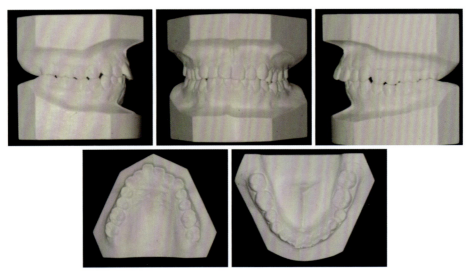

图 6-4-3 *初诊模型照*

TMJ 检查

TMJ 功能检查：双侧关节区扣诊无压痛，关节做张闭口运动时未闻及弹响，下颌运动无明显受限，髁突滑动正常，下颌做张闭口、侧方运动时的轨迹正常。

咬合检查

患者前伸、张闭口运动未出现下颌运动轨迹异常。

X 线检查

全口曲面体层片显示：17~27，37~47，双侧髁突形态基本对称（图 6-4-4）。

头颅侧位片及头影测量分析显示：骨性Ⅱ类，高角，上颌前突，下颌后缩（图 6-4-5，表 6-4-1）。

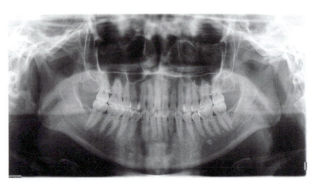

图 6-4-4 *初诊全口曲面体层片*

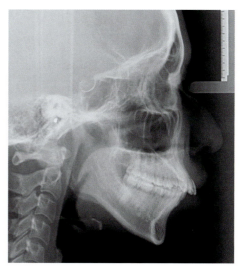

图 6-4-5　初诊头颅侧位片

表 6-4-1　初诊头影测量值

测量指标	标准值范围	初诊
SNA（°）	83.1 ± 3.6	85.8
SNB（°）	79.7 ± 3.2	80.1
ANB（°）	3.5 ± 1.7	6.1
MP–SN（°）	32.8 ± 4.2	40.7
Y–axis（°）	65.3 ± 3.2	71.4
Ul–L1（°）	127.0 ± 8.5	113.9
U1–SN（°）	104.6 ± 6.0	111.2
Ul–NA（mm）	4.1 ± 2.3	7.4
Ul–NA（°）	21.5 ± 5.9	25.4
Ll–NB（mm）	5.7 ± 2.0	9.5
Ll–NB（°）	28.1 ± 5.6	35.0
FMIA（°）	57.0 ± 6.8	52.8
IMPA（°）	93.9 ± 6.2	94.6
FMA（°）	31.3 ± 5.0	34.7
UL–EP（mm）	1.8 ± 1.9	–0.7
LL–EP（mm）	2.7 ± 2.2	3.3
Z angle（°）	71.2 ± 4.8	61.7

四、问题列表

1. TMDs，右侧 TMJ 关节痛（治疗中出现）。
2. 骨性Ⅱ类，突面型，上颌前突。
3. 右侧尖牙中性偏远中关系。
4. 高角。
5. 下中线右偏 0.5mm。

五、诊　断

1. DC/TMD 诊断　右侧关节痛（治疗中出现）
2. 错𬌗畸形诊断　安氏Ⅰ类；骨性Ⅱ类；高角

六、治疗计划

1. 患者对美观要求较高，选择无托槽隐形矫治。
2. 拔除 14、24、34、44，强支抗内收前牙，关闭拔牙间隙。
3. 垂直向控制磨牙高度。
4. 建立尖磨牙Ⅰ类关系，调整中线。

七、治疗过程

治疗过程中照片

正畸治疗 8 个月时，右侧 TMJ 出现疼痛症状（图 6-4-6），前牙区覆𬌗减小，覆盖减小，拔牙间隙减小，后牙稍开𬌗（图 6-4-7）。

正畸治疗 8 个月时，MRI 显示双侧 TMJ 不可复性盘前移位（图 6-4-8A~D），CBCT 显示双侧髁突骨质改变伴关节间隙改变（图 6-4-8E~H）。

正畸治疗 11 个月（TMDs 物理治疗，休息 3 个月）时，左侧关节无明显弹响不适，右侧关节仍有不适，但无疼痛（图 6-4-9）。继续佩戴矫治器，内收前牙，关闭间隙（图 6-4-10）。

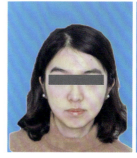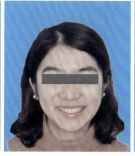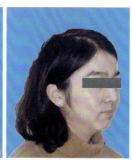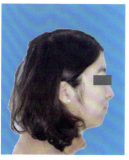

图 6-4-6　正畸治疗 8 个月阶段面相照

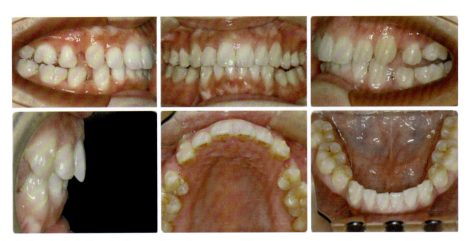

图 6-4-7　正畸治疗 8 个月阶段口内照

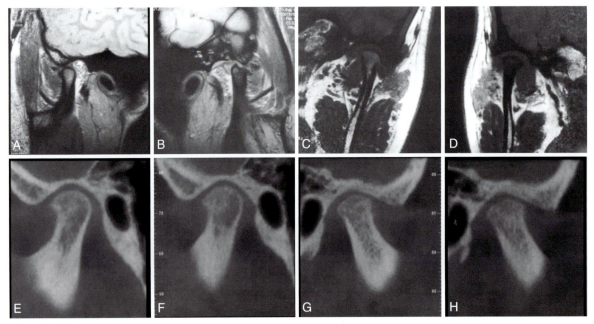

图 6-4-8　正畸治疗 8 个月阶段 TMJ 影像学检查。A~D. MRI。E~H. CBCT

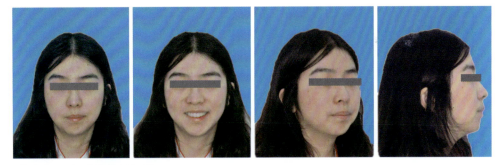

图 6-4-9　正畸治疗 11 个月阶段面相照

正畸治疗 18 个月时，左侧 TMJ 无明显弹响不适，右侧 TMJ 仍有不适，但无疼痛（图 6-4-11），前牙出现严重的深覆𬌗（图 6-4-12）。

正畸治疗 19 个月时，左侧 TMJ 无明显弹响不适，右侧 TMJ 仍有不适，但无疼痛（图 6-4-13），配合固定矫治整平下颌 Spee 曲线（图 6-4-14）。

正畸治疗 31 个月时，右侧关节无明显弹响不适，左侧关节仍有不适，但无疼痛（图 6-4-15），配合固定矫治和 TAD，压低上前牙，整平 Spee 曲线，深覆𬌗基本解决（图 6-4-16）。

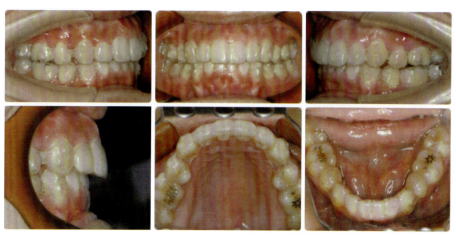

图 6-4-10 正畸治疗 11 个月阶段口内照

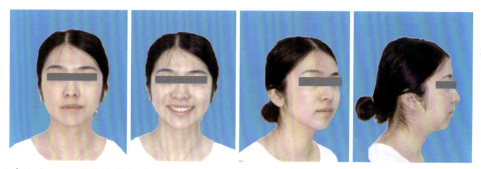

图 6-4-11 正畸治疗 18 个月阶段面相照

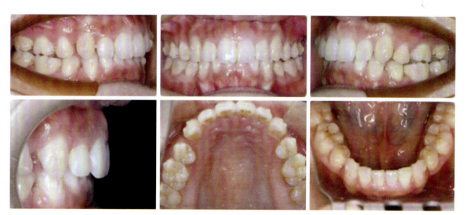

图 6-4-12 正畸治疗 18 个月阶段口内照

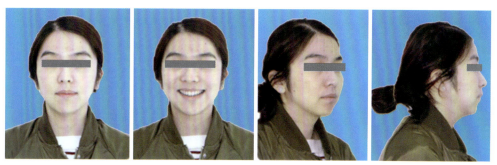

图 6-4-13 正畸治疗 19 个月阶段面相照

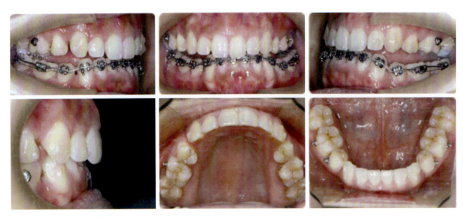

图 6-4-14 正畸治疗 19 个月阶段口内照

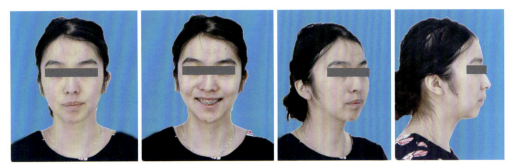

图 6-4-15 正畸治疗 31 个月阶段面相照

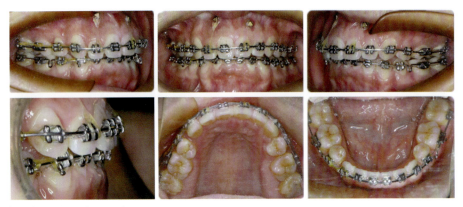

图 6-4-16 正畸治疗 31 个月阶段口内照

正畸治疗 31 个月时，口内出现双重咬合（图 6-4-17、图 6-4-18）。

正畸治疗 31 个月时，后退位 ANB 角较初诊增大，前伸位 ANB 角正常（图 6-4-19）。

正畸治疗 31 个月时尝试进行咬合重建，使用稳定型咬合板稳定下颌位置，促进髁突改建（图 6-4-20）。

正畸治疗 38 个月时，患者由于个人原因要求拆除矫治器，双侧 TMJ 未见明显不适（图 6-4-21），磨牙关系基本正常，患者继发吐舌习惯出现开𬌗（图 6-4-22）。

正畸治疗 38 个月时，曲面体层片、CBCT 显示：

髁突回到正中位置，处于修复阶段，右侧关节间隙缩窄（图 6-4-23）。

正畸治疗 38 个月时模型照见图 6-4-24。

正畸治疗 38 个月时，患者呈直面型，均面型，双侧 TMJ 无明显不适（图 6-4-25）。

正畸治疗 43 个月时，通过稳定型咬合板配合舌肌训练，基本解决前牙开𬌗，未解决深覆盖（图 6-4-26）。

正畸治疗 44 个月时，患者呈直面型，均面型，双侧 TMJ 无明显异常（图 6-4-27）。

正畸治疗 44 个月时尝试通过下颌前导装置进行咬合重建（图 6-4-28）。

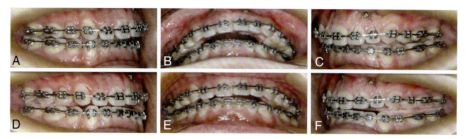

图 6-4-17　正畸治疗 31 个月双重咬合。A~C. 后退位。D~F. 前伸位

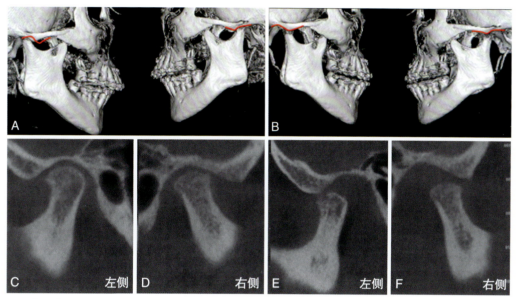

图 6-4-18　正畸治疗 31 个月 CBCT。A,CD. 后退位。B,EF. 前伸位

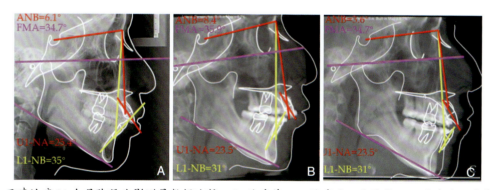

图 6-4-19　正畸治疗 31 个月阶段头影测量数据比较。A. 治疗前。B. 治疗后 / 后退位。C. 治疗后 / 前伸位

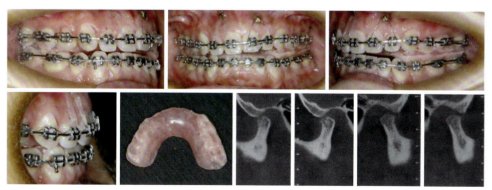

图 6-4-20　稳定型咬合板治疗

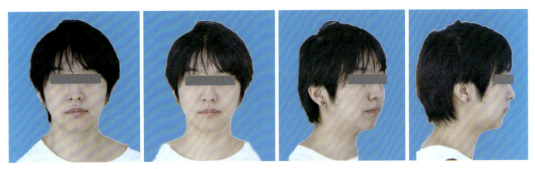

图 6-4-21 正畸治疗 38 个月阶段面相照

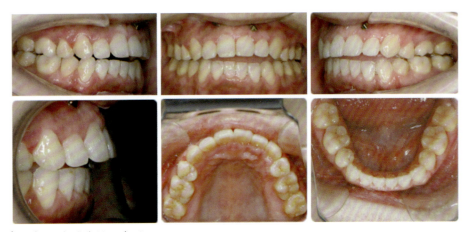

图 6-4-22 正畸治疗 38 个月阶段口内照

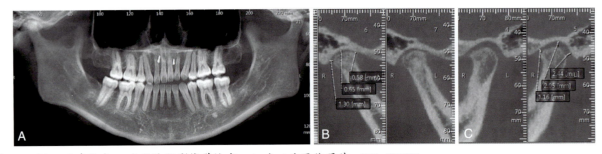

图 6-4-23 正畸治疗 38 个月阶段影像学检查。A. 全口曲面体层片。BC. CBCT

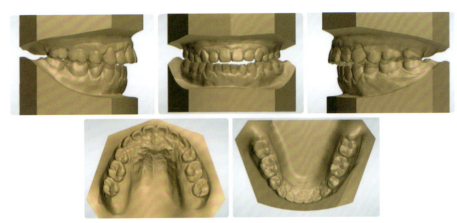

图 6-4-24 正畸治疗 38 个月阶段模型照

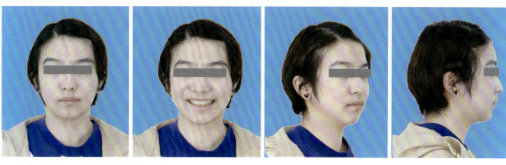

图 6-4-25　正畸治疗 38 个月阶段面相照

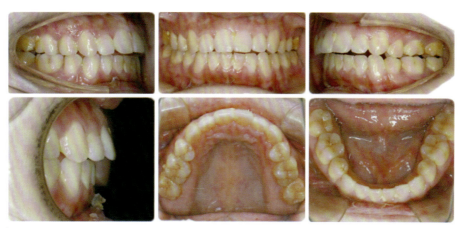

图 6-4-26　正畸治疗 43 个月阶段口内照

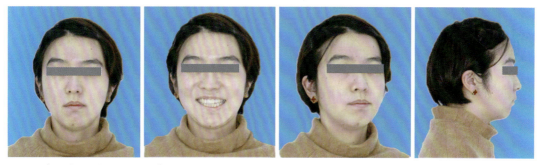

图 6-4-27　正畸治疗 44 个月阶段面相照

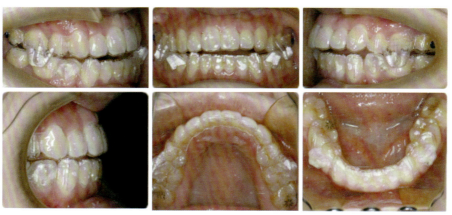

图 6-4-28　正畸治疗 44 个月阶段口内照

治疗结束面相照（图 6-4-29）

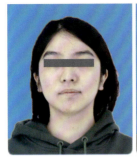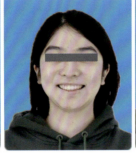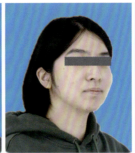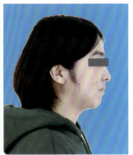

图 6-4-29 矫治后面相照

治疗结束口内照（图 6-4-30）

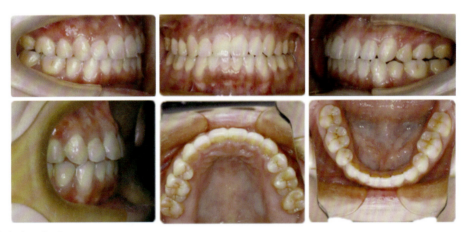

图 6-4-30 矫治后口内照

治疗结束口内模型（图 6-4-31）

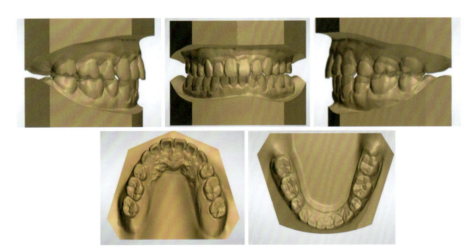

图 6-4-31 矫治后模型照

治疗结束 X 线检查（图 6-4-32，表 6-4-2）

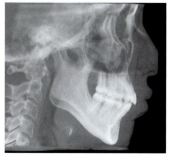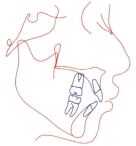

图 6-4-32　矫治后头颅侧位片

表 6-4-2　治疗前后头影测量值对比

测量指标	标准值范围	初诊	治疗后
SNA（°）	83.1 ± 3.6	85.8	83.6
SNB（°）	79.7 ± 3.2	80.1	80.1
ANB（°）	3.5 ± 1.7	6.1	3.5
MP–SN（°）	32.8 ± 4.2	40.7	39.7
Y-axis（°）	65.3 ± 3.2	71.4	71.2
U1–L1（°）	127 ± 8.5	113.9	119.9
U1–SN（°）	104.6 ± 6.0	111.2	106.2
U1–NA（mm）	4.1 ± 2.3	7.4	6.5
U1–NA（°）	21.5 ± 5.9	25.4	22.5
L1–NB（mm）	5.7 ± 2.0	9.5	7.9
L1–NB（°）	28.1 ± 5.6	35.0	31.7
FMIA（°）	57 ± 6.8	52.8	53.3
IMPA（°）	93.9 ± 6.2	94.6	90.7
FMA（°）	31.3 ± 5.0	34.7	32.6
UL–EP（mm）	1.8 ± 1.9	–0.7	1.3
LL–EP（mm）	2.7 ± 2.2	3.3	2.9
Z angle（°）	71.2 ± 4.8	61.7	61.4

治疗前后头影测量对比：前牙唇倾度、骨性Ⅱ类改善（图 6-4-33）。

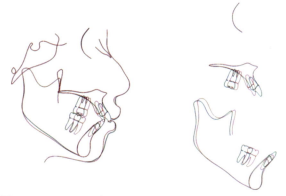

图 6-4-33　矫治前后头颅侧位片描迹图前颅底、上颌骨、下颌骨重叠（治疗前黑色，治疗后红色）

结束治疗 TMJ 检查

TMJ 功能评估检查：

双侧关节区扣诊无压痛，关节做张闭口运动时无弹响，未见下颌运动受限、髁突滑动异常状况，下颌张闭口、侧方运动轨迹正常，张口型未见明显异常。

TMJ 影像学评估：

CBCT 显示：双侧髁突骨皮质基本连续，髁突形态无明显变化（图 6-4-34）。

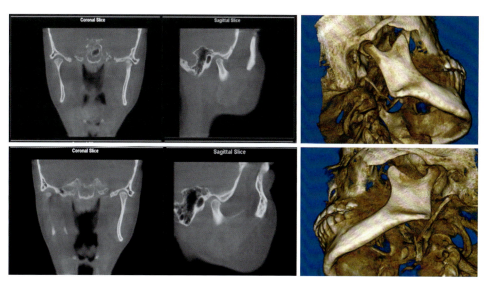

图 6-4-34　矫治后 CBCT

保持 1 年随访（图 6-4-35、图 6-4-36）

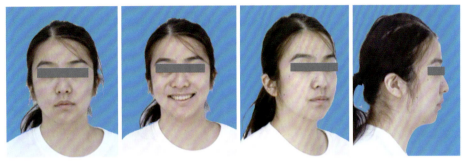

图 6-4-35 保持 1 年面相照

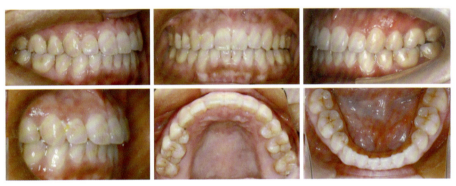

图 6-4-36 保持 1 年口内照

八、分析小结

该患者在隐形矫治 8 个月时出现 TMDs 症状后，经过 3 个月的休息和对症治疗，症状缓解，但出现严重深覆𬌗。因此，我们采用了固定矫治配合 TAD 纠正前牙深覆𬌗，调整上下颌𬌗曲线。𬌗曲线调整结束后，患者出现了双重咬合，正中关系位（CR）和最大牙尖交错位（MI）不一致，且诱发不良吐舌习惯。在仔细检查 TMJ 的位置后，我们采用了稳定型咬合板和无托槽隐形矫治结合下颌前导装置重建 I 类关系。上述治疗实现了患者稳定的颌位及咬合，同时颜面部美观得到较大改善。1 年的随访记录显示，TMJ 形态没有明显变化，颌位、咬合关系及面型保持稳定。

在本病例中，患者在初诊时并没有 TMJ 不适，但在治疗的第 8 个月，当前牙内收仅 1mm 时，患者右侧 TMJ 出现疼痛。在治疗的第 18 个月，患者的 TMDs 基本上得到了缓解，但前牙出现了严重的深覆𬌗。因此，前牙深覆𬌗不应归因于 TMDs 引起的双侧髁突吸收。研究发现，与传统固定矫治相比，隐形矫治的牙齿移动实现效率存在不足，特别是在垂直向和转矩控制方面 [1-2]。由于隐形矫治对前牙内收和整平 Spee 曲线效果不佳，可能会造成前牙深覆𬌗 [2]。因此，本病例使用了固定矫治的方法和 TAD 来辅助矫治深覆𬌗，内收前牙。在深覆𬌗矫治后，该病例出现了双重咬合，这可能与患者不稳定的髁突位置和颌位有关 [3]。对于该类患者，临床上通常要在正畸治疗之前使用稳定型咬合板来稳定 TMJ，这被定义为咬合重建，其生物学机制是在外源性刺激下髁突的适应性改建 [4]。双重咬合的治疗通常是稳定并向前移动下颌到正常位置，以促进髁突适应性的改建。正颌手术对于该类患者是一个良好的选择 [5]，然而该患者拒绝手术，因此尝试采用无托槽隐形矫治结合下颌前导装置进行咬合重建，通过促进髁突的适应性改建来消除双重咬合。

值得注意的是，该患者为 26 岁女性，属成年患者，通过无托槽隐形矫治结合下颌前导装置确实消除了双重咬合，但是否具有普适性尚需临床实践检验。本病例仍然存在一定局限性。理想情况下，正畸医生应该使用 CBCT 和 MRI 对初诊患者进行

TMDs 筛查。由于咬合重建存在不确定性，正畸医生应定期进行影像学检查以监测髁突形态的变化。如果正畸前导下颌失败，可以考虑进行正颌手术重建关节 – 颌骨 – 咬合，最终达到"平衡、稳定、美观"的矫治目标。

九、思维流程图

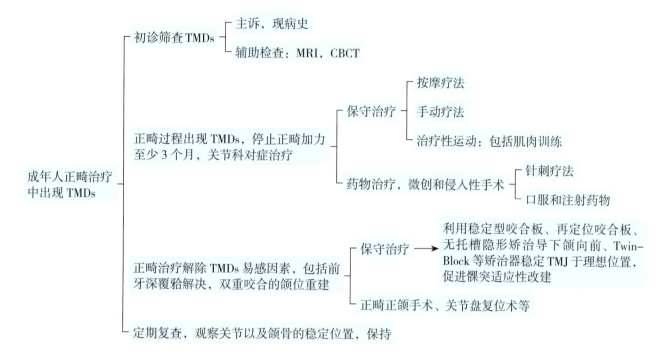

（李佳岭，鲁桐，李煌）

参考文献

[1] Buschang PH, Shaw SG, Ross M, et al. Comparative time efficiency of aligner therapy and conventional edgewise braces[J]. The Angle orthodontist, 2014, 84(3): 391–396.

[2] Jaber ST, Hajeer MY, Sultan K. Treatment Effectiveness of Clear Aligners in Correcting Complicated and Severe Malocclusion Cases Compared to Fixed Orthodontic Appliances: A Systematic Review [J]. Cureus, 2023, 15(4): e38311.

[3] Owtad P, Potres Z, Shen G, et al. A histochemical study on condylar cartilage and glenoid fossa during mandibular advancement [J]. The Angle orthodontist, 2011, 81(2): 270–276.

[4] Owtad P, Park JH, Shen G, et al. The biology of TMJ growth modification: a review[J]. Journal of dental research, 2013, 92(4): 315–321.

[5] Wang H, Xue C, Luo E, et al. Three-dimensional surgical guide approach to correcting skeletal Class II malocclusion with idiopathic condylar resorption [J]. The Angle orthodontist, 2021, 91(3): 399–415.

伴 TMDs 患者的关节微创手术与正畸治疗

第七章
伴 TMDs 患者的关节微创手术与正畸治疗

病例 1
伴关节盘移位的偏突畸形关节微创手术与正畸治疗

一、病例简介

本病例患者为一例下颌偏斜，左侧耳前区弹响史，左侧 TMJ 不可复性盘前移位，牙列不齐的未成年病例。首先通过关节镜下盘复位术，恢复正确盘髁关系；然后佩戴再定位咬合板，纠正下颌位置，促进髁突生长；最后全口直丝弓矫治，恢复正常咬合关系，最终实现正畸治疗效果长期稳定。

二、基本信息

性别：女
年龄：14 岁
主诉：下颌偏斜数年求治
现病史：左侧耳前区弹响 1 年余，自觉下颌偏斜
既往史：否认打鼾史；否认腺样体、扁桃体疾病史；否认夜磨牙史；否认其他口腔医学史

三、临床检查

口外检查

面部检查情况：面部双侧不对称，微突面型，颏部左偏 4mm（图 7-1-1）。

口内检查

口内检查情况：前牙开𬺫；左侧磨牙中性关系，右侧磨牙近中关系；下牙中线左偏 4mm；45 低位阻生；下牙列重度拥挤（图 7-1-2）。

TMJ 检查

TMJ 功能检查：
1. 张口度 32mm，张口型左偏。
2. 右侧耳前区张口末期弹响。
TMJ 影像学检查：
MRI 显示：右侧 TMJ 轻度可复性盘前移位，左侧 TMJ 不可复性盘前移位，左髁突局部吸收（图 7-1-3）。

X 线检查

全口曲面体层片显示：18、28、38、48 未萌，45 阻生（图 7-1-4）。
头颅正位片显示：颏部左偏 4mm（图 7-1-5）。

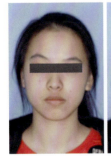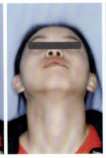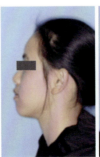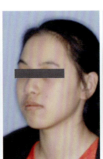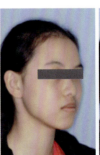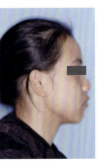

图 7-1-1 初诊面相照

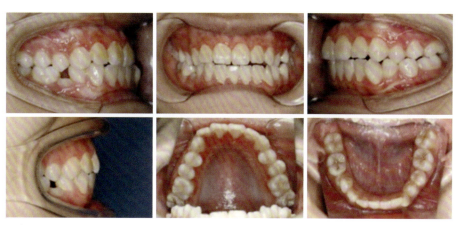

图 7-1-2　初诊口内照

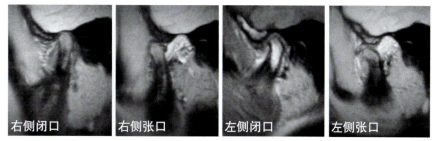

右侧闭口　　右侧张口　　左侧闭口　　左侧张口

图 7-1-3　初诊关节 MRI

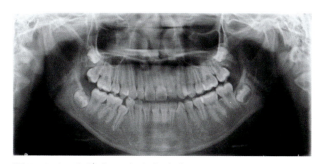

图 7-1-4　初诊全口曲面体层片

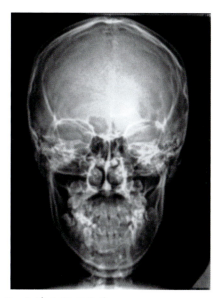

图 7-1-5　初诊头颅正位片

头颅侧位片及头影测量分析显示：骨性 I 类，均角（图 7-1-6，表 7-1-1）。

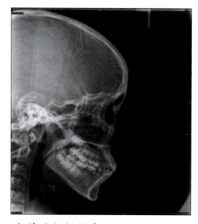

图 7-1-6　初诊头颅侧位片

表 7-1-1　初诊头影测量值

测量项目	初诊	标准值范围
SNA（°）	83.2	82.8 ± 4.1
SNB（°）	78.9	80.1 ± 3.9
ANB（°）	4.2	2.7 ± 2.0
Wits（mm）	−1.0	0.0 ± 2.0
FMA(FH-MP)（°）	30.1	27.3 ± 6.1
U1-SN（°）	107.5	105.7 ± 6.3
L1-NB（°）	31.2	30.3 ± 5.8
Me-MSR（mm）	L-4.5	0.0 ± 2.0

四、问题列表

1. TMDs，左侧 TMJ 不可复性盘前移位，右侧 TMJ 可复性盘前移位。

2. 颌骨：骨性 I 类，下颌偏斜。

3. 咬合：安氏 III 类，牙列拥挤，中线左偏，前牙开𬌗。

五、诊　断

1. **DC/TMD 诊断**　左侧不可复性关节盘移位有开口受限，右侧可复性关节盘移位

2. **错𬌗畸形诊断**　骨性 I 类，安氏 III 类，牙列拥挤

六、治疗计划

1. 左侧关节镜下盘复位术（AS 术）：恢复盘髁关系。

2. AS 术后前伸再定位咬合板（ARS）治疗：纠正下颌偏斜。

3. 全口直丝弓拔牙矫治：拔除 18、28、38、48、35、44，排齐整平上下牙列，内收下前牙关闭拔牙间隙。

七、治疗过程

1. 左侧 AS 术后，下颌偏斜基本纠正（图 7-1-7）。

2. 戴用前伸再定位咬合板（ARS），下颌过矫正 2mm，每 4~6 周磨除双侧磨牙区咬合板高度 1mm（图 7-1-8）。

3. 戴用 ARS 9 个月，结束治疗（图 7-1-9、图 7-1-10）。

4. 全口直丝弓拔牙矫治（图 7-1-11）。

5. 精细调整，结束保持。

左侧 AS 术后阶段照片（图 7-1-7、图 7-1-8）

ARS 治疗后照片（图 7-1-9、图 7-1-10）

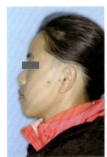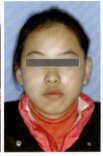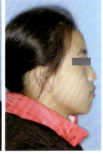

图 7-1-7　左侧 AS 术后面相照

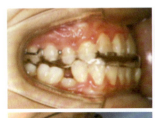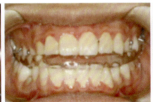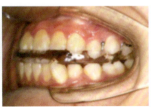
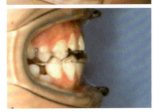

图 7-1-8　左侧 AS 术后口内照

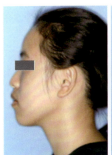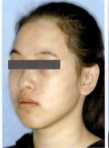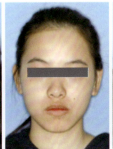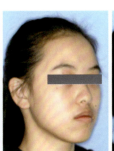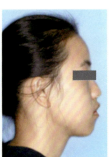

图 7-1-9　ARS 治疗 9 个月面相照

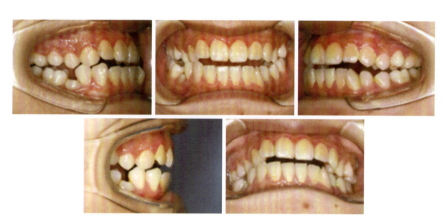

图 7-1-10　ARS 治疗 9 个月口内照

正畸治疗阶段口内照（图 7-1-11）

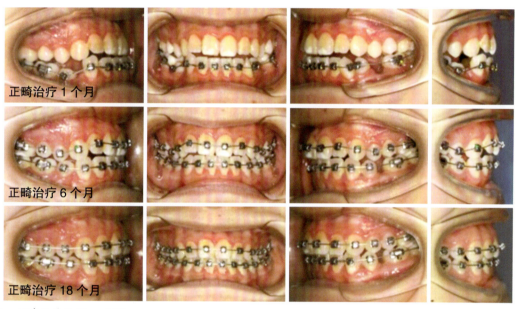

正畸治疗 1 个月

正畸治疗 6 个月

正畸治疗 18 个月

图 7-1-11　正畸治疗阶段口内照

治疗结束面相照（图 7-1-12）

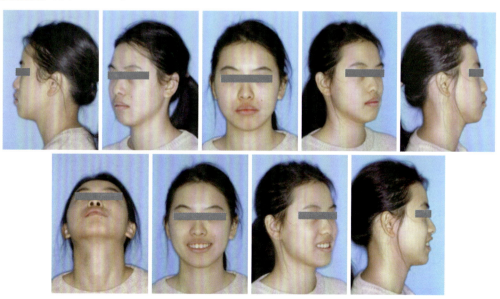

图 7-1-12　矫治后面相照

治疗结束口内照（图 7-1-13）

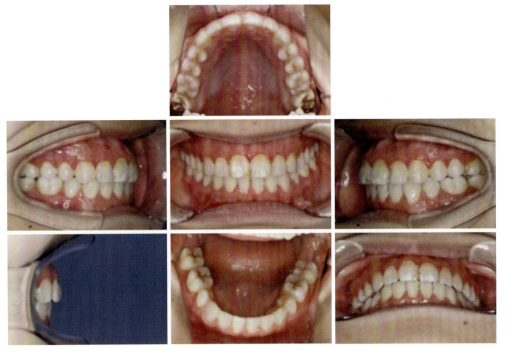

图 7-1-13 矫治后口内照

治疗结束 X 线检查

矫治后全口曲面体层片显示：牙根未见明显吸收，平行度良好（图 7-1-14）。

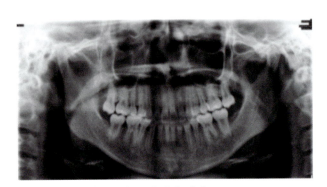

图 7-1-14 矫治后全口曲面体层片

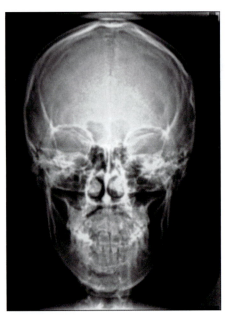

图 7-1-15 矫治后头颅正位片

矫治后头颅正位片显示：颏部基本居中（图 7-1-15）。

矫治后头颅侧位片及头影测量分析显示：面型维持（图 7-1-16，表 7-1-2）。

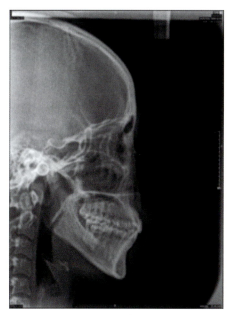

图 7-1-16　矫治后头颅侧位片

表 7-1-2　治疗前后头影测量值对比

测量项目	初诊	矫治后	标准值范围
SNA（°）	83.2	83.5	82.8 ± 4.1
SNB（°）	78.9	79.3	80.1 ± 3.9
ANB（°）	4.2	4.2	2.7 ± 2.0
FMA（FH-MP）（°）	30.1	31.5	27.3 ± 6.1
U1-SN（°）	107.5	105.4	105.7 ± 6.3
L1-NB（°）	31.2	30.7	30.3 ± 5.8
Me-MSR（mm）	L-4.5	L-1	0.0 ± 2.0

治疗结束 TMJ 检查

TMJ 功能检查：

张口度 38mm，张口型正常，双侧耳前区张闭口无弹响、无压痛。

TMJ 影像学检查：

MRI 显示：左侧盘髁关系正常，髁突大量新骨形成（图 7-1-17）。

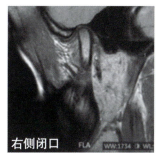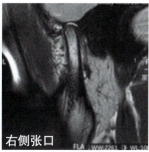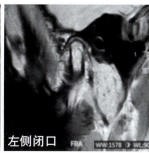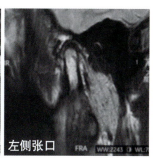

右侧闭口　　右侧张口　　左侧闭口　　左侧张口

图 7-1-17　矫治后关节 MRI

保持 3 年随访面相照（图 7-1-18）

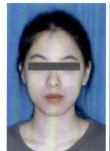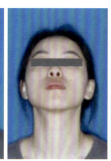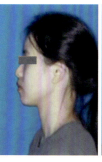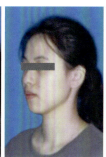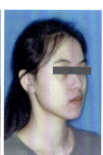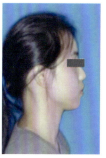

图 7-1-18　保持 3 年面相照

保持 3 年随访口内照（图 7-1-19）

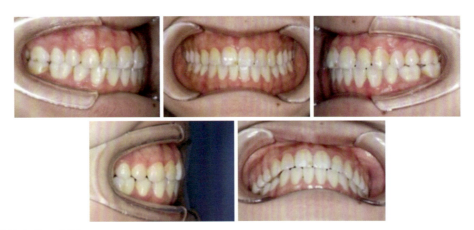

图 7-1-19　保持 3 年口内照

保持 3 年随访 X 线检查

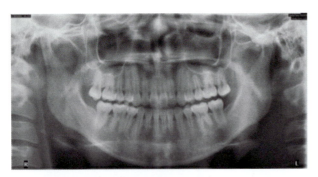

图 7-1-20　保持 3 年全口曲面体层片

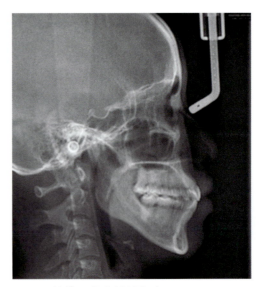

图 7-1-22　保持 3 年头颅侧位片

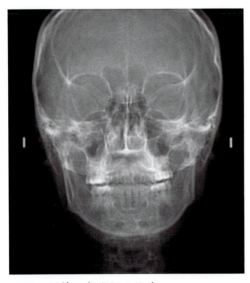

图 7-1-21　保持 3 年头颅正位片

表 7-1-3　治疗前、后、保持 3 年头影测量值对比

测量项目	初诊	矫治后	保持 3 年	标准值范围
SNA（°）	83.2	83.5	83.2	82.8 ± 4.1
SNB（°）	79.0	79.3	79.8	80.1 ± 3.9
ANB（°）	4.2	4.2	3.4	2.7 ± 2.0
FMA（FH-MP）（°）	30.1	31.5	30.8	27.3 ± 6.1
U1-SN（°）	107.5	105.4	105.6	105.7 ± 6.3
L1-NB（°）	31.2	30.7	31.4	30.3 ± 5.8
Me-MSR（mm）	L-4.5	L-1	L-1	0.0 ± 2.0

保持 3 年随访 TMJ 检查

保持 3 年后 TMJ 功能评估检查：

张口度 39mm，张口型正常，双侧耳前区张闭口无弹响、无压痛。

保持 3 年后 TMJ 影像学评估：

MRI 显示：左侧盘髁关系正常，髁突持续性改建中（图 7-1-22）。

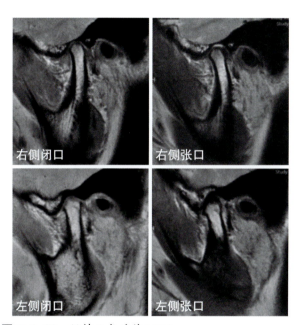

图 7-1-23　保持 3 年关节 MRI

八、分析小结

1. 关节－颌骨－咬合（JJO）联合诊治理念

关节、颌骨和咬合三者相互平衡、相互影响[1]。

青少年患者正处于生长发育期，TMDs 尤其是关节盘前移位（ADD），可以影响髁突生长发育，导致髁突吸收及升支高度改变[2-3]，打破三者原有平衡，进而继发牙颌面畸形。因此，诊治青少年关节疾病患者或牙颌面畸形患者时，均应综合考虑关节、咬合及颌骨三方面内容，在最佳的时间点进行最合适的治疗，以恢复 JJO 正确解剖结构、促进青少年患者牙颌面正常生长为主要目标。

2.JJO 联合诊治程序

在该病例中，患者主诉是下颌偏斜，通过询问病史可知患者有关节弹响史，因此我们应充分关注关节盘与髁突的位置关系。关节 MRI 显示患者左侧 TMJ 不可复性盘前移位，右侧 TMJ 轻度可复性盘前移位。临床检查发现，患者颏部左偏，下牙中线左偏，这与患者颌骨及牙列向 ADD 严重侧偏斜的理论一致[4-5]。

因此，我们的诊治思路是，首先纠正关节盘不可复性前移位，阻断因 ADD 导致的髁突吸收。可以观察到，在关节盘复位术后的一周内，患者的下颌偏斜得到了明显改善。此时，应及时佩戴再定位咬合板，维持该颌位。在确定颌位过程中，可使面中线及下牙中线适当过矫正。通过逐步调磨咬合板，使双侧磨牙区有新的咬合接触[6]。在关节稳定后，及时进行正畸治疗，通过咬合稳定来实现关节及颌骨位置的长期稳定。

九、思维流程图

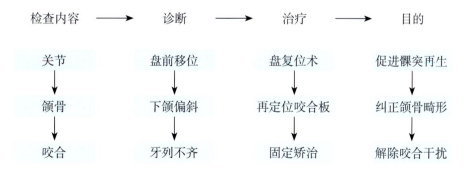

（陈欣慰，沈佩，手术由杨驰教授团队完成）

参考文献

[1] 杨驰. 颞下颌关节盘前移位与髁突骨吸收的关系及联合诊疗模式的探索 [J]. 中华口腔医学杂志，2017,52(3):4.

[2] Li H, Cai X, Wang S, et al. Disc positions and condylar changes induced by different stretching forces in the model for anterior disc displacement of temporomandibular joint[J]. J Craniofac Surg,2014,25(6):2112–2116.

[3] Hu YK, Yang C, Cai XY, et al. Does condylar height decrease more in temporomandibular joint nonreducing disc displacement than reducing disc displacement?: A magnetic resonance imaging retrospective study[J].Medicine (Baltimore), 2016, 95:e4715.

[4] Xie Q,Yang C,He D, et al. Will unilateral temporomandibular joint anterior disc displacement in teenagers lead to asymmetry of condyle and mandible? A longitudinal study[J]. J Craniomaxillofac Surg,2016,44:590–596.

[5] Xie Q, Yang C, He D, et al. Is mandibular asymmetry more frequent and severe with unilateral disc displacement?[J].J Craniomaxillofac Surg,2015,43(1):81–86.

[6] Zhu H,Yang Z,He D,et al.The effect of TMJ disk repositioning by suturing through open incision on adolescent mandibular asymmetry with and without a functional orthodontic appliance[J]. Oral Surg Oral Med Oral Pathol Oral Radiol, 2021,131:405–414.

病例 2
伴不可复性关节盘移位无开口受限的下颌后缩关节微创手术与正畸治疗

一、病例简介

本病例患者为一例牙列不齐，双侧耳前区弹响史，双侧 TMJ 不可复性盘前移位（ADD），骨性Ⅱ类的未成年病例。首先通过关节镜下盘复位术，恢复正确盘髁关系；然后佩戴 Herbst 矫治器前导下颌，促进髁突生长；最后全口直丝弓矫治，恢复正常咬合关系，最终实现正畸治疗效果长期稳定。通过关节 - 颌骨 - 咬合（JJO）联合诊治，恢复髁突生长潜能，纠正颌骨畸形和牙列不齐，最终实现功能与美观的和谐统一。

二、基本信息

性别：男
年龄：12 岁
主诉：牙列不齐求治
现病史：双侧关节弹响 6 月余，张口呼吸
既往史：否认腺样体、扁桃体疾病史；否认夜磨牙史；否认其他口腔医学史

三、临床检查

口外检查

面部检查情况：面部基本对称，突面型，上颌前突，下颌后缩，开唇露齿（图 7-2-1）。

口内检查

口内检查情况：右侧Ⅱ类磨牙关系，左侧Ⅰ类磨牙关系，双侧Ⅱ类尖牙关系，前牙深覆盖 12mm，浅覆𬌗 1mm(图 7-2-2）。

TMJ 检查

TMJ 功能检查：
张口度 40mm，张口型右偏，双侧耳前区未闻及弹响。
TMJ 影像学检查：
MRI 显示：双侧 TMJ 不可复性盘前移位，左侧髁突骨质吸收（图 7-2-3）。

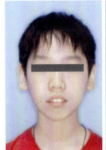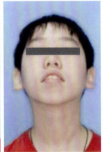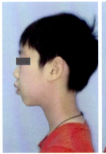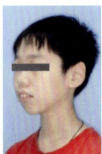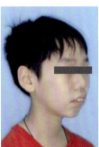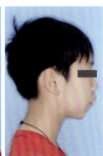

图 7-2-1 初诊面相照

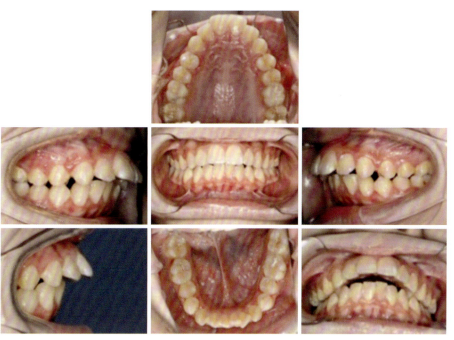

图 7-2-2 初诊口内照

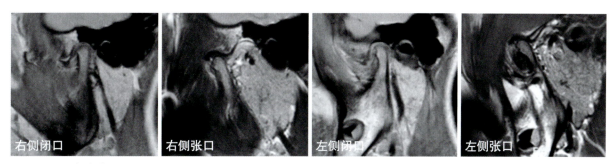

图 7-2-3 初诊关节 MRI

X 线检查

全口曲面体层片显示：18、28、38、48 未萌（图 7-2-4）。

头颅正位片显示：颏部居中（图 7-2-5）。

头颅侧位片及头影测量分析显示：骨性 Ⅱ 类，下颌后缩（图 7-2-6，表 7-2-1）。

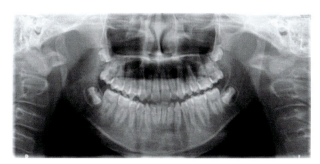

图 7-2-4 初诊全口曲面体层片

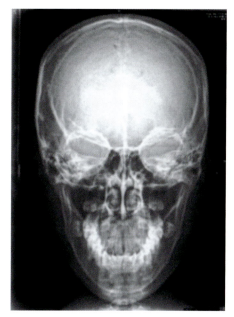

图 7-2-5 初诊头颅正位片

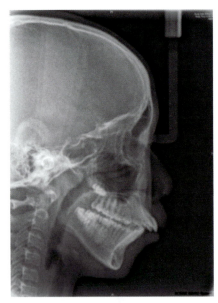

图 7-2-6 初诊头颅侧位片

表 7-2-1 初诊头影测量值

项目	初诊	标准值范围
SNA（°）	79.9	82.8 ± 4.0
SNB（°）	70.7	80.1 ± 3.9
ANB（°）	9.2	2.7 ± 2.0
NP-FH（°）	81.4	85.4 ± 3.7
Wits（mm）	7.5	0.0 ± 2.0
Y axis（°）	67.2	64.0 ± 2.3
MP-SN（°）	47.8	32.5 ± 5.6
MP-FH（°）	36.8	24.6 ± 4.5

四、问题列表

1. TMDs，双侧 TMJ 不可复性盘前移位。
2. 颌骨：骨性Ⅱ类，下颌后缩。
3. 咬合：安氏Ⅱ类，前牙深覆盖，水平型开𬌗。

五、诊　断

1. **DC/TMD 诊断**　双侧不可复性关节盘移位无开口受限
2. **错𬌗畸形诊断**　骨性Ⅱ类，安氏Ⅱ类，深覆盖

六、治疗计划

1. 双侧关节镜下盘复位术（AS术）：恢复盘髁关系。
2. AS 术后 Herbst 前导下颌：改善下颌后缩。
3. 全口直丝弓拔牙矫治：拔除 14、24、35、45，择期拔除 18、28、38、48，排齐整平，上颌强支抗内收前牙。

七、治疗过程

1. 双侧 AS 术后戴用 Herbst 前导下颌（图 7-2-7、图 7-2-8）。
2. 戴用 Herbst 6 个月后，结束前导（图 7-2-9）。
3. 全口直丝弓拔牙矫治（图 7-2-10）。
4. 精细调整，结束保持。

双侧 AS 术后阶段面相照（图 7-2-7）

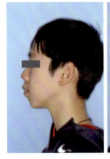 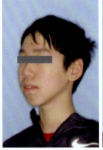 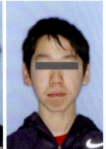 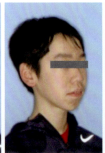 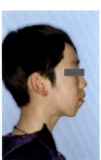

图 7-2-7　双侧 AS 术后戴用 Herbst 面相照

双侧 AS 术后戴用 Herbst 口内照（图 7-2-8）

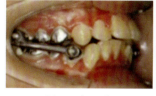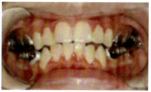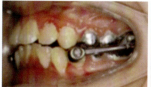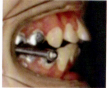

图 7-2-8 双侧 AS 术后戴用 Herbst 口内照

Herbst 结束后口内照（图 7-2-9）

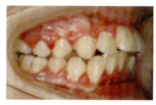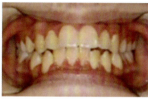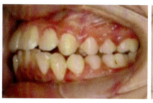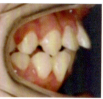

图 7-2-9 Herbst 治疗后口内照

正畸治疗阶段口内照（图 7-2-10）

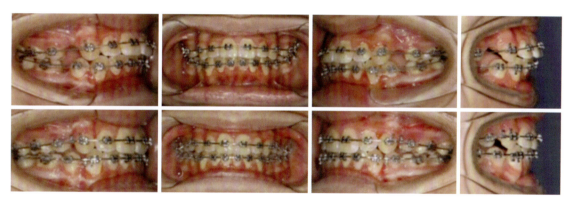

图 7-2-10 正畸治疗阶段口内照

结束正畸面相照（图 7-2-11）

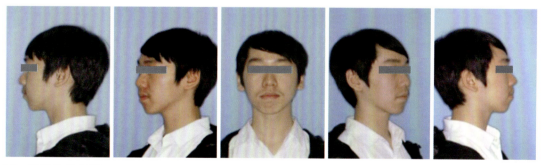

图 7-2-11 矫治后面相照

结束正畸口内照（图 7-2-12）

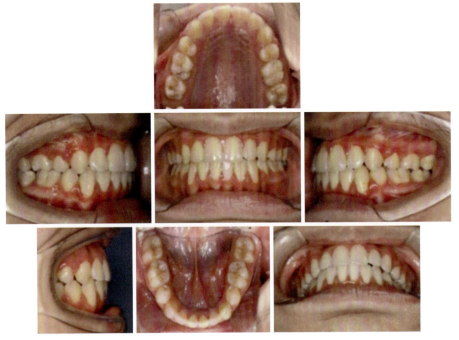

图 7-2-12 矫治后口内照

AS+Herbst 结束后 TMJ 检查

戴用 Herbst 6 个月后关节检查如下：

TMJ 功能检查：

张口度 40mm，张口型正常，双侧耳前区张闭口无弹响、无压痛。

TMJ 影像学检查：

MRI 显示：双侧盘髁关系正常，双侧髁突顶部可见大量新骨改建（图 7-2-13）。

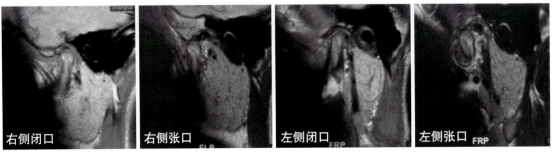

右侧闭口　　右侧张口　　左侧闭口　　左侧张口

图 7-2-13 Herbst 治疗 6 个月关节 MR

结束正畸 X 线检查

矫治后头颅正位片显示：颏部基本对称（图7-2-14）。

矫治后头颅侧位片及头影测量分析显示：下颌后缩纠正，突面型改善（图 7-2-15，表 7-2-2）。

结束正畸 TMJ 检查

TMJ 功能检查：

张口度 42mm，张口型正常，双侧耳前区张闭口无弹响、无压痛。

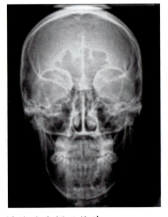

图 7-2-14 矫治后头颅正位片

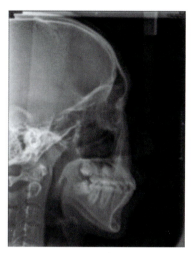

图 7-2-15 矫治后头颅侧位片

表 7-2-2 矫治后头影测量值

测量项目	矫治后	标准值范围
SNA（°）	79.3	82.8 ± 4.0
SNB（°）	74.8	80.1 ± 3.9
ANB（°）	4.5	2.7 ± 2.0
NP-FH（°）	83.3	85.4 ± 3.7
Wits（mm）	0.1	0.0 ± 2.0
Y axis（°）	67.0	64.0 ± 2.3
MP-SN（°）	45.7	32.5 ± 5.6
MP-FH（°）	36.6	24.6 ± 4.5

TMJ 影像学检查：

MRI 示双侧盘髁关系正常，髁突形态良好（图 7-2-16）。

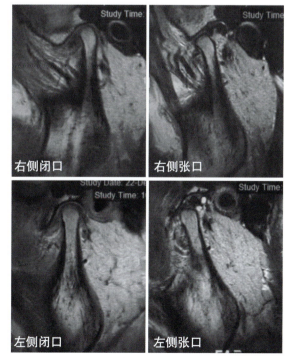

图 7-2-16 矫治后关节 MRI

八、分析小结

1. 关节镜下盘复位术

TMJ ADD 是最常见的 TMJ 疾病之一，以往研究表明，ADD 好发于 20~40 岁女性，发生率为 18%~35%，其临床症状主要表现为关节弹响、疼痛及下颌运动障碍[1-2]。随着 MRI 广泛应用于 TMJ，越来越多的研究表明：儿童及青少年人群 TMJ ADD 的发生率亦较高[3-4]。青少年 TMJ ADD 患者具有如下特点：①关节症状轻微，仅有一过性关节症状或无关节症状；②主诉以牙颌面畸形为主，首诊科室多为正畸科[5-6]。因此正畸医生在接诊过程中应充分关注关节情况，尤其是关节盘与髁突的位置关系。

青少年患者正处于生长发育期，对于同时存在 TMJ ADD 与牙颌面畸形的青少年患者，首先应恢复正确盘髁关系，促进髁突健康生长。通过髁突高度的增加，可以纠正轻、中度颌骨畸形。在本案例中，由于患者为双侧不可复性盘前移位，因此需要手术复位关节盘。我们选择关节镜下盘复位术，它是一个极其微创、省时、高效的手术，在局部麻醉下即可完成，单侧手术耗时约 15~20 分钟，2 年以上成功率高达 95% 以上[7-9]。

2. 功能矫治器选择

由于该患者存在严重的下颌发育不足（初诊时 SNB 为 70.7°，ANB 为 9.2°），因此，在恢复盘髁关系正确的基础上，需进一步采用功能矫治器前导下颌。在本案例中，我们采用 Herbst 矫治器，逐步前导下颌。结束 Herbst 治疗后，MRI 检查可以发现患者的髁突表面有大量新骨再生[10-11]。此时根据患者错𬌗畸形的类型，进行正畸拔牙矫治。

通过关节盘复位–功能矫治器–正畸联合治疗，该患者的髁突得以健康生长，下颌后缩的面型得到显著改善（SNB 从初诊时 70.7° 增加到 74.8°，ANB 从 9.2° 减少到 4.5°），同时牙列不齐也得到纠正。

九、思维流程图

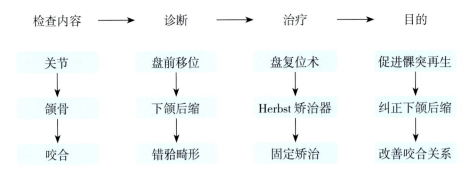

（陈欣慰，沈佩，手术由杨驰教授团队完成）

参考文献

[1] Naeije M, Te Veldhuis AH, Te Veldhuis EC, et al. Disc displacement within the human temporomandibular joint:a systematic review of a'noisy annoyance'[J]. J Oral Rehabil, 2013,40(2):139–158.

[2] Valesan LF, Da-Cas CD, Réus JC, et al. Prevalence of temporomandibular joint disorders:a systematic review and meta-analysis[J]. Clin Oral Investig,2021,25(2):441–453.

[3] Christidis N,Lindström Ndanshau E,Sandberg A,et al. Prevalence and treatment strategies regarding temporomandibular disorders in children and adolescents-A systematic review[J].J Oral Rehabil,2019,46:291–301.

[4] Nebbe B,Major PW.Prevalence of TMJ disc displacement in a pre-orthodontic adolescent sample[J]. Angle Orthod,2000, 70:454–463.

[5] 张大河，沈佩，杨驰.青少年颞下颌关节盘前移位患者就诊情况分析.中国口腔颌面外科杂志[J].2022,20(5):443–448.

[6] Shen P, Zhang D, Luo Y, et al. Characteristics of patients with temporomandibular joint idiopathic condylar resorption[J]. Cranio,2022,26:1–7.

[7] Liu X,Zheng J,Cai X,et al.Techniques of Yang's arthroscopic discopexy for temporomandibular joint rotational anterior disc displacement. Int J Oral Maxillofac Surg[J],2019,48: 769–778.

[8] Chen MJ,Yang C,Zhang SY,et al. Use of Coblation in arthroscopic surgery of the temporomandibular joint[J].J Oral Maxillofac Surg,2010,68: 2085–2091.

[9] Yang C,Cai XY,Chen MJ,et al. New arthroscopic disc repositioning and suturing technique for treating an anteriorly displaced disc of the temporomandibular joint: part I-technique introduction[J].Int J Oral Maxillofac Surg,2012, 41:1058–1063.

[10] Shen P, Bai G, Xie QY, et al. Efficacy of Arthroscopic Discopexy on Condylar Growth in Temporomandibular Joint Anterior Disc Displacement: A Randomized Clinical Trial[J]. Plast Reconstr Surg,2024,154(3): 544e–555e.

[11] Zhu H,Yang Z,He D,et al.The effect of TMJ disk repositioning by suturing through open incision on adolescent mandibular asymmetry with and without a functional orthodontic appliance[J].Oral Surg Oral Med Oral Pathol Oral Radiol, 2021,131:405–414.

病例 3
伴不可复性关节盘移位有开口受限的偏缩畸形关节微创手术与正畸治疗

一、病例简介

本病例患者为一例下颌偏斜，右侧耳前区弹响史，右侧 TMJ 不可复性盘前移位（ADD），右侧髁突吸收，骨性Ⅱ类，牙列不齐的未成年病例。首先通过关节镜下盘复位术，恢复正确盘髁关系；然后佩戴再定位咬合板，纠正下颌偏斜并前导下颌；最后全口直丝弓矫治非拔牙矫治，改善咬合关系。通过关节－颌骨－咬合联合诊治，阻止髁突进一步吸收，恢复髁突生长潜能，纠正颌骨畸形和牙列不齐，实现功能与美观的和谐统一。

二、基本信息

性别：女

年龄：12 岁

主诉：下颌偏斜求治

现病史：右侧耳前区弹响半年，自觉下颌偏斜，有渐进性加重趋势

既往史：否认打鼾史；否认腺样体、扁桃体疾病史；否认夜磨牙史；否认其他口腔医学史

三、临床检查

口外检查

面部检查情况：颏部右偏 4mm，下颌后缩（图 7-3-1）。

口内检查

口内检查情况：前牙深覆盖，深覆𬌗；磨牙关系中性；下牙中线右偏 3mm（图 7-3-2）。

TMJ 检查

TMJ 功能检查：

张口度 35mm，张口型右偏，双侧耳前区无压痛。

TMJ 影像学检查：

MRI 显示：右侧 TMJ 不可复性盘前移位，髁突吸收，升支高度降低（图 7-3-3）。

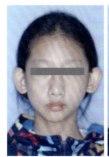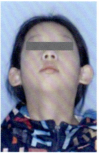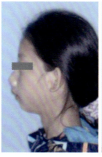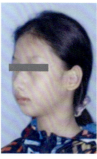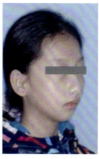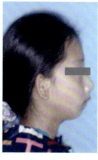

图 7-3-1　初诊面相照

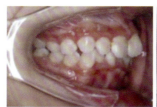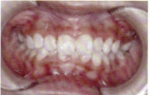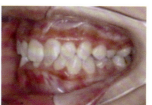
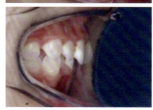

图 7-3-2　初诊口内照

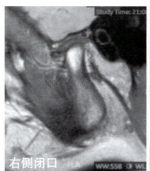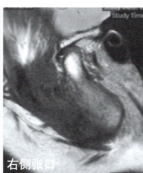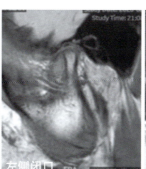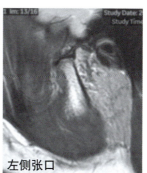

右侧闭口　　右侧张口　　左侧闭口　　左侧张口

图 7-3-3　初诊关节 MRI

X 线检查

全口曲面体层片显示：17、27、37、47 未萌，7E 滞留（图 7-3-4）。

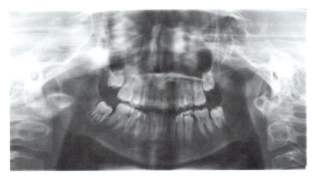

图 7-3-4　初诊全口曲面体层片

头颅正位片显示：颏部右偏 4mm，右侧下颌升支明显短于左侧（图 7-3-5）。

头颅侧位片及头影测量分析显示：骨性Ⅱ类，高角（图 7-3-6，表 7-3-1）。

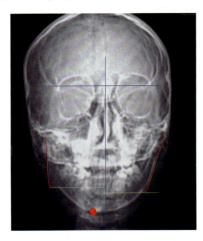

图 7-3-5　初诊头颅正位片

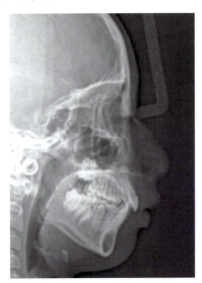

图 7-3-6　初诊头颅侧位片

表 7-3-1　初诊头影测量值

测量项目	初诊	标准值范围
SNA（°）	79.7	82.8 ± 4.0
SNB（°）	71.2	80.1 ± 3.9
ANB（°）	8.5	2.7 ± 2.0
Y axis（°）	65.1	66.3 ± 7.1
Wits（mm）	2.5	0.0 ± 2.0
MP-SN（°）	41.1	32.5 ± 5.6
MP-FH（°）	31.2	24.6 ± 4.5
U1-SN（°）	92.1	105.0 ± 6.0
L1-FH（°）	56.6	57.0 ± 7.0
Me-MSR（mm）	R-4	0.0 ± 2.0

四、问题列表

1. TMDs，右侧 TMJ 不可复性盘前移位，髁突吸收。

2. 骨性：骨性Ⅱ类，下颌偏斜。

3. 牙性：安氏Ⅰ类，牙列拥挤，中线右偏，前牙深覆𬭬、深覆盖。

五、诊　断

1. DC/TMD 诊断　右侧不可复性关节盘移位有开口受限

2. 错𬭬畸形诊断　骨性Ⅱ类，安氏Ⅰ类，牙列拥挤，中线右偏，深覆𬭬，深覆盖

六、治疗计划

1. 右侧关节镜下盘复位术（AS 术）：恢复盘髁关系。

2. AS 术后再定位咬合板治疗：纠正偏斜，前导下颌。

3. 全口直丝弓非拔牙矫治，上颌扩弓，排齐整平牙列，上颌强支抗内收前牙。

七、治疗过程

1. 右侧 AS 术后戴用再定位咬合板（图 7-3-7、图 7-3-8）。

2. 戴用再定位咬合板 7 个月，结束咬合板治疗，深覆𬭬纠正，上下牙中线基本对齐（图 7-3-9、图 7-3-10）。

3. 全口直丝弓非拔牙矫治（图 7-3-11）。

4. 精细调整，结束保持。

右侧 AS 术后阶段面相照（图 7-3-7）

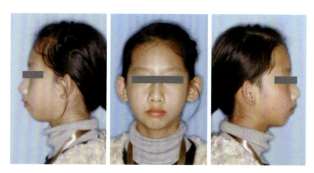

图 7-3-7　右侧 AS 术后面相照

右侧 AS 术后阶段口内照

右侧 AS 术后戴用再定位咬合板（图 7-3-8）。

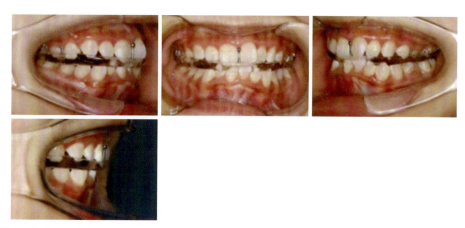

图 7-3-8　右侧 AS 术后口内照

ARS 治疗后面相照（图 7-3-9）

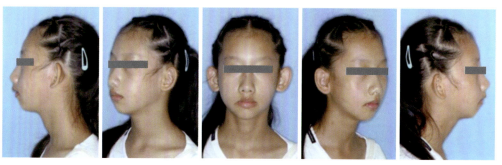

图 7-3-9　ARS 治疗 7 个月面相照

ARS 治疗后口内照（图 7-3-10）

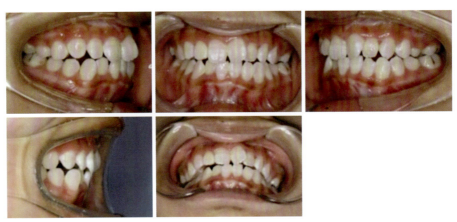

图 7-3-10　ARS 治疗 7 个月口内照

正畸治疗阶段口内照（图 7-3-11）

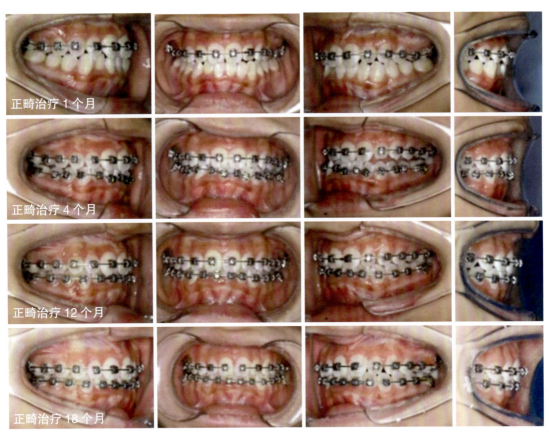

正畸治疗 1 个月

正畸治疗 4 个月

正畸治疗 12 个月

正畸治疗 18 个月

图 7-3-11　正畸治疗阶段口内照

结束正畸面相照（图 7-3-12）

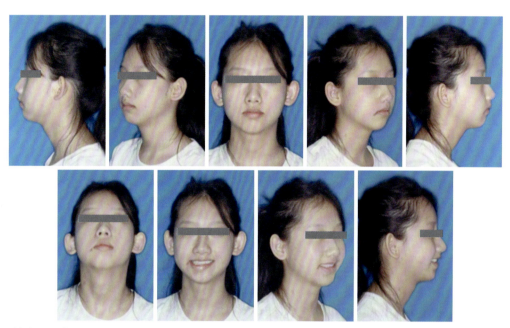

图 7-3-12　矫治后面相照

结束正畸口内照（图 7-3-13）

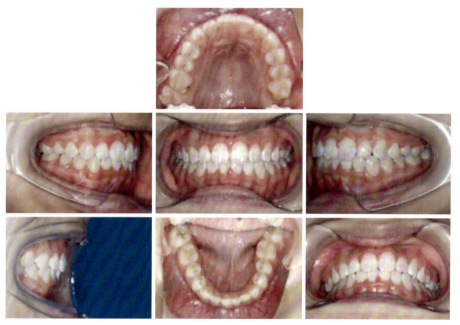

图 7-3-13　矫治后口内照

AS+ARS 结束后 TMJ 检查

ARS 戴用 7 个月后 TMJ 检查：

TMJ 功能评估检查：

张口度 38mm，张口型正常，双侧耳前区张闭口无弹响压痛。

TMJ 影像学评估：

MRI 显示右侧盘髁关系正常，右侧髁突顶部可见大量新骨改建（图 7-3-14）。

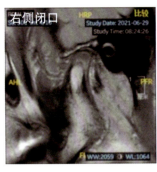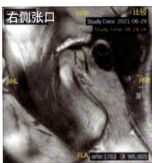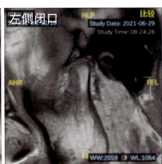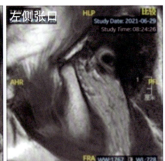

图 7-3-14 ARS 治疗 7 个月关节 MRI

结束正畸 X 线检查

矫治后全口曲面体层片显示：牙根未见明显吸收，平行度良好（图 7-3-15）。

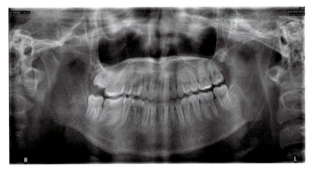

图 7-3-15 矫治后全口曲面体层片

矫治后头颅正位片显示：颏部基本居中（图 7-3-16）。

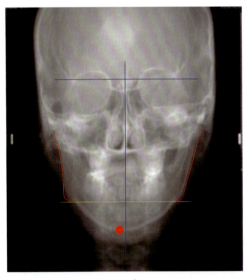

图 7-3-16 矫治后头颅正位片

矫治后头颅侧位片及头影测量分析显示：下颌后缩改善（图 7-3-17，表 7-3-2）。

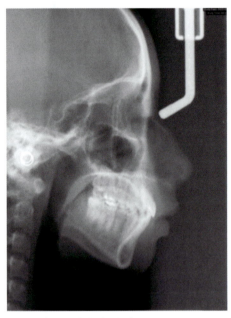

图 7-3-17 矫治后头颅侧位片

表 7-3-2 矫治后头影测量值

测量项目	矫治后	标准值范围
SNA（°）	80.1	82.8 ± 4.0
SNB（°）	74.7	80.1 ± 3.9
ANB（°）	5.4	2.7 ± 2.0
Y axis（°）	64.6	66.3 ± 7.1
Wits（mm）	−1.0	0.0 ± 2.0
MP-SN（°）	41.7	32.5 ± 5.6
MP-FH（°）	31.7	24.6 ± 4.5
U1-SN（°）	98.1	105.0 ± 6.0
L1-FH（°）	54.4	57.0 ± 7.0
Me-MSR（mm）	R-1	0.0 ± 2.0

结束正畸 TMJ 检查

TMJ 功能检查：

张口度 39mm，张口型正常，双侧耳前区张闭口无弹响、无压痛。

TMJ 影像学检查：

矫治后 MRI 显示：双侧 TMJ 正常盘髁关系，右侧髁突形态正常，改建良好（图 7-3-18）。

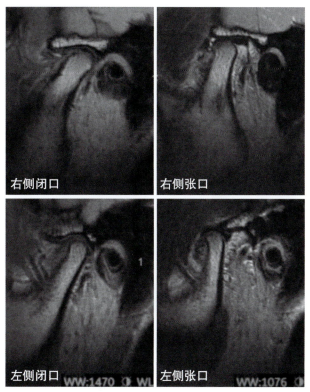

右侧闭口　　　右侧张口

左侧闭口　　　左侧张口

图 7-3-18　矫治后关节 MRI

八、分析小结

青少年正处于生长发育期，关节盘移位，尤

其是前移位，可以导致髁突生长抑制或者吸收[1-2]。该患者就诊时可见下颌显著右偏，头颅正位片显示右侧下颌升支低于左侧；同时 TMJ MRI 显示右侧不可复性盘前移位，髁突吸收，高度降低。对于此类患者，若不采取及时有效的措施阻止髁突吸收，促进下颌生长，其下颌偏斜将日趋严重，待成人后需正畸正颌联合治疗。

为此，我们采取关节 - 颌骨 - 咬合（JJO）联合治疗方案[3]，即以关节健康生长为首要目标，在关节稳定的基础上，通过适当的功能矫治器纠正颌骨畸形，最后通过正畸治疗来解除咬合干扰，恢复尖窝接触的咬合关系，改善前牙覆𬌗、覆盖。

对该患者而言，我们可以看到，右侧行关节镜下盘复位术 + 再定位咬合板治疗后，患者右侧盘髁关系恢复正常，髁突表面可见大量新骨形成，髁突高度显著增加。通过患侧髁突高度的增加，使下颌向健侧旋转，可以纠正或部分纠正因关节盘前移位及髁突吸收导致的下颌偏斜，从而避免了成年后的正颌手术[4-5]。

颌位改变会引起咬合改变，可以看到患者戴用再定位咬合板后，后牙呈现尖对尖咬合关系。此时应根据患者牙列不齐的具体情况进行正畸治疗，其最终目的是通过达到尖窝接触的咬合关系，来实现关节、颌骨及咬合的长久稳定。

九、思维流程图

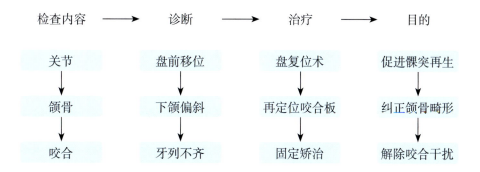

检查内容	→	诊断	→	治疗	→	目的
关节		盘前移位		盘复位术		促进髁突再生
↓		↓		↓		↓
颌骨		下颌偏斜		再定位咬合板		纠正颌骨畸形
↓		↓		↓		↓
咬合		牙列不齐		固定矫治		解除咬合干扰

（陈欣慰，沈佩，手术由杨驰教授团队完成）

参考文献

[1] Zhuo Z,Cai X,Xie Q.Is Anterior Disc Displacement Without Reduction Associated With Temporomandibular Joint Condylar Height in Juvenile Patients Younger Than 20 Years?[J].Journal of Oral and Maxillofacial Surgery, 2015, 73(5):843-849.

[2] Zhang D,Abdelrehem A,Luo Y,et al.Effect of arthroscopic discopexy on condylar growth in adolescents with temporomandibular joint disc displacement without reduction: A retrospective self-controlled case series study[J]. J Craniomaxillofac Surg,2024,52(2):157–164.

[3] 杨驰 . 颞下颌关节盘前移位与髁突骨吸收的关系及联合诊疗模式的探索 [J]. 中华口腔医学杂志 ,2017,52(3):4.

[4] Shen P, Bai G, Xie QY, et al. Efficacy of Arthroscopic Discopexy on Condylar Growth in Temporomandibular Joint Anterior Disc Displacement: A Randomized Clinical Trial[J].Plast Reconstr Surg,2024,154(3):544e–555e.

[5] Zhu H,Yang Z,He D,et al.The effect of TMJ disk repositioning by suturing through open incision on adolescent mandibular asymmetry with and without a functional orthodontic appliance[J]. Oral Surg Oral Med Oral Pathol Oral Radiol, 2021,131:405–414.

伴 TMDs 患者的手术与正畸治疗

第八章
伴 TMDs 患者的手术与正畸治疗

病例 1

伴肌肉痛 / 关节痛 / 退行性关节病的高角骨性 Ⅱ 类正畸正颌联合治疗

一、病例简介

本病例为一例双侧退行性关节病，高角骨性 Ⅱ 类，下颌后缩的成人病例。我们首先采用理疗及药物治疗退行性关节病，而后采用直丝弓矫治技术和正畸正颌联合治疗的方式改善患者咬合及下颌骨长度。治疗结束后，患者牙列排齐整平，尖牙、磨牙呈中性关系，正常覆𬌗、覆盖，双侧关节症状改善。

二、基本信息

性别：女
年龄：21 岁
主诉：牙不齐、下颌后缩
家族史：不详

三、临床检查

口外检查

面部检查情况：正貌为均面型、面部左右基本对称、下面高正常、颏部居中；微笑相上中线居中、上前牙暴露量正常；侧貌为突面型、鼻唇角正常、唇位于 E 线上、颏位靠后（图 8-1-1）。

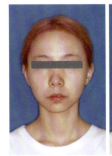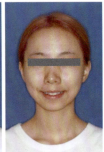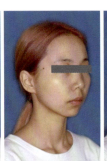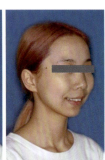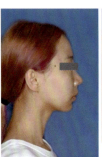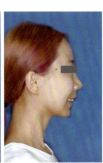

图 8-1-1 *初诊面相照*

口内检查

口内检查情况：恒牙列，17~27，37~47。上颌牙列拥挤度 3.5mm，下颌牙列拥挤度 7mm，spee 曲线 4mm；双侧尖牙、磨牙 Ⅱ 类关系，下中线右偏 2mm，前牙 Ⅱ 度深覆𬌗，Ⅲ 度深覆盖；上颌牙弓尖圆形，下颌牙弓形态为卵圆形，上、下牙弓形态不匹配；前牙 Bolton 比为 78.81%（图 8-1-2）。

TMJ 检查

TMJ 功能检查：
1. 下颌运动过程中，牙位与肌位一致，RCP 与 ICP 协调。
2. 张口度正常，张口型正常，无关节绞锁。
3. 双侧关节弹响，浊音。
肌肉触诊见表 8-1-1。

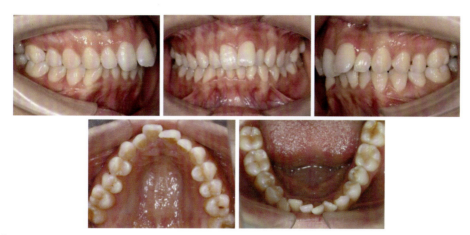

图 8-1-2　初诊口内照

表 8-1-1　肌肉触诊

	左侧	右侧
肩颈部	-	-
颞肌前份	-	-
颞肌中份	-	-
颞肌后份	-	-
咬肌浅层	+	+
咬肌深层	+	+
翼外肌下头	-	-
翼内肌		
二腹肌 / 颏舌骨肌	-	-
胸锁乳突肌	-	-
关节区触诊	-	-
关节囊外侧	+	+
关节囊后区（经外耳道）	+	+
颞下颌韧带	-	+

TMJ 影像学检查：

CBCT 显示：双侧髁突皮质骨不连续，髁突形态改变，髁突位置靠后（图 8-1-3）。

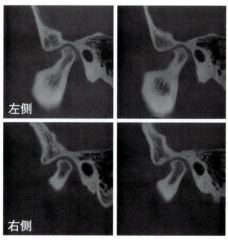

左侧

右侧

图 8-1-3　初诊 CBCT

X 线检查

全口曲面体层片显示：11、21 间多生牙，38、48 阻生（图 8-1-4）。

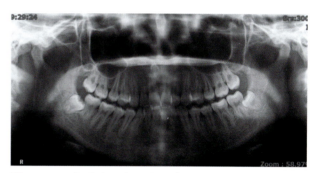

图 8-1-4　初诊全口曲面体层片

头颅侧位片及头影测量分析显示：骨性Ⅱ类，高角，上前牙较直立，下前牙唇倾（图 8-1-5，表 8-1-2）。

表 8-1-2　初诊头影测量值

测量项目	初诊	标准值范围
SNA（°）	77.7	83.0 ± 4.0
SNB（°）	66.5	80.0 ± 4.0
ANB（°）	11.2	3.0 ± 2.0
MP-SN（°）	47.2	30.0 ± 6.0
Y-axis（°）	67.5	63.5 ± 2.0
S-Go/N-Me（%）	57.1	64.0 ± 3.0
U1-L1（°）	126.9	128.0 ± 8.0
U1-SN（°）	86.8	106.0 ± 6.1
U1-NPog（mm）	13.3	5.0 ± 2.0
L1-NPog（mm）	6.5	4.0 ± 2.0
L1-MP（°）	99.1	95.0 ± 6.0
UL-EP（mm）	2.1	-1.0 ± 1.0
LL-EP（mm）	2.0	1.0 ± 1.0

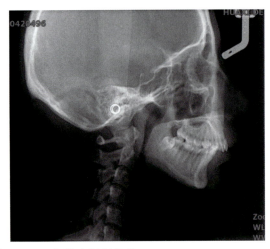

图 8-1-5 初诊头颅侧位片

四、问题列表

1. 退行性关节病，38、48阻生，11、21间多生牙。
2. 矢状向：骨性Ⅱ类，下颌发育不足，尖牙、磨牙远中关系。
3. 横向：上颌前段牙弓狭窄。
4. 垂直向：高角。
5. 牙列拥挤。
6. 突面型。

五、诊 断

1. **DC/TMD 诊断** 双侧肌肉痛，关节痛，退行性关节病
2. **错𬌗畸形诊断** 骨性Ⅱ类，下颌后缩，高角；安氏Ⅱ类，牙列拥挤

六、治疗计划

TMDs 治疗

1. 红外激光照射：双侧颞下颌关节区（每天15分钟，连续5天）。
2. 直流电刺激放松咀嚼肌（每次30分钟，隔天1次，共3次）。
3. 每日早晚热敷双侧颞下颌关节区，30分钟/次。
4. 药物治疗：盐酸氨基葡萄糖片，每次0.24g，每天3次，每次2片。

正畸正颌联合治疗

1. 拔除15、25、34、44，直丝弓矫治，排齐整平上、下牙列，去除代偿，关闭拔牙间隙（CBCT 评估多生牙位置，离中切牙根尖较远，暂未拔除）。
2. 转外科行下颌骨矢状劈开术和颏成形术。
3. 正颌术前拔除 38、48。

七、治疗过程

1. 按照治疗计划行 TMDs 治疗。
2. 全口牙周洁治，行口腔卫生宣教。
3. 拔除 15、25、34、44、38、48。
4. 上颌先排齐整平，打开咬合后，粘下半口托槽。
5. 进一步排齐整平上、下牙列，纠正上、下颌前牙转矩，去除前牙代偿。
6. 排齐整平后上颌弱支抗，下颌强支抗关闭拔牙间隙，调整双侧磨牙至完全远中关系，创造手术空间（过程中上颌前牙区植入支抗钉进行前牙转矩控制）。
7. 转外科行下颌骨矢状劈开术和颏成形术。
8. 术后正畸精调。
9. 制作透明压膜保持器保持。

TMDs 治疗后 CT 检查

TMDs 治疗后双侧髁突骨皮质未见进一步吸收（图 8-1-6）。

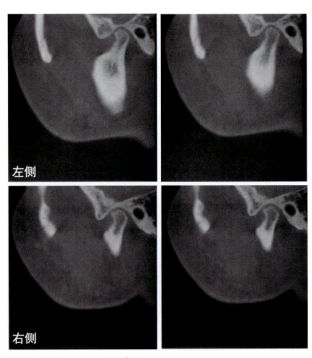

图 8-1-6 TMDs 治疗后 CT

正颌术前面相照（图 8-1-7）

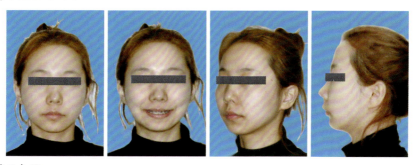

图 8-1-7　正颌术前面相照

正颌术前口内照（图 8-1-8）

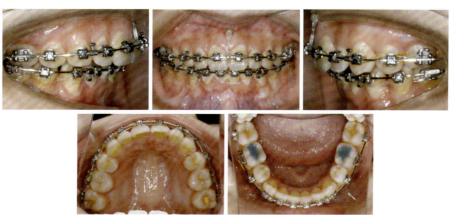

图 8-1-8　正颌术前口内照

结束正畸面相照（图 8-1-9）

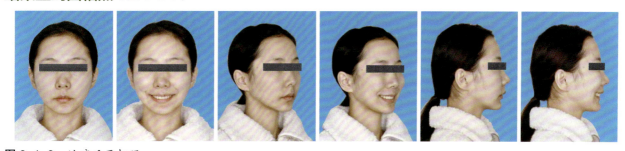

图 8-1-9　治疗后面相照

结束正畸口内照（图 8-1-10）

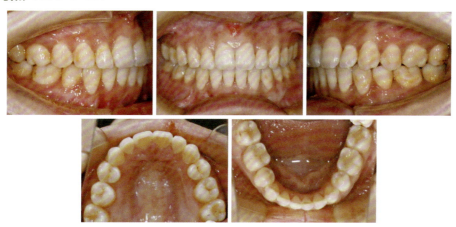

图 8-1-10　治疗后口内照

结束正畸影像学检查

结束时全口曲面体层片显示未见明显牙根吸收，牙根平行度良好（图 8-1-11）。

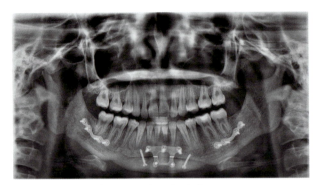

图 8-1-11 治疗后全口曲面体层片

结束时头颅侧位片及头影测量分析对比显示：ANB 角减小，下颌平面角降低（图 8-1-12，表 8-1-3）。

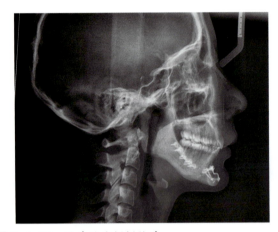

图 8-1-12 治疗后头颅侧位片

表 8-1-3 治疗前后头影测量值对比

测量项目	初诊	治疗后	标准值范围
SNA（°）	77.7	77.5	83.0 ± 4.0
SNB（°）	66.5	70.7	80.0 ± 4.0
ANB（°）	11.2	6.8	3.0 ± 2.0
MP–SN（°）	47.2	45.4	30.0 ± 6.0
Y–axis（°）	67.5	64.7	63.5 ± 2.0
S–Go/N–Me（%）	57.1	55.8	64.0 ± 3.0
U1–L1（°）	126.9	128.5	128.0 ± 8.0
U1–SN（°）	86.8	90.3	106.0 ± 6.0
U1–NPog（mm）	13.3	4.6	5.0 ± 2.0
L1–NPog（mm）	6.5	1.8	4.0 ± 2.0
L1–MP（°）	99.1	95.8	95.0 ± 6.0
UL–EP（mm）	2.1	-0.4	-1.0 ± 1.0
LL–EP（mm）	2.0	-2.1	1.0 ± 1.0

治疗前后重叠图（图 8-1-13）

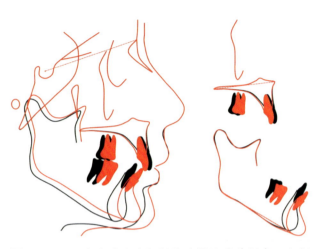

图 8-1-13 治疗前后头颅侧位片描迹图前颅底、上颌骨、下颌骨重叠（治疗前黑色，治疗后红色）

八、分析小结

1. 治疗方案的选择

目前普遍认为 TMDs 是一类与生物 - 心理 - 社会障碍密切相关的疾病，其发病因素可能涉及咬合、情绪、压力等多方面[1-2]。尽管对于错𬌗畸形与 TMDs 之间的关系仍存在争论[3-4]。但针对该患者，上、下牙弓形态不协调，上颌前段牙弓狭窄对下颌位置存在限制，对前伸运动存在干扰。因此我们建议在 TMDs 得到治疗或控制后，通过正畸治疗解除对下颌前伸运动的限制，可能对 TMJ 的解剖位置及功能运动的改善提供积极帮助。

既往研究证实弱激光等理疗方式虽在改善 TMDs 疼痛症状上效果有限，但可以有效改善功能障碍[5]。盐酸氨基葡萄糖在治疗骨关节病中的作用已得到广泛证实[6]。结合该患者的精神心理特征，我们采用理疗及药物治疗的方法，同时嘱患者注意休息，减轻心理压力对疾病带来的不利影响。

在 TMDs 得到控制后，针对患者的正畸治疗方式的选择上，该患者 ANB 角达到 11.2°，下颌发育不足，存在较为明显的骨性畸形，在与患者充分沟通及正颌外科会诊后选择正畸正颌联合治疗。通过正畸治疗去代偿后，转正颌外科行下颌升支矢状劈开术及颏成形术。

2. 正颌手术与 TMDs 之间的关系

有文献报道，一些接受正颌手术的患者术前

无关节症状，但术后却出现各种 TMDs 的症状或体征，例如关节弹响、摩擦音、关节疼痛和压痛、张口受限甚至髁突吸收等[7-12]。因此，正颌手术确实会一定程度上导致部分患者出现 TMJ 问题，尤其是术中髁突位置改变造成的关节内紊乱与髁突吸收。这些患者主要包括：①高角的下颌骨后缩的患者，尤其是年轻女性；②合并前牙开𬌗的患者；③需要上颌上抬，下颌逆时针旋转的患者；④下颌不对称需要将下颌骨轴向旋转的患者；⑤下颌后退超过 9mm 的患者。在对这些患者进行双侧下颌骨矢状劈开时，应避免髁突位置变化过大。其次，在实际手术过程中，例如患者处于仰卧位的姿态、麻醉后肌张力的下降、术中下颌骨移动的方向以及髁突是否处于 CO 或 CR 位等都会影响对髁突正确位置的判断。最后，术中复位髁突时，确保髁突位置的稳定也至关重要。由于下颌骨是 U 形的，手术时无论是下颌骨前伸或者后退，都会造成近端和远端骨块轴向关系的改变，从而造成髁突位置的改变，而不恰当的坚强内固定方式也会导致髁突侧向

旋转。但值得注意的是，也有研究指出虽然髁突过度移位会加剧术后 TMDs 的症状，应采取措施尽量避免，但是髁突是否准确复位并不是正颌手术患者术后产生 TMDs 的主要原因[13-15]。在本病例中，该患者正畸正颌联合治疗前，由于前牙段的咬合限制，髁突位置靠后，髁突压力较大，这可能是颞下颌骨关节病的致病因素之一。在排齐牙齿及正颌术后，下颌限制解除，治疗前后重叠图显示患者髁突位置前移，处于适当的生理位置，对于后续治疗效果的稳定可以提供正面帮助。

另一方面，对于正颌手术能否有效改善或治疗 TMDs 仍缺乏足够证据。尽管一些研究指出正颌手术对于缓解 TMDs 的症状或体征有一定帮助[9,16-17]，但是由于多数研究包含不同类型及不同程度的错𬌗畸形，研究对象并不单一。同时对患者术前 TMDs 的评估标准不一，大多研究缺乏 TMDs 的类型及病程记录，术后随访时间也不同。因此，基于以上研究结果，考虑到手术的有创性，正颌手术并非 TMDs 的可靠治疗手段，需严格控制适应证[18]。

九、思维流程图

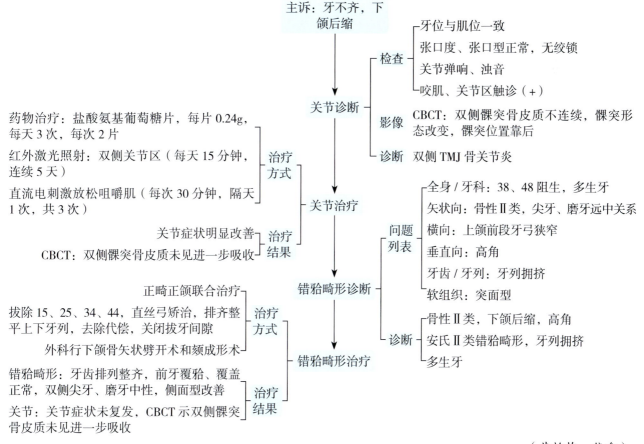

（黄艳梅，熊鑫）

参考文献

[1] Engel GL. The need for a new medical model: a challenge for biomedicine[J]. Psychodynamic psychiatry, 2012, 40(3): 377–396.

[2] Dworkin SF. Illness behavior and dysfunction: review of concepts and application to chronic pain[J]. Canadian journal of physiology and pharmacology, 1991, 69(5): 662–671.

[3] Mohlin B, Axelsson S, Paulin G, et al. TMD in relation to malocclusion and orthodontic treatment [J]. The Angle orthodontist, 2007,77(3): 542–548.

[4] Michelotti A, Iodice G. The role of orthodontics in temporomandibular disorders [J]. Journal of oral rehabilitation, 2010, 37(6): 411–429.

[5] Chen J, Huang Z, Ge M, et al. Efficacy of low-level laser therapy in the treatment of TMDs: a meta-analysis of 14 randomised controlled trials[J]. Journal of oral rehabilitation, 2015, 42(4): 291–299.

[6] Fox BA, Stephens MM. Glucosamine hydrochloride for the treatment of osteoarthritis symptoms[J]. Clinical interventions in aging, 2007,2(4):599–604.

[7] Hackney FL, Van Sickels JE, Nummikoski PV. Condylar displacement and temporomandibular joint dysfunction following bilateral sagittal split osteotomy and rigid fixation[J]. Journal of oral and maxillofacial surgery,1989, 47(3): 223–227.

[8] Dervis E, Tuncer E. Long-term evaluations of temporomandibular disorders in patients undergoing orthognathic surgery compared with a control group[J]. Oral surgery, oral medicine, oral pathology, oral radiology, and endodontics, 2002, 94(5): 554–560.

[9] Dujoncquoy JP, Ferri J, Raoul G, et al. Temporomandibular joint dysfunction and orthognathic surgery: a retrospective study[J]. Head & face medicine, 2010,6:27.

[10] Nale JC. Orthognathic surgery and the temporomandibular joint patient[J]. Oral and maxillofacial surgery clinics of North America, 2014,26(4): 551–564.

[11] Øland J, Jensen J, Melsen B. Factors of importance for the functional outcome in orthognathic surgery patients: a prospective study of 118 patients [J]. Journal of oral and maxillofacial surgery, 2010,68(9):2221–2231.

[12] Wolford LM, Reiche-Fischel O, Mehra P. Changes in temporomandibular joint dysfunction after orthognathic surgery[J]. Journal of oral and maxillofacial surgery, 2003, 61(6): 655–660,discussion 61.

[13] Hall HD, Navarro EZ, Gibbs SJ. Prospective study of modified condylotomy for treatment of nonreducing disk displacement[J]. Oral surgery, oral medicine, oral pathology, oral radiology, and endodontics,2000,89(2): 147–158.

[14] Gerressen M, Zadeh MD, Stockbrink G, et al. The functional long-term results after bilateral sagittal split osteotomy (BSSO) with and without a condylar positioning device [J].

Journal of oral and maxillofacial surgery, 2006, 64(11): 1624–1630.

[15] Costa F, Robiony M, Toro C, et al. Condylar positioning devices for orthognathic surgery: a literature review[J]. Oral surgery, oral medicine, oral pathology, oral radiology, and endodontics, 2008, 106(2): 179–190.

[16] Westermark A, Shayeghi F, Thor A. Temporomandibular dysfunction in 1,516 patients before and after orthognathic surgery [J]. The International journal of adult orthodontics and orthognathic surgery, 2001,16(2):145–151.

[17] Lindenmeyer A, Sutcliffe P, Eghtessad M, et al. Oral and maxillofacial surgery and chronic painful temporomandibular disorders-a systematic review[J]. Journal of oral and maxillofacial surgery, 2010,68(11): 2755–2764.

[18] Al-Riyami S, Cunningham SJ, Moles DR. Orthognathic treatment and temporomandibular disorders: a systematic review. Part 2. Signs and symptoms and meta-analyses[J]. American journal of orthodontics and dentofacial orthopedics, 2009,136(5): 626.e1–16, discussion -7.

病例2
伴不可复性关节盘移位无开口受限的下颌后缩前牙开𬌗稳定型咬合板正畸正颌联合治疗

一、病例简介

本病例患者为一例不可复性关节盘移位、关节盘变形、髁突吸收、骨性安氏Ⅱ类下颌后缩、前牙开𬌗的病例，于口外关节专科门诊会诊认为关节盘复位手术预后欠佳，定期随访患者关节状况，待患者成年后髁突无明显吸收趋势，佩戴稳定型咬合板后拔除4个第一前磨牙，去代偿后行双颌手术配合颏成形手术。治疗后面型改善明显，咬合关系理想，盘髁关系稳定。

二、基本信息

性别：男
年龄：16岁
主诉：下巴后缩，前牙无法咬合
现病史：否认正畸治疗史，否认口呼吸等不良习惯
既往史：颞下颌关节区弹响绞锁史，否认系统性疾病史，否认外伤史

三、临床检查

口外检查

面部检查情况：

正面检查：面部外形不对称，长面型，下面高过高，颏位居中，自然闭口、微笑时唇齿关系正常；侧面检查：突面型，鼻唇角接近 90°，上、下唇位于审美平面前，颏唇沟偏深，颏位后缩，高角骨面型（图 8-2-1）。

口内检查

口内检查情况：牙列 17~27，37~47，12 和 22

过小牙，磨牙、尖牙远中关系；上、下牙弓卵圆形，上、下颌弓形较为对称；上、下牙列中线与面中线齐平，上、下牙弓轻度拥挤，前牙覆𬌗正常，覆盖 5mm，后牙宽度匹配（图 8-2-2）。

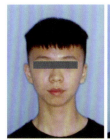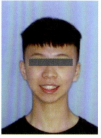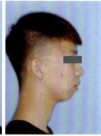

图 8-2-1　初诊面相照

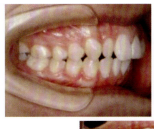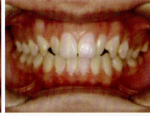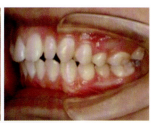
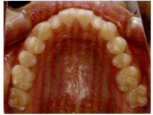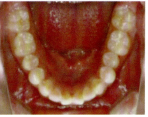

图 8-2-2　初诊口内照

模型分析

下颌双侧 Spee 曲线深度为 2.5mm。前牙 Bolton 比为 84.6%（79.32% ± 2.27%），全牙 Bolton 比为 94.7%（91.75% ± 1.62%）。

TMJ 检查

TMJ 功能检查：

张口度三指，张口型正常，下颌运动顺畅，双侧 TMJ 无弹响，无压痛。

TMJ 影像学检查：

CBCT 显示：左右关节大小不一致，右侧髁突偏小，双侧髁突骨质改变，髁突基本位于关节窝中央（图 8-2-3AB）。

MRI 显示：闭口位时，双侧 TMJ 关节盘后带位于髁突嵴顶前方。张口时，双侧 TMJ 关节盘仍位于髁突前方。双侧髁嵴骨质毛糙、髁突前斜面变平，双侧髁突信号、活动度正常。双侧关节上、下腔内未见明显异常信号影（图 8-2-3C~F）。

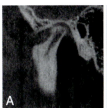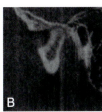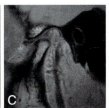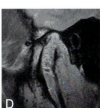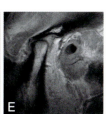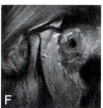

图 8-2-3　初诊 TMJ CBCT 和 MRI。A. 治疗前右侧 TMJ CBCT。B. 治疗前左侧 TMJ CBCT。CD. 治疗前右侧 TMJ MRI。EF. 治疗前左侧 TMJ MRI

X 线检查

曲面体层片显示：牙槽骨高度尚可，31、41牙根稍短，18、28、38、48阻生，双侧髁突不对称，短小，双侧下颌角正常，下颌骨体基本对称，余未见明显异常（图 8-2-4）。

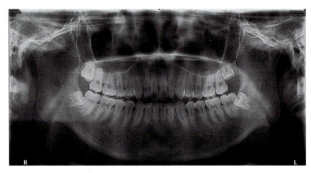

图 8-2-4 *初诊全口曲面体层片*

头颅侧位片显示：骨性Ⅱ类，垂直生长型，高角，上中切牙舌倾，下中切牙唇倾，上、下唇前突（图 8-2-5，表 8-2-1）。

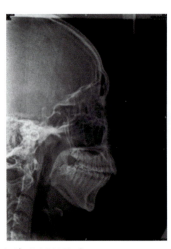

图 8-2-5 *初诊头颅侧位片*

表 8-2-1 初诊头影测量值

测量项目	初诊	标准值范围
SNA（°）	81.8	83.0 ± 4.0
NA-FH（Maxillary Depth）（°）	88.9	91.0 ± 8.0
SNB（°）	71.0	80.0 ± 4.0
FH-NPo（Facial Angle）（°）	76.5	85.0 ± 4.0
NA-APo（convexity）（°）	24.9	6.0 ± 4.0
FMA（FH-MP）（°）	40.2	26.0 ± 4.0
SN-MP（°）	47.3	30.0 ± 6.0
Go-Co（mm）	46.9	59.0 ± 3.0
S-N（Anterior Cranial Base）（mm）	63.5	71.0 ± 3.0

续表

测量项目	初诊	标准值范围
GoMe/SN（%）	98.6	100.0 ± 10.0
Y-Axis（SGn-FH）（°）	71.9	64.0 ± 2.0
Po-NB（mm）	3.2	4.0 ± 2.0
S Vert-Co（mm）	8.8	20.0 ± 3.0
N`-Sn-Pg'（Facial convexity angle）（°）	148.4	168.0 ± 4.0
ANB（°）	10.8	3.0 ± 2.0
Wits（mm）	6.1	0.0 ± 2.0
ANS-Me/Na-Me（%）	56.2	55.0 ± 3.0
S-Go/N-Me（P-A Face Height）（%）	57.5	64.0 ± 2.0
U1-SN（°）	90.3	106.0 ± 6.0
U1-NA（°）	8.5	23.0 ± 5.0
U1-NA（mm）	0.8	5.0 ± 2.0
U1-PP（mm）	32.6	28.0 ± 2.0
U6-PP（mm）	19.9	22.0 ± 3.0
IMPA（L1-MP）（°）	106.1	97.0 ± 6.0
L1-MP（mm）	44.6	42.0 ± 4.0
L1-NB（°）	44.4	30.0 ± 6.0
L1-NB（mm）	11.4	7.0 ± 2.0
U1-L1（Interincisal Angle）（°）	116.4	124.0 ± 8.0
Overjet（mm）	5.0	2.0 ± 1.0
Overbite（mm）	1.2	3.0 ± 2.0
FMIA（L1-FH）（°）	33.7	55.0 ± 2.0
OP-FH（°）	18.8	15.0 ± 4.0
ST N vert-Pog'（mm）	18.6	0.0 ± 2.0
G Vert-Sn（mm）	6.0	6.0 ± 1.0
G Vert-Pog'（mm）	-18.6	0.0 ± 2.0
G Vert-U1（mm）	-8.1	0.0 ± 1.0
Upper Lip Length（ULL）（mm）	28.0	20.0 ± 2.0
UL-EP（mm）	3.9	-1.0 ± 1.0
LL-EP（mm）	6.1	1.0 ± 2.0

四、问题列表

1. TMDs，双侧 TMJ 不可复性盘前移位，双侧髁突骨质改变。

2. 骨性问题：骨性Ⅱ类，高角，下颌后缩。

3. 牙性问题：安氏Ⅱ类，上、下牙列轻度拥挤，18、28、38、48阻生。

4. 牙体问题：12、22过小牙，31、41牙根稍短。

5. 软组织问题：突面型，颏部后缩。

五、诊　断

1. DC/TMD 诊断　双侧不可复性关节盘移位无开口受限

2. **错殆畸形诊断**　面型：突面型；骨型：Ⅱ类高角；牙型：安氏Ⅱ类2分类；牙列拥挤；12、22过小牙

六、治疗计划

1. 定期随访者 TMJ 稳定性。

2. 佩戴稳定型咬合板。

3. 拔除 14、24、34、44，术前正畸，上、下颌前牙去代偿。

4. 正颌手术。

5. 术后正畸，精细调整，结束保持。

七、治疗过程

1. 患者 16 岁时因"下巴后缩，前牙无法咬合"于我科就诊，TMJ MRI 诊断为双侧 TMJ 不可复性盘前移位，双侧髁突骨质改变。遂定期随访患者 TMJ 稳定性，确保患者关节无进行性吸收。

2. 待患者 18 岁，制作稳定型咬合板，嘱患者全天戴用，逐次调磨，使上、下牙列均匀接触，佩戴 6 个月（图 8-2-6A）。

3. 术前正畸，拔除 14、24、34、44，直丝弓矫治器排齐整平上、下牙列，上、下颌前牙去代偿，匹配上、下颌牙弓。正颌手术，上颌行 Lefort Ⅰ型手术，下颌行 BSSRO 手术配合颏成形手术。术后正畸，精细调整，透明保持器保持（图 8-2-6 B~E）。

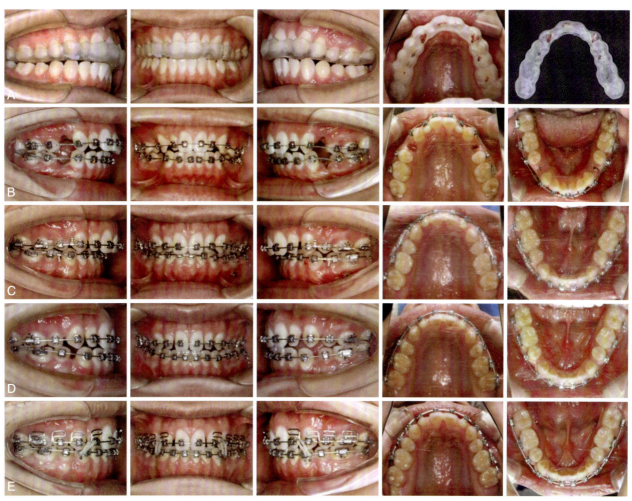

图 8-2-6　治疗过程阶段口内照。A. 佩戴稳定性咬合板阶段口内照。B~E. 正畸治疗阶段口内照

结束正畸面相照

疗程持续 39 个月，治疗后，患者面型改善明显（图 8-2-7）。

治疗后，口内的尖、磨牙基本为Ⅰ类关系，上、下颌牙齿排列整齐，前牙覆𬌗、覆盖正常，获得最大牙尖交错位，上、下中线齐（图 8-2-8）。

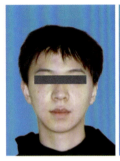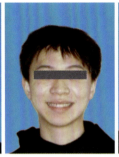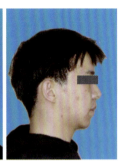

图 8-2-7　治疗后面相照

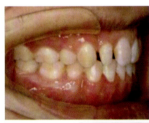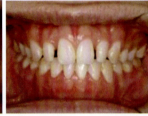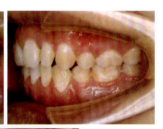
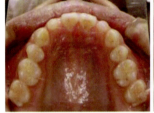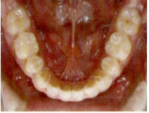

图 8-2-8　治疗后口内照

结束正畸 X 线检查

治疗后全口曲面体层片示牙根平行度可，未见明显牙根吸收，牙槽骨无明显吸收（图 8-2-9）。

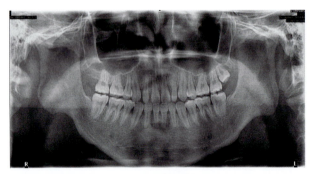

图 8-2-9　治疗后全口曲面体层片

治疗后头颅侧位片及头影测量分析示颌骨矢状向关系改善明显（图 8-2-10，表 8-2-2，图 8-2-11）。

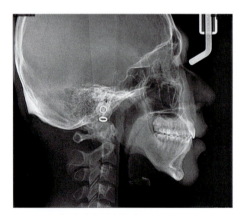

图 8-2-10　治疗后头颅侧位片

表 8-2-2　治疗前后头影测量值对比

测量项目	初诊	治疗后	标准值范围
SNA（°）	81.8	80.8	83.0±4.0
NA-FH（Maxillary Depth）（°）	88.9	88.6	91.0±8.0
SNB（°）	71.0	73.3	80.0±4.0

续表

测量项目	初诊	治疗后	标准值范围
FH-NPo（Facial Angle）（°）	76.5	79.9	85.0 ± 4.0
NA-APo（convexity）（°）	24.9	17.3	6.0 ± 4.0
FMA（FH-MP）（°）	40.2	44.1	26.0 ± 4.0
SN-MP（°）	47.3	51.9	30.0 ± 6.0
Go-Co（mm）	46.9	53.7	59.0 ± 3.0
S-N（Anterior Cranial Base）（mm）	63.5	63.9	71.0 ± 3.0
GoMe/SN（%）	98.6	99.0	100.0 ± 10.0
Y-Axis（SGn-FH）（°）	71.9	70.3	64.0 ± 2.0
Po-NB（mm）	3.2	2.5	4.0 ± 2.0
S Vert-Co（mm）	8.8	6.5	20.0 ± 3.0
N'-Sn-Pg'（Facial convexity angle）（°）	148.4	159.6	168.0 ± 4.0
ANB（°）	10.8	7.5	3.0 ± 2.0
Wits（mm）	6.1	0.8	0.0 ± 2.0
ANS-Me/Na-Me（%）	56.2	56.4	55.0 ± 3.0
S-Go/N-Me（P-A Face Height）（%）	57.5	58.3	64.0 ± 2.0
U1-SN（°）	90.3	86.0	106.0 ± 6.0
U1-NA（°）	8.5	5.2	23.0 ± 5.0

续表

测量项目	初诊	治疗后	标准值范围
U1-NA（mm）	0.8	1.3	5.0 ± 2.0
U1-PP（mm）	32.6	32.0	28.0 ± 2.0
U6-PP（mm）	19.9	23.8	22.0 ± 3.0
IMPA（L1-MP）（°）	106.1	85.7	97.0 ± 6.0
L1-MP（mm）	44.6	44.3	42.0 ± 4.0
L1-NB（°）	44.4	30.8	30.0 ± 6.0
L1-NB（mm）	11.4	8.1	7.0 ± 2.0
U1-L1（Interincisal Angle）（°）	116.4	136.4	124.0 ± 8.0
Overjet（mm）	5.0	2.1	2.0 ± 1.0
Overbite（mm）	1.2	1.9	3.0 ± 2.0
FMIA（L1-FH）（°）	33.7	50.2	55.0 ± 2.0
OP-FH（°）	18.8	18.3	15.0 ± 4.0
ST N vert-Pog`（mm）	18.6	11.6	0.0 ± 2.0
G Vert-Sn（mm）	6.0	4.6	6.0 ± 1.0
G Vert-Pog`（mm）	-18.6	-11.6	0.0 ± 2.0
G Vert-U1（mm）	-8.1	-10.6	0.0 ± 1.0
Upper Lip Length（ULL）（mm）	28.0	26.8	20.0 ± 2.0
UL-EP（mm）	3.9	0.1	-1.0 ± 1.0
LL-EP（mm）	6.1	1.4	1.0 ± 2.0

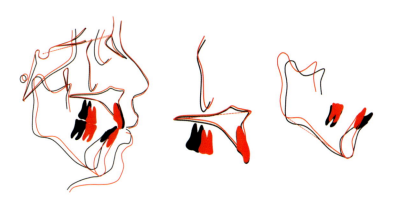

图 8-2-11　矫治前后头颅侧位片描迹图前颅底、上颌骨、下颌骨重叠（治疗前黑色，治疗后红色）

结束正畸 TMJ 检查

　　TMJ 功能评估检查：张口度三指，张口型正常，双侧 TMJ 无弹响，无压痛。

　　TMJ 影像学评估：闭口时关节盘后带位于髁突前方，张口时关节盘中间区位于髁突顶部。双侧髁突骨质结构未见明显异常、活动度可。双侧关节腔内未见明显 T2WI 高信号影。诊断为双侧 TMJ 正常盘髁关系（图 8-2-12）。

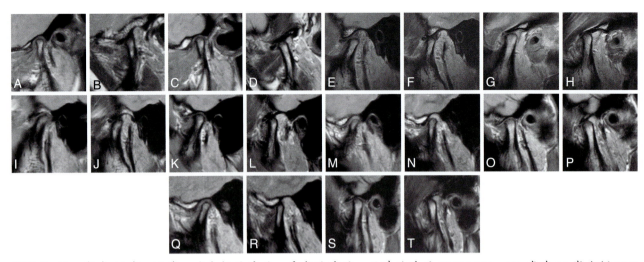

图 8-2-12　患者 16 岁、18 岁、咬合板治疗后、手术治疗后、正畸治疗后 TMJ MRI。AB. 患者 16 岁右侧 TMJ MRI。CD. 患者 16 岁左侧 TMJ MRI。EF. 患者 18 岁右侧 TMJ MRI。GH. 患者 18 岁左侧 TMJ MRI。IJ. 咬合板治疗后右侧 TMJ MRI。KL. 咬合板治疗后左侧 TMJ MRI。MN. 手术治疗后右侧 TMJ MRI。OP. 手术治疗后左侧 TMJ MRI。QR. 正畸治疗后右侧 TMJ MRI。ST. 正畸治疗后左侧 TMJ MRI

八、分析小结

1. 不可复性关节盘前移位的治疗方案选择

目前不可复性关节盘前移位的治疗方法主要有保守治疗和外科治疗，其中外科治疗主要包括微创关节镜手术治疗和开放性手术治疗。Göçmen 等对 7 例不可复性盘前移位患者行关节手术，术后 1 年随访发现关节盘与髁突解剖位置恢复到正常[1]。朱慧敏等对 150 例关节手术患者进行术后 MRI 检查发现盘髁关系恢复成功率达 95.71%[2]。然而，TMDs 的治疗目标包括减轻疼痛和改善下颌功能。目前，在盘髁关系错位的情况下，手术恢复关节盘位置并不是主要的治疗目标，因为它可能与临床症状的改善无关[3-4]。由于保守治疗不太可能造成任何伤害，因此通常在治疗的早期阶段使用。美国牙科研究学会（AADR）也建议除非有明确和合理的指征，对 TMDs 的治疗首先应该是那些保守的、可逆的和有循证医学基础的治疗方法[5]。

本病例患者于我院就诊时主诉为"下巴后缩，前牙无法咬合"，年龄为 16 岁，TMJ MRI 示张口时双侧关节盘仍位于髁突前方（图 8-2-12A~D），无明显关节症状，于口外关节专科门诊会诊，关节医生认为关节盘变形严重，关节盘复位手术预后欠佳，故考虑观察患者 TMJ 情况至成年后。成年后 TMJ MRI 示双侧 TMJ 较 2 年前无明显变化（图 8-2-12E~H），髁突未见明显吸收趋势，临床检查无明显关节症状。因此选择佩戴稳定型咬合板，协调骨骼、肌肉，调整关节内环境，稳定关节位置，为后续正畸正颌联合治疗改善患者的面型和咬合提供保障。

2. 正畸正颌联合治疗后 TMJ 的变化

髁突的继发性骨质变化是正颌手术后的常见现象。骨质变化继发于咬合变化后关节窝中的髁突重塑，并且可能是由于 BSSRO 期间固定或调整近端节段后的压力所致。Sharma 等测量了 36 例接受正畸和 BSSRO 联合治疗后患者的关节盘变化，发现正畸正颌联合治疗改善了患者的关节盘前移情况[6]。然而，Chigurupati 和 Mehra 认为前移下颌骨会在物理上延长颌骨的Ⅲ类杠杆臂，从而增加 TMJ 的负载[7]。因此，任何颌骨前移手术都可能导致术后髁突骨重塑。本病例中，该患者正畸正颌联合治疗后双侧关节较治疗前无明显变化。然而有研究表明髁突吸收引起的开𬌗复发通常会在术后 6 个月至 3 年内发生[6]，因此，后期需定期复查该患者的关节情况，若髁突有其他变化，则应及时干预。

九、思维流程图

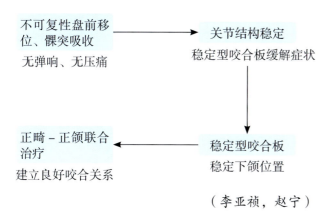

参考文献中的流程：
不可复性盘前移位、髁突吸收 无弹响、无压痛 → 关节结构稳定 稳定型咬合板缓解症状 → 稳定型咬合板 稳定下颌位置 → 正畸 - 正颌联合治疗 建立良好咬合关系

（李亚祯，赵宁）

参考文献

[1] Göçmen G,Varol A,Karatas B,et al.Evaluation of temporomandibular joint disc-repositioning surgery with Mitek mini anchors[J]. Natl J Maxillofac Surg,2013,4(2): 188–192.

[2] 朱慧敏,周琴,何冬梅,等.关节盘复位锚固术术后稳定性的影像学评价 [J]. 中国实用口腔科杂志 ,2018,11(12): 731–734.

[3] Alpaslan GH,Alpaslan C.Efficacy of temporomandibular joint arthrocentesis with and without injection of sodium hyaluronate in treatment of internal derangements[J].J Oral Maxillofac Surg,2001,59(6):613–619.

[4] Nitzan DW,Dolwick MF,Heft MW.Arthroscopic lavage and lysis of the temporomandibular joint:a change in perspective[J]. J Oral Maxillofac Surg,1990,48(8):798–802.

[5] Greene CS,American Association for Dental Research.Diagnosis and treatment of temporomandibular disorders: emergence of a new care guidelines statement[J].Oral Surg Oral Med Oral Pathol Oral Radiol Endod,2010,110(2):137–139.

[6] Sharma R,Muralidharan CG,Verma M,et al. MRI Changes in the Temporomandibular Joint after Mandibular Advancement[J]. J Oral Maxillofac Surg,2020,78(5):806–812.

[7] Chigurupati R,Mehra P.Surgical Management of Idiopathic

Condylar Resorption:Orthognathic Surgery Versus Temporomandibular Total Joint Replacement[J].Oral Maxillofac Surg Clin North Am,2018,30(3):355–367.

病例 3
伴关节痛 / 可复性关节盘移位的骨性Ⅲ类及面部偏斜关节正畸正颌联合矫治

一、病例简介

本病例患者为一例双侧关节弹响及疼痛、上颌骨发育不足、面部偏斜、牙齿不齐的病例，采用关节正畸正颌联合治疗，直丝弓非拔牙矫治技术排齐整平上、下牙列去代偿后进行正颌手术，矫治结束后，患者牙列排齐整平，尖牙、磨牙中性关系，覆𬌗、覆盖正常，咬合关系改善，纠正了面部偏斜，关节症状消失。

二、基本信息

性别：女
年龄：15 岁
主诉：牙齿不齐、面部偏斜 3 年
病史：患者自述发现下巴向左偏斜，双侧耳屏前有弹响、疼痛，未行任何治疗，来我院求治

三、临床检查

口外检查

面部检查情况：双侧面部不对称，右侧面稍丰满，颏部左偏，凹面型，鼻唇角锐（图 8-3-1）。

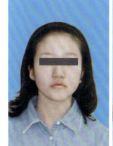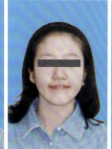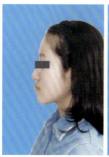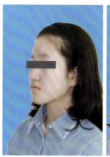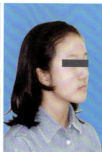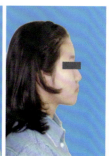

图 8-3-1　初诊面相照

口内检查

口内检查情况：恒牙列，17~27、37~47，双侧尖牙、磨牙Ⅲ类关系，上颌中线偏左 1mm，下颌中线偏左 4mm，前牙对刃𬌗，后牙覆𬌗、覆盖浅，口腔卫生一般，色素（+），牙石（+），牙龈未见明显红肿（图 8-3-2）。

模型分析

模型分析显示：上、下颌牙弓形态基本匹配，Bolton 比协调（图 8-3-3）。

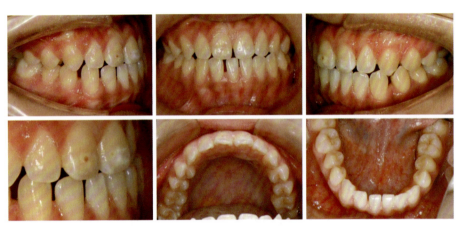

图 8-3-2 初诊口内照

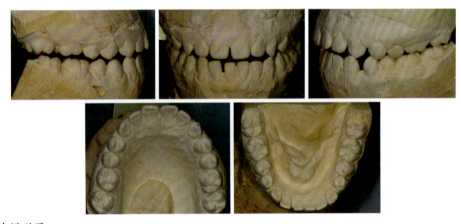

图 8-3-3 初诊模型图

TMJ 检查

TMJ 功能检查：

1. 下颌运动过程中，牙位与肌位不一致，RCP 与 ICP 不协调。

2. 张口型左偏。

3. 双侧关节弹响，关节区压痛。

TMJ 影像学检查：

CT 显示：双侧髁突形态不对称，骨皮质模糊（图 8-3-4）。

表 8-3-1 初诊颞下颌关节 VAS 量表

	初诊 VAS 评分
关节弹响	2
关节疼痛	4
张口受限	0
关节绞锁	0
夜磨牙 / 紧咬牙	0
咬颊 / 咬舌	0
耳鸣	0
打鼾	0
颈 / 肩 / 背 / 上肢疼痛	0
睡眠情况	0
VAS 总评分	6

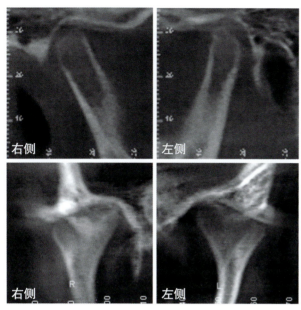

图 8-3-4　初诊 CT

X 线检查

全口曲面体层片显示：18、28、38、48 牙胚存，下前牙牙根短。右侧上颌升支较对侧长（图 8-3-5）。

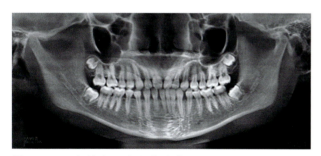

图 8-3-5　初诊全口曲面体层片

头颅正侧位片及头影测量分析显示：骨性Ⅲ类，颏部左偏，左侧下颌升支较右侧短，高角，上前牙唇倾度正常，下前牙直立（图 8-3-6、图 8-3-7，表 8-3-2）。

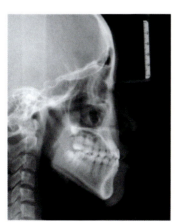

图 8-3-6　初诊头颅侧位片

表 8-3-2　初诊头影测量值

测量项目	初诊	标准值范围
SNA（°）	84.6	82.8 ± 4.0
SNB（°）	84.4	80.1 ± 3.9
ANB（°）	0.2	2.7 ± 2.0
U1-NA（°）	24.2	22.8 ± 5.7
U1-NA（mm）	3.7	5.1 ± 2.4
L1-NB（°）	20.2	30.3 ± 5.8
L1-NB（mm）	5.2	6.7 ± 2.1
FMA（°）	33.2	31.3 ± 5.0
IMPA（°）	76.9	93.9 ± 6.2
FMIA（°）	70.0	54.9 ± 6.1
GoGn-SN（°）	40.2	32.5 ± 5.2
Wits（mm）	-5.7	-1.1 ± 2.4

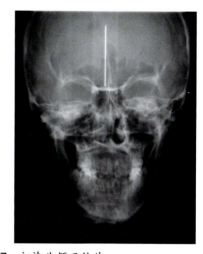

图 8-3-7　初诊头颅正位片

四、问题列表

1. TMDs，双侧 TMJ 弹响、疼痛，髁突骨皮质模糊。

2. 软组织：凹面型。

3. 骨性：骨Ⅲ类、高角、垂直生长型、颏部左偏。

4. 牙性：安氏Ⅲ类、牙列散隙。

5. 双侧尖牙、磨牙Ⅲ类关系。

6. 上颌中线偏左 1mm；下颌中线偏左 4mm。

7. 前牙对刃𬌗，后牙覆𬌗、覆盖浅。

8. 口腔卫生一般，色素（+），牙石（+），牙龈未见明显红肿。

五、诊　断

1. DC/TMD 诊断　双侧关节痛，可复性关节盘移位

255

2.**错𬌗畸形诊断** 软组织：凹面型；牙性：安氏Ⅲ类；骨性：骨性Ⅲ类，偏𬌗，高角

六、治疗计划

1.关节保守治疗，症状缓解后行正畸矫治。

2.术前正畸：去代偿，排齐上、下颌牙列，纠正牙轴不正。

3.手术：下颌双侧矢状劈开截骨术。

4.术后正畸：精细调整。

5.择期拔除 18、28、38、48。

6.TMDs 宣教及口腔卫生宣教。

七、治疗过程

1.全口牙周洁治，行口腔卫生宣教。

2.稳定型咬合板治疗，配合热敷，行 TMDs 宣教。

3.粘接直丝弓矫治器，排齐整平上、下颌牙列，去代偿。

4.行下颌骨双侧矢状劈开截骨术，纠正偏𬌗、反𬌗。

5.术后配合颌间垂直牵引，建立中性尖牙、磨牙关系及正常覆𬌗、覆盖。

6.应用透明压膜保持器进行保持。

咬合板治疗阶段照

经过 7 个月的稳定型咬合板治疗，咬合印记逐渐稳定（图 8-3-8），关节弹响逐渐消失，疼痛缓解（表 8-3-3）。

表 8-3-3 咬合板治疗后颞下颌关节 VAS 量表

	咬合板治疗后 VAS 评分
关节弹响	1
关节疼痛	0
张口受限	0
关节绞锁	0
夜磨牙 / 紧咬牙	0
咬颊 / 咬舌	0
耳鸣	0
打鼾	0
颈 / 肩 / 背 / 上肢疼痛	0
睡眠情况	0
VAS 总评分	1

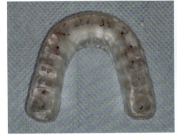 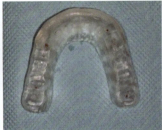 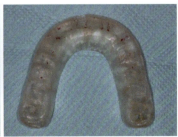

初戴　　　　　　　治疗 3 个月　　　　　　　治疗 7 个月

图 8-3-8 咬合板咬合印记

正畸治疗前照片（图 8-3-9 至图 8-3-10）

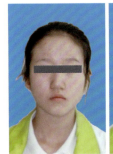 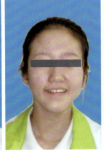 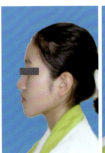 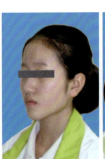 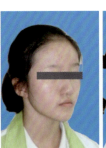 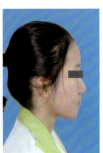

图 8-3-9 正畸治疗前阶段面相照

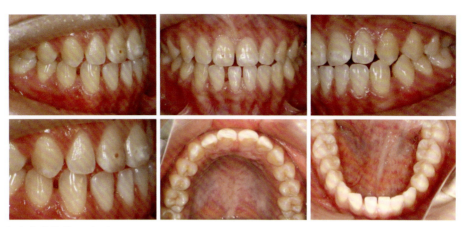

图 8-3-10　正畸治疗前阶段口内照

正颌术前（图 8-3-11 至图 8-3-13，表 8-3-4）

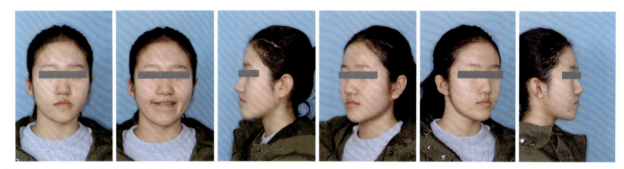

图 8-3-11　正颌术前阶段面相照

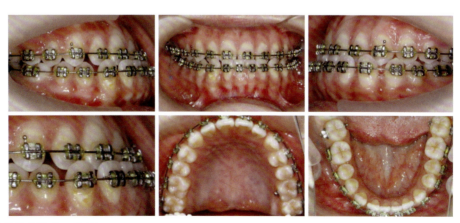

图 8-3-12　正颌术前阶段口内照

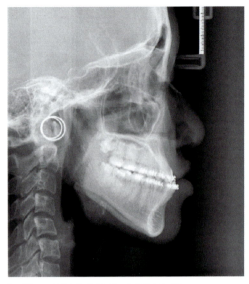

图 8-3-13　正颌术前阶段头颅侧位片

表 8-3-4　正颌术前阶段头影测量值

测量指标	正颌术前	标准值范围
SNA（°）	84.0	82.8 ± 4.0
SNB（°）	84.4	80.1 ± 3.9
ANB（°）	−0.4	2.7 ± 2.0
U1−NA（°）	21.1	22.8 ± 5.7
U1−NA（mm）	4.6	5.1 ± 2.4
L1−NB（°）	30.9	30.3 ± 5.8
L1−NB（mm）	7.1	6.7 ± 2.1
FMA（°）	27.7	31.3 ± 5.0
IMPA（°）	88.2	93.9 ± 6.2
FMIA（°）	64.1	54.9 ± 6.1
GoGn−SN（°）	35.0	32.5 ± 5.2
Wits（mm）	−9.2	−1.1 ± 2.4

正颌术后（图 8-3-14 至图 8-3-17，表 8-3-5）

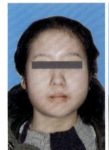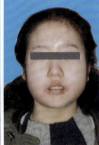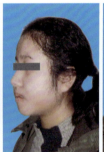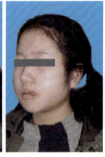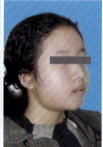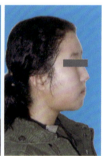

图 8-3-14　正颌术后 1 周阶段面相照

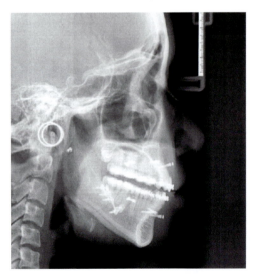

图 8-3-15　正颌术后 1 周阶段头颅侧位片

表 8-3-5　正颌术后 1 周阶段头影测量值

测量指标	正颌术后 1 周	标准值范围
SNA（°）	80.6	82.8 ± 4.0
SNB（°）	78.5	80.1 ± 3.9
ANB（°）	2.1	2.7 ± 2.0
U1−NA（°）	25.5	22.8 ± 5.7
U1−NA（mm）	5.6	5.1 ± 2.4
L1−NB（°）	24.2	30.3 ± 5.8
L1−NB（mm）	5.0	6.7 ± 2.1
FMA（°）	35.1	31.3 ± 5.0
IMPA（°）	82.2	93.9 ± 6.2
FMIA（°）	62.7	54.9 ± 6.1
GoGn−SN（°）	38.6	32.5 ± 5.2
Wits（mm）	−6.5	−1.1 ± 2.4

正颌术后 1 周阶段全口曲面体层片显示：双侧升支长度基本协调（图 8-3-16）。

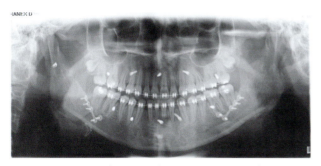

图 8-3-16　正颌术后 1 周阶段全口曲面体层片

正颌术后 1 周阶段头颅正位片显示：颏点偏斜纠正（图 8-3-17）。

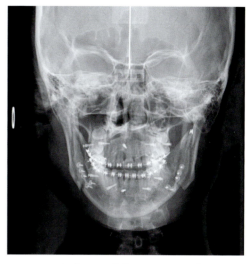

图 8-3-17　正颌术后 1 周阶段头颅正位片

治疗结束照片（图 8-3-18、图 8-3-19）

牙列排齐整平，前牙覆𬌗、覆盖正常，双侧尖牙中性关系，中线对齐（图 8-3-19）

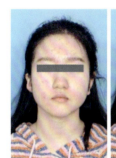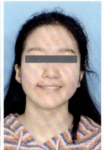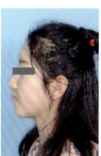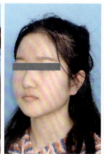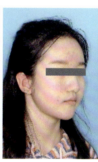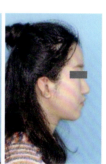

图 8-3-18　治疗后面相照

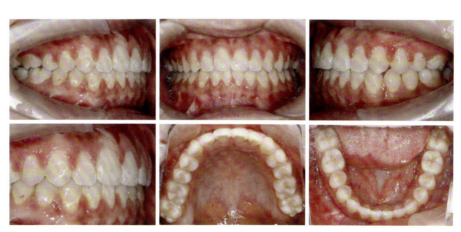

图 8-3-19　治疗后口内照

治疗结束 X 线检查

治疗后全口曲面体层片显示：牙根未见明显吸收，平行度良好（图 8-3-20）。

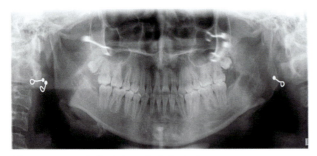

图 8-3-20 治疗后全口曲面体层片

治疗后头颅侧位片及头影测量分析显示：ANB 角恢复正常，下颌平面角变平（图 8-3-21，表 8-3-6）。

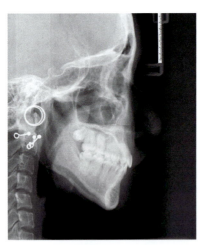

图 8-3-21 治疗后头颅侧位片

表 8-3-6 治疗后头影测量值

测量项目	治疗后	标准值范围
SNA（°）	82.6	82.8 ± 4.0
SNB（°）	80.1	80.1 ± 3.9
ANB（°）	2.5	2.7 ± 2.0
U1-NA（°）	22.2	22.8 ± 5.7
U1-NA（mm）	5.2	5.1 ± 2.4
L1-NB（°）	20.8	30.3 ± 5.8
L1-NB（mm）	3.6	6.7 ± 2.1
FMA（°）	28.2	31.3 ± 5.0
IMPA（°）	80.5	93.9 ± 6.2
FMIA（°）	71.2	54.9 ± 6.1
GoGn-SN（°）	35.4	32.5 ± 5.2
Wits	−5.0	−1.1 ± 2.4

治疗后头颅正位片显示：颏点居中，面部不对称得到纠正（图 8-3-22）。

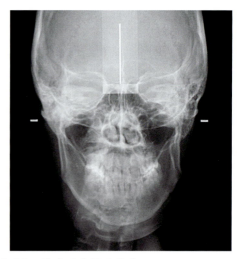

图 8-3-22 治疗后头颅正位片

治疗结束 TMJ 检查（表 8-3-7）

表 8-3-7 治疗后颞下颌关节 VAS 量表

	治疗后 VAS 评分
关节弹响	1
关节疼痛	0
张口受限	0
关节绞锁	0
夜磨牙 / 紧咬牙	0
咬颊 / 咬舌	0
耳鸣	0
打鼾	0
颈 / 肩 / 背 / 上肢疼痛	0
睡眠情况	0
VAS 总评分	1

TMJ 影像学评估：

治疗后 CT 显示：双侧髁突骨皮质连续（图 8-3-23）。

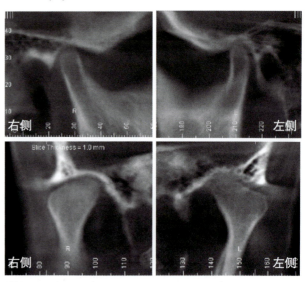

图 8-3-23 治疗后 CT

八、分析小结

1. 治疗方案的选择

该患者以面部偏斜为主诉，伴有关节弹响及疼痛症状，VAS 评分为 6 分，CBCT 示髁突骨皮质连续性遭到破坏，因此先尝试使用稳定型咬合板解除咬合干扰，改善关节疼痛不适，稳定下颌位置[1-2]，之后术前正畸去代偿，再进行下颌双侧矢状劈开截骨术纠正面部偏斜。最终，通过关节正畸正颌联合治疗，患者面部偏斜得以纠正，关节及咬合关系稳定。

2. 偏𬌗与 TMDs

骨性Ⅲ类伴偏𬌗患者的关节的形态差异是伴随生长发育而逐渐形成的。移位的下颌骨造成对侧髁突受到牵拉向前、下移位，髁突高度、内外径、前后径、后斜面长度、倾斜角和体积偏侧均较小[3]，髁突形态更扁平，接触面积变小，接触应力增加；而对侧髁突形态与正常髁突接近。偏𬌗与 TMDs 有紧密相关性，目前有两种假说：第一种，下颌骨性结构的形态改变、下颌骨的旋转移位、咬合因素的改变，以及非偏斜侧髁突的相对过度生长均可造成关节压力等局部环境的变化，改变双侧关节负荷，从而导致 TMDs 的发生和发展；第二种，生长发育期 TMJ 疾病引起髁突破坏，影响下颌骨发育，从而引起偏𬌗，TMJ 疾病发生越早、持续时间越长，对下颌生长的影响就越明显，偏斜侧关节盘出现变形和移位的风险也更高，且偏𬌗程度与关节盘变形和移位的严重程度呈正相关[4-5]。因此，在进行治疗方案设计时需要充分考虑到关节与偏𬌗相互促进、双向影响的关系。

3. 骨性Ⅲ类伴偏𬌗患者治疗方式的考量

治疗方式的选择很大程度上取决于患者本人的审美认知和其下颌畸形的程度。对于生长发育期的儿童及青少年，功能矫治器可通过生长调节一定程度纠正偏𬌗，但其治疗效果难以预测，需要持续监控至生长期结束[6]。对于生长期停止的患者，正畸掩饰性治疗虽然不能完全消除面部不对称，但可改善美观问题并建立正常咬合关系。严重的偏𬌗者需结合正颌手术治疗。正畸正颌联合治疗是此类患者解决美观问题的最优方案，通常涉及双颌手术[3]。还有学者利用牵张成骨治疗严重的骨性Ⅲ类伴偏𬌗，最大限度缩短了治疗时间并优化了面部美观性[7]。

综上，对伴随 TMDs 的严重骨性畸形（存在手术指征）患者，在通过药物治疗、物理治疗及稳定型咬合板等保守治疗控制症状的基础上，方可考虑正畸掩饰性或正畸正颌联合治疗。在此病例中，经过系统化的关节 – 正畸 – 正颌联合治疗后，患者面型美观、咬合关系良好、TMDs 症状显著改善，治疗效果稳定无复发。本病例强有力地证明了正规且有效的关节保守治疗配合正畸治疗，对于缓解关节症状、促进关节区域组织的良好改建具有积极作用。

九、思维流程图

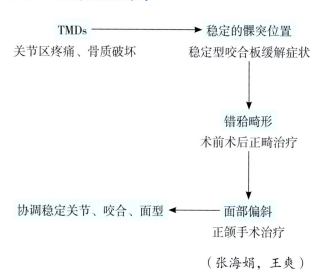

（张海娟，王爽）

参考文献

[1] Okeson JP，Kemper JT，Moody PM．A study of the use of occlusion splints in the treatment to acute and chronic patients with craniomandibular disorders[J]．J Prosthet Dent,2008.48(6):708–712.

[2] Fricton J, Look JO, Wright E, et al. Systematic review and meta-analysis of randomized controlled trials evaluating intraoral orthopedic appliances for temporomandibular disorders[J]. J Orofac Pain, 2010, 24(3):237–254.

[3] Thiesen G, Gribel BF, Kim KB, et al. Maxillofacial features related to mandibular asymmetries in skeletal class III patients[J]. J Oral Maxillofac Surg, 2017,75(5): 1015–1025.

[4] Jiao Z, Wang X, Zhang X, et al. Experimental study on mandibular length and facial symmetry of low estrogen level and anterior disc displacement of temporomandibular joint[J]. Sci Rep, 2018, 8(1):15635.

[5] Xie Q, Yang C, He D, et al. Is mandibular asymmetry more frequent and severe with unilateral disc displacement?[J]. J Cranio-Maxillofac Surg, 2015, 43(1):81–86.

[6] Srivastava D, Singh H, Mishra S, et al. Facial asymmetry revisited: Part II-Conceptualizing the management[J]. J Oral Biol Craniofac Res, 2018, 8(1):15–19.

[7] Watanabe Y, Sasaki R, Matsuno I, et al. Surgery-First orthognathic surgery for severe facial asymmetry combined with mandibular distraction osteogenesis using a Three-Dimensional internal distractor[J]. J Craniofac Sur, 2019, 30(1): 39–46.

结　语

　　人卫第四版《骀学》国家统编教材第 166 页明确指出："咬合异常是 TMDs 的主要易感因素和持续因素"。基于此，我们编撰此书，以各类 TMDs 病例全周期序列治疗流程为切入点，注以经典和前沿文献，融入各院校特色诊疗经验，诠释了"咬合围栏""后牙分离"及"咬合三分法"等与 TMDs 诊疗相关的当代骀学学说，在深入学习和领会本书内容后，正畸医生在伴 TMDs 患者的正畸治疗水平方面定会大幅提高。研究、构建、推广 TMDs 诊疗新体系是我们一直想做，也一直在做的事业，旨在促国人口颌健康之发展，解正畸医生之困畏。

　　本书主要撰稿人均为长期深耕在正畸与关节临床一线的专家学者，对咬合和关节的生理病理有颇深造诣，围绕该领域在医教研等方面开展了大量且深入的工作，取得了丰硕成果。在本书的编撰过程中，我们获得了多位专家教授的支持，可以说是在各界的鼎力相助下才有幸完成此书。在此，我们由衷地感谢所有参与编著人员的心血付出。

　　颞下颌关节研究方兴未艾、备受关注，我们对该领域充满期待与信心。在此鼓励各位同仁对该领域的学习如同颞下颌关节的改建一样：因势利导、延绵终身、拾级而上、追光而行！

2025 年 1 月 1 日